福建民国时期中医学校教材丛刊

——厦门国医专门学校卷·第一册

总 主 编　李灿东　苏友新
执行主编　陈　莘　王尊旺　陈建群

全国百佳图书出版单位
中国中医药出版社
·北　京·

本册目录

吳錫璜 撰述

傷寒綱要講義

新文豐出版公司印行

《伤寒纲要讲义》引言

《伤寒纲要讲义》为私立厦门国医专门学校教材之一，由吴瑞甫撰于1935年，其子吴树萱、吴树潭和侄孙吴庆福校对整理。该书用伤寒原始等43个篇章讲解《伤寒论》，开篇即点明“仲景《伤寒》一书乃治六气之书”，以及熟读《伤寒论》“以治伤寒也可，以治杂病亦无不可”的重要性。内容以讲解六经病辨证论治为主，如三阳治法概要篇“太阳经病，风用桂枝汤，寒用麻黄汤”。吴瑞甫论述伤寒既能以《黄帝内经》为宗，又能旁征博引尤在泾、柯韵伯、陈修园等医家医理和《礼记》《左传》等诸家之说，还可见“西洋医遇热症用安知拜林等退热发汗之品……损及心阳耳”等中西汇通思想。全书对学习伤寒有提纲挈领、见微知著的作用。该书现存1936年厦门国医专门学校铅印本、1985年台湾新文丰出版公司影印本。卷首有序言四篇和参校门人姓氏一览表，1985年版增补《吴师锡璜事略》。本书采用1985年台湾新文丰出版公司影印本影印。

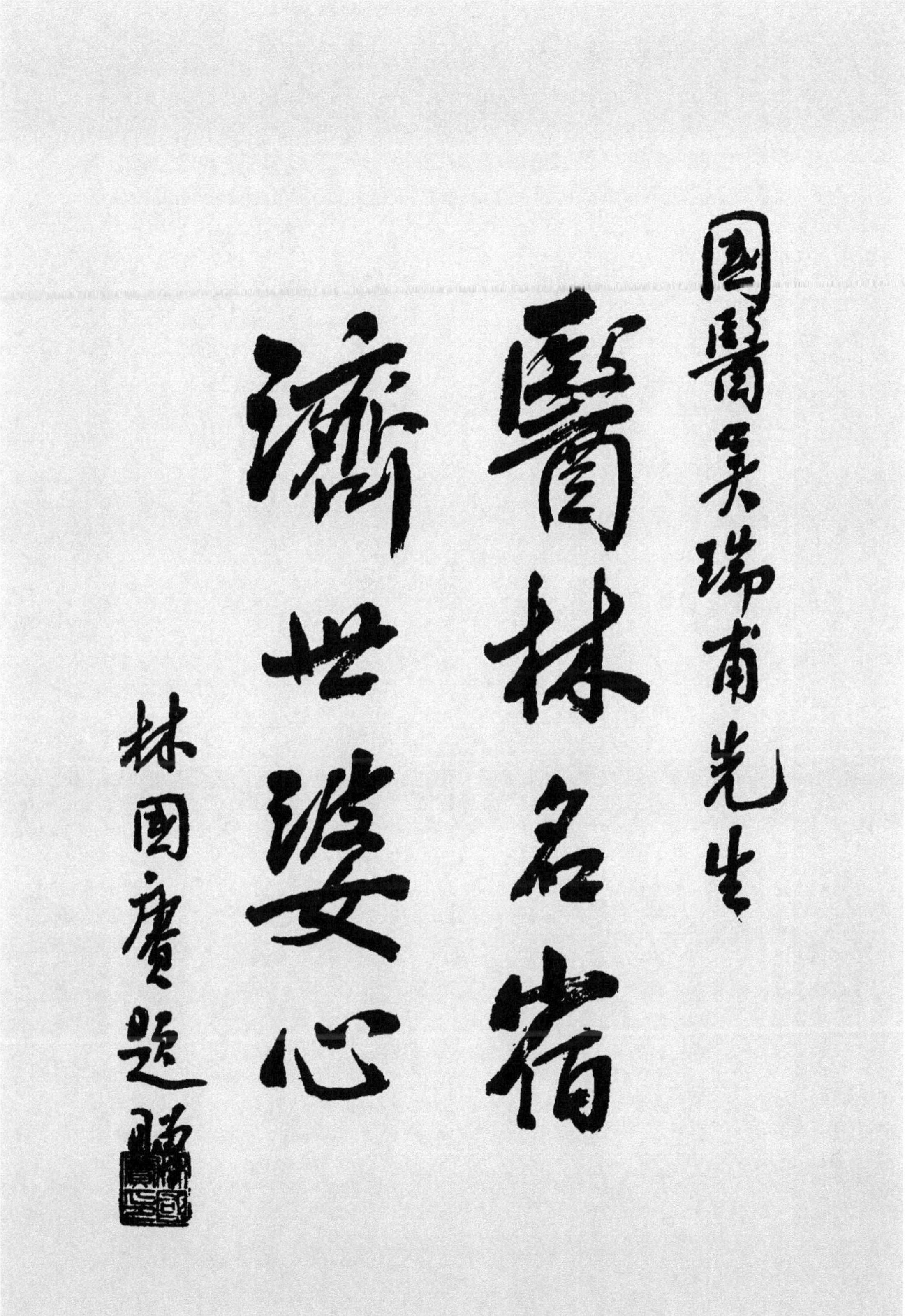
国医吴瑞甫先生
医林名宿
济世婆心
林国赓题

吴瑞甫先生玉照

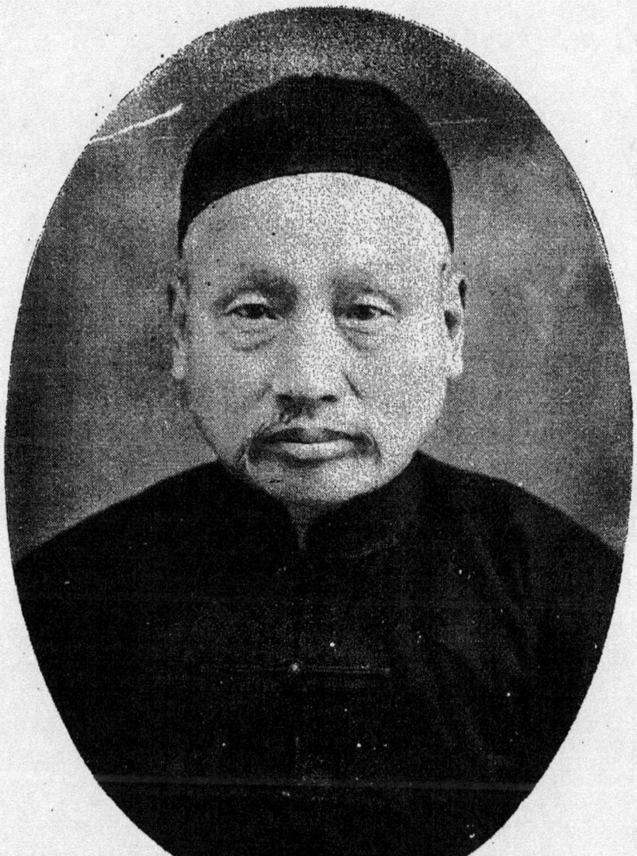

吳師錫璜事略

陳影鶴

先師吳公錫璜，字瑞甫，號黼堂，福建同安人也。生於清同治十年。（民國紀元前四十一年歲次辛未）其先世有搗吉公者，精於醫，此後代有傳人。迄尊翁筠谷公，學富術高，施博望重，一方利賴之。

師幼穎悟，過目不忘。胞兄吳孝廉瑟甫，古文學家也，督課綦嚴。故師年甫十四，已通經史。並承庭訓，兼習岐黃家言，尤嗜柯韻伯王孟英二家之書，以爲似其胸中所欲言者，具有夙根如此。

光緒十五年，（民國紀元前二十三年）師行年十九，即以前列，而遊泮水。繼復食餼，文名醫名籍甚。嗣清庭變法圖強，廢八股而重策論。師之古文，根柢槃深，遂於光緒廿九年，一舉而捷秋闈，時年三十三。旋見清政不綱，且受革命思潮激動，於是絕意科名。間曾銓得候補知縣，分發廣西，竟不赴選。唯肆力於醫學，蒐集古今諸家，以及西醫著籍譯本，融會而貫通之。遐邇問醫者，肩摩踵接，日不暇給。福建水師提督夫人臥病，延師往診。師謂夫人數劑可愈，但以提督氣色爲慮，力戒出巡。弗聽，果病發而卒於途，醫名益噪。

鼎革後，軍閥割據，殘民以逞。師隸民黨，追緝甚緊，乃變服避香港而轉廣州。與居公覺生等，時相往還，深受器重。既而，卜居滬瀆，仍隱於醫。尋應千頃堂主人之聘，校訂聖濟總錄行世。並先後著有中西溫熱串解，中西脈學講義，及刪補中風論，刪補喉症明辨，評註三因方，交由上海文瑞堂書局等刋行，學者宗之。至其倡導中西醫學滙通之說，當時固有非議之者；但在今日，已爲不磨之論焉。

民國十二年，邑人議修志乘，總纂難其選。師毅然出任，周咨博訪，經紀萬端，凡閱四寒暑，而同安縣志以成。義例謹嚴，考訂精確，言方志者，咸推重之。民國廿一年，中央國醫館設支館於廈門市，師因衆望所歸，膺任館長，即以剏辦醫校爲當務之急。未幾，廈門國醫專門學校成立，公推師兼任校長。所延教授，均爲一時之俊；來學諸子，亦多操業中西醫有年，志存深造者。師以坊間尚無相當教材，特手自編撰傷寒綱要，四時感症，診斷學，病理學，內科學，婦科學，兒科學，衞生學等講義，並予印行。嘉惠後學，良非淺鮮！此外，籌設厦門國醫圖書館，置備中西醫藥書籍，以供參稽；發刊國醫旬刊，（出版五十餘期）闡揚中醫學術，風行於國內外，蔚然成爲東南中醫復興重心。民國廿四年，歲在乙亥，師六秩晋四壽誕，門弟子稱觴鸞門。中樞自主席林公子超以次，各院部會首長，暨各省市當局，文壇鉅子、醫林碩彥，以逮方外，紛送詩文，爲之祝嘏，都數百章，推崇備至，時人榮之。

蘆溝橋變起，厦市居民，爲策安全，多從內遷。師不忍絃歌中斷，留主校政如故。越年，（民國廿七年）日軍陷厦門，師倉皇避鼓浪嶼租界。日僞逼其出主厦門市政，嚴詞斥拒之，遂遠走星洲，師母廖太夫人世兄吳樹潭從焉。民國三十年，日軍南侵，星洲淪陷。樹潭世兄，領導青年志士，密謀反抗，見嫉日僞，旋以失蹤聞。民國卅三年，師母病歿，師哀之甚。民國卅四年，日軍投降，星洲重光。顧樹潭世兄，踪跡渺然，知已殉國，悲感益深。民國卅八年，朱毛匪幫，竊據大陸，倒行逆施，尤不勝其憤懣。馴至憂傷成疾，時臥床第。但仍主持星洲中醫師公會，並與從遊門弟子，講學不輟，洵爲中醫學界之魯殿靈光。民國三十八年重遊泮水，星洲中醫師公會，曾爲徵詩紀盛，得百餘韻。迨民國四十一年一月十三日（即辛卯年十二月十七日）下午四時四十分，疾革逝世，享壽八十有一。國內外人士聞耗，均甚震悼。旅星同安會館，厦門公會，延陵聯合會，中醫師公會，佛教居士林等，組會治喪，飾終之典，備極哀榮。

師資秉天授，胸襟明豁，德性淵穆。丁干戈擾攘之世，而以匡濟爲懷，明夷夏邪正之辨，嚴倫常道德之防，功業節操，昭垂千古。洎乎功成身退，復以活人爲務，所至生死人而肉白骨，夭閼札瘥，同躋仁壽，有萬家生佛之譽。繼則視「醫醫」爲己責，不厭不倦之精神，老而彌篤，春風化雨，遍及國內外。其待人也，熱誠懇摯，從無疾言遽色。新進後學，偶有寸得片長，無不獎藉有加。對當代中醫名宿，如張公山雷，何公廉臣，尤多推許。不沒人善，可勵末俗。每見病家困阨，拒收診儀之外，甚至贈送藥資。仁聲義聞，馳於蠻貊。其治學也，披覽極勤，不囿畛域之見。且記憶特強，悟性絕高，故能由博返約，擇善固執，精進不已。曲禮所謂：「博聞强識而讓，敦善行而不怠」，於師有焉！他若文章縱橫，揮筆立就，有如夙構；行楷墨寶，筆力遒勁，得者彌珍，蓋其緒餘耳！

傷寒綱要講義目錄

傷寒講義序言

傷寒一書。其爲文精微淡遠。其論病簡括幽深。歷代名醫多宗之。爲其理足方效也。顧漢藝文志。載黃帝內經十八篇。無素問之名。而張仲景傷寒論自序。仍云撰用素問九卷。詳考漢書。又無張仲景其人。北海鄭文焯幷云。仲景傷寒論十卷。梁以前無稱者。是其書雖存。已不無蠹簡遺篇之慮。考古者謂是論本仲景未成之書。由叔和裒集以行世。迨宋龐安常朱肱許叔微韓祗和更互相闡發。而叔和之學遂微。明方有執劉能皇甫中輩。並叔和而非之。清喻昌作尚論篇。攻擊尤詳。乃勦襲方氏。以爲復長沙舊本。康熙間順天林起龍。又醜詆喻氏。取方本點黙而重刋之。佹得佹失。各立門戶。蓋夏五郭公之闕。帝犬先牛之誤。由來久矣。吾聞前輩。陳修園先生。以淹博之才。爲傳述之舉。傷寒淺註。幾於家有其書。流傳之廣。已如白香山詩老嫗都曉。顧年移世易。歐西學說輸入。領異標新。好奇之輩。趨之若鶩。入主出奴。是丹非赤。炎黃盛業。瞬將廢墜。環顧域中。精國醫者。百不得一。

吳瑞甫先生奉　中央國醫館令剏設私立廈門國醫專門學校。編纂十餘科講義。鈎玄提要。索隱窮源。於傷寒講義。尤能挈領提綱。比類以通其變。俾讀者一開卷而仲景之全書大旨。躍然紙上。是非於卒病論。暨金匱玉函熟精有素。曷克臻此。抑余嘗考之。仲景傷寒一書。雖裒集於晉太醫令王叔和。而流傳尚少。唐孫思邈千金方。論傷寒多引仲景之說。而云江南諸師。秘仲景方不傳。張居節纂史記正義。引王叔和脉經。而不及仲景此論。是其書之晚出可證。夫以有關性命之書。而及身不傳。必待歷晉魏及南北朝以後始廣其傳。則其中之簡斷編殘。在所不免。今　吳君瑞甫獨能窮畢生之精力。使傷寒全書條分縷析。以扶翊國醫學於不墜。其功亦不少矣。余故喜而爲之序。

前福建財政廳長陳培錕韻珊氏序於廈門國醫專門學校

中華民國二十四年十月十日

傷寒講義序　其二

6

吳瑞甫先生余舊交也。十四歲時通經史。爲文有奇氣。邑之縉紳先生多稱譽之。其尊人筠谷公。以醫名於時。愛其聰慧。謂之曰。我家醫爲世業。乃慈善性質。其善繼善述無或忘。旋卽兼習岐黃家言。每一披覽。輒有妙悟。尤愛柯韻伯王孟英二家書。常謂人曰。余讀來蘇集。及王氏五種。皆似胸中所欲言者。其夙根乃如此。弱冠雋黌宮。旋食餼。醫名文名藉甚。時清廷方變法圖强。廢八股而重策論。先生髫髫時。卽從學於胞兄瑟甫先生。瑟甫先生固邑之古文家也。其學由班馬以及唐宋諸子。根柢槃深。先生自少卽得其傳。故其對於策論。駕輕就熟。措之裕如。以此遂膺鄉薦。歲甲寅余忝任省代議士。議會倡修邑乘。余以責有難辭。與邑紳共謀籌款。以促其成。知先生淹貫史學。爲之請於縣知事。具關書延聘之。凡閱四寒暑。而志乘以成。民國廿一年中央國醫館將整理學說。設支館於廈門。余與諸董事集議。僉謂此事非先生莫屬。票選後竟獲全體同意。越年十月中央國醫館催辦國醫專校。羣謀僉同。公推先生爲校長。先生以年老不能勝任爲辭。後中醫公會開會議決。仍公推先生長該校。再三推辭不獲。始許就職。開辦之初。百爲未備。醫學家對於國文醫理精通淹博者殊少。届此醫學改進之秋。漢唐以後學說紛歧。多不適用。就歐西剖割學互勘。尤相去遠甚。而中央國醫館所定學科。除傷寒。四時感症。及小兒科外。若生理。病理。診斷。內科學。傳染病。婦科學。非中西互勘。無以得醫學之真際。先生獨能以中學爲體。西學爲用。日間診症。既無暇晷。夜間覼列羣書。細心釐訂。參互考證。以會其通。恆達旦不寐。即得寐亦不過二小時而已。茲幸十餘科講義均以次告成。獨傷寒一科。以研究班期間較短。且係本通醫理者。特授以綱要。俾知執簡馭繁之法。至本科則從新編纂。亦均就緒。擬全部付諸梨棗。徵序於余。余謂我國如不欲整理醫學則已。如欲整理醫學。先生書成。其精粹處。必有爲世界醫學家徵信之一日。拭目俟之可耳。

福建私立廈門國醫專門學校董事長洪鴻儒曉邨氏序於廈門市商會

中華民國二十四年十月十日

傷寒講義序言 其三

傷寒一書。治六氣之書也。有六氣而後產生五行。此天地自然之對象也。天有六氣。風熱暑濕燥寒也。地有五行。木火土金水也。人感天之六氣而生六府。故六府爲陽。感地之五行而生五藏。故五藏爲陰。人非天地無以有此身。非有天之五氣。地之五味。無以養此身。此乃人身性命之所從出也。春秋劉子云。人受天地之中以生以定命也。宋儒朱子云。天以陰陽五行化生萬物。氣以成形。而理亦賦焉。可見氣在形先。必有氣而後有形。一定之理也。是故有五氣以生五味。而人得以孳生長養於其間。有六氣以運四時。而水火之交蒸。燥濕之偏勝。亦莫不隨其病情而發見於其間。仲景爲醫中之聖。爲能通天道人道之大原。故其書不以五藏六府名篇。而以三陽三陰名篇。以見人身日在四時五行支配之中。即不能出三陽三陰支配之外。一爲溯本窮源。而凡經絡之運行。臟腑之傳變。與夫手經足經。表裏虛實。及脈絡貫通之故。靡不若網在綱。有條不紊。明王肯堂先生。嘗謂仲景傷寒論。如神龍出沒。鱗甲森然。正謂此也。顧自古註傷寒者百餘家。而能得其神髓者。自成無己魏荔彤柯韻伯程知徐靈胎陳修園以外。寥寥無幾。此無他。三陰三陽之氣化。臟腑經絡之病變。非極深研幾。無以得其真際之所在也。近世習新醫者。攻訐陰陽五行。不遺餘力。不知此乃天地之功用。造化之機緘。而人身所以立命之本。無可訾議也。余不知醫。然竊謂醫者不通氣化之原。固不足爲醫。能通氣化之原。而不精於臟腑經絡之病變。亦不足以言醫也。

吳瑞甫先生精於傷寒者也。著有傷寒綱要。及傷寒講義兩書。余細讀之。見其書既比類以會其通。又參互考證以神其變。自古凡註傷寒家所懷疑莫釋者。一經闡發。遂皎如日星之明。民國廿二年冬奉　中央國醫館令剏設廈門國醫專門學校。其科學若病理。診斷。四時感症。內科。兒科。婦科。傳染病。各講義。皆出一手編纂而成。而均能吸取精華。力求實際。玄虛學說。一掃而空。自非有學識。有經驗。斷不能爲。而最致力者。乃在傷寒一書。均將以次付諸梨棗。其及門史敬亭徵序於余。余嘉其發明醫學。在近世中殊不可多得。爰泚筆而爲之序。

前思明縣長晉江楊廷樞謹序

中華民國二十四年十月　日

傷寒講義序言 其四

我國醫學。傳四千載。名醫輩出。代不乏人。已成爲一國固有獨立學術。實爲千古不磨定論。洎乎西醫東漸。實驗解剖。趨重形質。而國醫陰陽五行六氣諸哲理。競以爲理論不合。時至今日。國醫一門。日憂淘汰。炎黃遺緒。大有千鈞一髮之慨。然究其實。國醫亦非專言哲理也，所惜濫竽充數。研究乏人。不免爲世詬病。物必先腐而後蟲生。國醫之墜落。由國醫不自振拔有以致之也。夫蠖不屈則不伸。道不窮則不奮。昔韓退之文起八代之衰。唐代文學。爲之一振。醫學何獨不然。苟能以扶危起衰自命。力圖振興研究。發揮光大。庸詎知我國四千餘年經驗宏富之國醫。不燦爛光榮於世界乎

吳孝廉瑞甫。本通儒以國醫名世。鑒國醫之江河日下。負有振興光大之志。

生平搜羅中外方籍。手不釋卷者五十年。用能研究國醫學術。創設國醫專校。培養國醫人材。編輯國醫旬刊。宣傳國醫學識。與韓退之起衰八代之文。事雖不同。厥功則一。近出其所編傷寒綱要講義各書示予。予爲之細閱。竊以仲景傷寒一書。本於內經。法于伊尹。集羣醫之總滙。猶堯舜禹湯文武周公之道。至孔子始集大成。其書雖論傷寒。而百病皆寓其中。實爲內科之樞紐。醫學之根源也。惜原文深奧。非後學所易解。傷寒綱要及傷寒講義一書。能鈎深奧之理。導以淺顯之筆。提綱挈領。勒要探原。施諸教科。諸生易於領悟。傳諸醫界。研究獲有徑途。是書一出。於國醫振衰起危之功。詎淺鮮哉。孝廉爲予言。此外尚有診斷學病理學內科學四時感症婦科學兒科學各書。均將以次出版。學者得數書而讀之。扶衰起靡。若操左券。昔人云醫病不如醫醫。吾於吳孝廉亦云然。

余超少文氏序于廈門市立圖書館

中華民國二十四年十二月十二日

參校門人姓氏一覽表

姓名	次章	籍貫	住址
李在寬	敬敷	龍溪	廈門市廈禾路門牌四百零五號健民藥局
陳影鶴		同安	廈門馬巷三恒內
李禮臣	子敬	同安	同安縣東門外街泰興堂藥房內
許廷慈	兀公	廈門	廈門港澳水社門牌第四十八號
劉羲尊	鐵庵	廈門	廈門聯溪保頂井仔巷門牌卅三號
邱立塔		晉江	廈門港濱武墟廈門大學校內
黃爾昌		同安	廈門禾山庵兜社杏春園醫藥局
傅賡聲		安溪	廈門市山仔頂門牌第十九號
林錫熙	績臣	廈門	廈門市中華路育和醫藥局
潘翀鶴		惠安	廈門市大元路太和醫藥局
吳鍾廉		同安	廈門禾山梧滄社恒豐冰糖廠
陳昶方	竹亭	同安	廈門角尾路門牌二百五十號
黃淑順	佩貞	廈門	廈門中山公園南路慈仁醫藥局
郭燮成	伯章	南安	廈門城內民國路門牌一百二十號
施玉燕	懷貞	安溪	廈門市妙香路門牌十七號二樓
陳佩瑤	淑善	廈門	廈門中山公園南路慈仁醫藥局

史悠經	字敬亭號少春	廈門	廈門大中保草埔尾門牌三十五號史存耕堂
張子貞	雪痕	晋江	廈門市中山路中華書局
林秋瑞	春疇	南安	泉州西門外石坑鄉
廖碧谿	字爲德號玉磐	安溪	廈門市廈禾路門牌一五四號
汪洋	應龍	廈門	厦門城内甕王門牌五十七號
林學㴢	獻亭	廈門	廈門城内牆仔頂門牌四十五號
吴慶福	茗泉	同安	廈門開元路八十二號退補齋醫藥局
鄭耀經		龍溪	廈門大同路裕興參行
孫博學	文廣	同安	廈門開元路五十號廣回春醫藥局
楊太齡		龍溪	石碼后街生生居藥局
余小梅	登榜	廈門	廈門思明南路三七一號天水醫葯局
陳濤溪	映雲	同安	廈門大中保菜媽街門牌四十七號萬源紙郊
黃奕昌	優夫	同安	廈門禾山寨上社保元醫藥局
曾秀華	緞卿	廈門	廈門道平路門牌十號
郭天南	藍田	廈門	廈門港中埔頭門牌三十七號
陳德深	長恩	漳平	漳平永福圩衞生藥房
吴倉慶		同安	廈門禾山梧滄社延德堂醫藥局
蔡奕川		晋江	晋江金井區坑西鄉
張志民		龍溪	漳州南門蔡坂社
劉騰蛟	翼翔	南安	南安碼頭區劉林鄉

姓名	次章	籍貫	住址
黃瑤卿	延香	同安	同安銅魚館保元醫藥局
蔡仲默		晉江	晉江金井區玉山鄉
林康年		廈門	廈門大同路五十六號
黃逸鶴	應南	龍巖	龍巖城內中興街信利號內
洪文王	紹南	同安	廈門馬巷東坑鄉
朱清祿	纓壽	同安	同安馬巷狀元街
王珣梅		同安	廈門蓮河珩厝鄉建安醫藥局
林玉琨	友農	莆田	莆田城內驛前春芳醫藥局
洪文富	子海	莆田	莆田城內桃巷洪宅

姓名	次章	籍貫	住址
翁清吉	鍾英	安溪	廈門港太平橋街古天醫藥局
翁廼恭	克讓	安溪	廈門港太平橋街古天醫藥局
劉俊瑛	冰冷	龍溪	漳州西門街天生藥房
魏志堅		金門	金門縣後浦東門境
王子中	濟人	晉江	晉江金井區藍田村
黃慶石	金戴	連江	廈門市橫竹路南豐參行
林有華	奕朱	閩侯	廈門市中山路萬記藥局
陳惜珍		海澄	浮宮大街振榮號
陳雨秋		龍溪	漳州東街天一貽號記

15

参校門人姓氏一覽表　　福建私立廈門國醫專門學校

黃南壽	廷獻	廈門	廈門福茂宮門牌六十一號三樓
林景燗		廈門	廈門聯溪保霞溪路門牌一九一號
鄭偉銘	泰精	廈門	廈門中山路門牌十六號
林大木	慶祥	安溪	廈門太平路林安春醫藥局
劉榮祺		龍巖	龍巖上井頭成記紙棧
顏西林	紫峯	金門	金門後浦大街存德醫藥局
陳楓林		晋江	世澤[illegible][illegible]专门院
張琢成		龍巖	龍巖西門外門牌十九號
陳漢相	國材	海澄	海澄縣第六區新垵鄉明慎醫藥局
施錦德	甘霖	晋江	晋江金井區溜江鄉瑞和醫藥局
吳序斗		南安	廈門禾山寨上社禮拜堂前
吳碧霞		晋江	泉州新門外浮橋竹脚尾門牌二號
葉振成	東崑	臺灣	臺南市東町四丁目九三番

傷寒綱要講義首卷

閩同安吳錫璜瑞甫氏撰述
男樹萱姪孫慶福仝校

傷寒原始

仲景傷寒一書。乃治六氣之書。不止爲傷寒言也。真能讀傷寒論者。以治傷寒也可。以治雜病亦無不可。盖人身之經氣腑氣臟氣。一定而不易者也。風寒暑濕燥火。天之六氣也。人稟天地之氣以生。如肝爲風臟。膀胱爲寒水之腑。脾爲濕土。大腸爲燥金。心爲君火。膽爲相火之類。皆與天之六氣隱相符合。是六氣乃人所賴以生者。而何人之受病。乃悉由六氣所偏勝而成。是又何說。夫水能載舟。卽能覆舟。物之原理也。世界凡血肉之軀。無不藉飲食以生長。而何百病之來。由於口腹者實居多數。毋乃以養生之物。反爲戕生之具乎。曰此則偏勝爲患。與方書所言六淫之病。其理正同。淫過也。天地之氣。過則爲灾。人身之氣。過則生病。故自其固有者言之。則曰六氣。六氣主氣也。天非此氣。無以成歲時。人非此氣。無以通調元真也。自其偏勝者言之。則曰六淫。六淫客氣也。歲時之合。失其調節。則民殃於疫。主客交混之病。所自來也。故讀月令一篇。可以探四時失正之原。讀傷寒一書。可以明六氣爲病之理。而何以不名爲六氣。而獨名之曰傷寒。則以太陽乃寒水之經。居最外一層。爲六經總綱。言傷寒。而六經已賅括其中。猶春秋言春王正月。而一年之大政方鍼。已於始和布令括之也。人身之病。六氣最多。六氣所以首重傷寒者。以寒居正冬子令。冬至一陽生。一年之氣機。俱從冬至夜半子時發起。故仲景先師。特標傷寒兩字。以提出六經大綱。而暑濕燥火風。莫不包括其內。且一傷寒水之經。而六經無不可由太陽而傳變。傷寒論太陽一篇。所以條目最爲繁多。職此之故。此外則論陽明而燥症之外感可推。論太陰。而濕症之外感悉具。論少陽少陰厥陰。而風火之外感。與從寒化從熱化之病理。精微曲折。莫不周到。名爲六日傳經。而一年之節令傳變。靡不兼綜條貫。此非竅透乾坤。洞悉靈蘭之秘。不能爲此言也。左傳言先王之正時也。履端於始。註云。步歷者以冬至之日爲歲首。此可以識仲景原始於太陽一經。而以傷寒命名之大意矣。

六氣解

傷寒相傳●病在三陽三陰之六氣●蓋以六經配合六氣●經之所循●即氣之所至●非病在有形之經●可以計日而傳者也●夫天爲陽●地爲陰●風寒暑濕燥火●天之陰陽也●木火土金水●地之陰陽也●天之十干化生地之五行●地之五行●上呈天之六氣●故在地爲水●在天爲寒●在地爲火●在天爲暑●在地爲木●在天爲風●在地爲金●在天爲燥●在地爲土●在天爲濕●天以氣化●地以形成●形氣相感●萬物化醇●素問云●東方生風●風生木●木生酸●酸生肝●肝生筋●南方生熱●熱生火●火生苦●苦生心●心生血●中央生濕●濕生土●土生甘●甘生脾●脾生肉●西方生燥●燥生金●金生辛●辛生肺●肺生皮毛●北方生寒●寒生水●水生鹹●鹹生腎●腎生骨●觀素問之溯原立論●足見人身之形骸臟腑●悉感在天無形之六氣●在地有形之五行●而生長成形者也●是以人身有無形之六氣●以配三陰三陽之經脈●有有形之臟腑經脈皮毛●以應在地之五行●而三陰三陽之經氣●又由五臟五行之所生●以此

見陰陽形氣之相合也。有陰陽形氣。斯有疫癘災祲。故有病在無形之氣。而涉於有形之氣者。以此見陰陽形氣之相感也。若夫傷寒之邪。係感天之六氣。故當於人身之六氣求之。病在六氣而六經之經脈。隨感輒應。亦傳變綦繁。或合病或併病。其機括總在陽勝而入陽明之腑。陰勝而入太陰之臟兩語。或者不察。而以小腸壞謂即傷寒。固屬未當。甚且以六氣之說爲非。而以近世科學之所謂病原菌者。較爲確鑿有據。嗚呼。彼烏知病原菌仍由氣候而發生乎。不然何以疫癘竝行。乃有一定之期間。此又何說。

傷寒六經俱受不必定有太陽說

傷寒傳經次第。先太陽。次陽明。次少陽。次太陰。次少陰。次厥陰。此其常也。然而風寒之邪。亦有徑中陽明少陽者。仲景云陽明中風。口苦咽乾。腹滿微喘。發熱惡寒。脈浮而緊。又少陽中風。兩耳無所聞。即三陰亦有之。論云少陰病始得之。反發熱脈沉者。少陰初受寒邪之表症也。太陰中風。四肢煩疼。陽微陰濇而長者。太陰初受寒邪之表症也。厥陰中風。脈微浮爲欲愈。不浮爲未愈。此厥陰初受風邪之表脈也。讀傷寒論者。須知三陽固爲表。而亦有表中之裏。觀太陽篇之真武症。甘草乾薑湯症。附子湯症。宛然可見。三陰固爲裏。而亦有裏中之表。觀太陰病之桂枝症。少陰病之麻黃附子細辛湯症。益可恍然。是以知六經皆能受風寒。不必盡從太陽傳入。即從太陽傳入。亦不必循經遞進。仲景云脈靜者爲不傳。又云陽明居中土。萬物所歸。無所復傳。可以識其義矣。此中真諦。真能讀尤在涇集註。柯氏論翼。世補齋傷寒。自能心領而神會。余不多贅。

傷寒化熱解

素問黃帝問曰。人傷於寒而傳爲熱。何也。岐伯答曰。夫寒盛則生熱也。岐伯此答。意雖該。言實簡也。後人往往疑之。以爲人既傷寒。熱從何來。醫家因何又用涼劑。不揣固陋。竊爲解之。夫人之一身。常賴陰陽二電流通以生。陰電隨營血而生。方書稱爲元陰。陽電隨衛氣而行。方書稱爲元陽。各有部位。絲毫不容紊亂。人若腠理不密。衛外之元陽。稍有空隙。寒邪即乘盛而入。外衛之元陽。爲寒所廹。遂陷入營血元陰部位。衛外之陽旣內陷。則惡寒。營血爲元陽所乘。則發熱。形體強壯。傳熱則緩。形體虛弱。傳熱則速。陰陽業已錯亂。內外熱勢沸騰。此則岐伯所謂寒盛入於衛部。元陽遂陷於營部。營血爲元陽所乘。故生熱也。此病理解。西洋醫謂之調節機能。失其常度。遂至化熱。若於此時或用針。或用藥。將其寒熱散去。俾營衞二氣。各還其位。則脈靜而身安矣。

太陽有二解

柯韻伯以心爲太陽。故稱巨陽以尊之。能靜居士及尤在涇均非之。謂其徇尊卑之名。忘經野之實。斥爲智者之過。而不知其言確有所本也。素問六節臟象論云。心爲陽中之太陽。靈樞九針十二原云。陽中之太陽。心也。心爲離火。主生血行血以灌漑百脈。皮膚被寒邪鬱遏。則脈見浮緊。脈之原出於心。汗爲心液。得汗而脈靜。卽其驗也。西洋醫遇熱症。用安知拜林等退熱發汗之品。每致心停。亦以藥太劇烈。損及心陽耳。太陽受病。仲景必以桂枝之色赤入心。發汗以和營衛。麻黃之清冽入肺。合桂枝逐寒邪。使從汗出。心主營而肺生衛。使太陽與心體無涉。安用桂枝入心。以調和營衛耶。無論何病發熱。皆由心之調節機能所發出。非軒岐仲聖探天地之故。不能爲此言也。且傷寒傷陽最多病。正以心爲一身太陽之眞陽也。眞陽稍虧。寒邪便易襲。所以名爲太陽也。太陽爲巨陽。外統營衛而生肌肉。內行臟腑而主心。心屬火。爲一身主宰。凡傷寒外感。必惡寒發熱。表邪外束。火鬱不得流暢。表邪束於外。則惡寒。心火鬱於內。則發熱。倘僅以太陽屬之膀胱。則惡寒雖有表邪。其周身之熱。從何而致耶。以知寒之所在。卽邪之所客。熱之所存。卽心之所發也。論中所謂初服桂枝而反煩。解半日而復煩。與夫大青龍症之煩躁。小青龍症之水氣。十棗瀉心症之心下痞硬。白虎五苓症之燥渴心煩。皆心病也。若妄治後叉手冒心。恍惚心亂。心下逆滿。往往關心。是心病卽爲太陽本病。大有互相牽連之處。非徒主氣於寒水之經也。心爲一身之主。六經皆能病及。故陽明有憒憒怵惕懊憹等症。少陽有煩悸支結等症。

太陰之暴煩。少陰之心中溫溫欲吐。厥陰之氣上撞心。心中疼熱。皆心病也。心爲手經。最爲傷寒受病關鍵。何前輩乃以傳足不傳手之說。印定後人耳目耶。

太陽經證解

太陽一經。以寒爲本。少陰爲中氣。太陽爲標。其爲病也。有經症。有傷風症。有傷寒症。有兩感症。有腑症。腑症之中。又有蓄尿症。蓄熱症。蓄血症。癃閉症。謹覼列如下。經症者何。脈浮。頭項强痛。惡寒發熱是也。兼自汗而惡風者。則爲傷風症。是太陽之衛分。爲風邪所傳也。主以桂枝湯。協和營衛。驅風外出。淺一層立法也。一年節令。風木開始主氣。佛家亦有風輪主持大世界之說。仲景特以風寒冠首。意有在也。經症而兼無汗。則爲傷寒症。是太陽爲寒邪所傷。主以麻黃湯。大開腠理。俾營衛寒邪。悉從汗出。深一層立法也。服此方若解。則病愈。經症而兼壯熱煩燥。脈浮緊者。則爲兩感。是太陽之營衛。爲風邪寒邪所傷也。主以大青龍湯。營衛兩解。

又深一層立法也。服此方若解則病愈。設不解。不傳經。則必傳腑。腑症者何。口渴而小便不利。是邪由太陽之經而轉入太陽之腑。主以五苓散。化太陽之氣。氣化一行。小便亦利。邪可從此而出。病亦可從此而解。設伏熱而小便不利。則此方反爲禁劑矣。腑症之中。別有蓄尿一症。因膀胱乃儲水之區。今爲寒氣所束。太陽氣微。不足以勝其寒邪。氣機於是乎不運。氣機一不運。則所儲之水。既不能行。五苓倍桂。桂本辛溫。力能化太陽之寒氣。氣化一行。小便卽出。寒邪立解。此法中之法也。寒邪客於膀胱。而小便不利。固宜用五苓。而此症之外。又有蓄熱症。乃由寒邪入腑。從太陽之標陽。而化爲熱。熱甚則必涸其所注之水。故小腹雖不滿而小便亦不利。因名之曰蓄熱症。主以五苓去桂。加滑石。以清利其熱。熱邪一去。腑氣自安。亦法中之法也。此與前兩條內。一寒一熱之對子。此外又有蓄血一症。乃寒邪入腑。阻及太陽氣機。至循行本經之血液。失其常度流入腑經。聚而不散。少腹被失經之血。阻塞而硬滿。故名之曰蓄血症。主以五苓散中加桃仁紅花之類。從小便以逐其瘀。卽可轉危爲安。皆不易之法也。此外再有癃閉一症。與熱結膀胱不同。熱結者。尿常可出一二點。此則脹翻出竅溺不得出。由三焦氣機不運。水道壅塞太甚。法宜溫升。使壅者立開。尿卽得出。病亦可解。此症各家皆有論無方。舒馳遠用白蔻開暢胸膈。砂仁半夏醒脾開胃。肉桂化氣。桔梗開提。生薑升散。俾上焦得通。中樞得運。膀胱之氣得順。自然小便通利而愈矣。璜每用再加紫菀以達肺氣。而利小便。爲效尤速。以上皆太陽腑症也。認到寒水二字。自然頭頭是道矣。柯韻伯云發汗利水。是治太陽兩大法門。發汗分形層之次第。利水定三焦之高下。皆所以化太陽之氣也。發汗有五法。麻黃湯汗在皮膚。散外感之寒氣。桂枝湯汗在經絡。通血脈之精氣。葛根湯汗在肌肉。升提津液之清氣。大青龍湯汗在胸中。是解散內擾之陽氣。小青龍湯汗在心下。是驅逐內蓄之水氣。治水又有三法。乾嘔而咳。水入則吐。是水滯在上焦。在上者汗而發之。小青龍五苓散是也。心下痞鞕。鞕滿而痛。是水氣在中焦。中滿者瀉之於內。十棗湯大陷胸是也。

熱入膀胱。小便不利。是水在下焦。在下者引而竭之。桂枝加茯苓白术湯是也。語語精緻真不厭一百回讀。

經病腑病二陽合病之别

身熱煩渴。目痛鼻乾。不得眠。不惡寒。反惡熱。此陽明經病也。潮熱譫語。手足腋下。濈然汗出。腹滿痛。大便硬。此陽明腑病也。而其候各有三。經病邪已傳陽明。而太陽表症未罷。兼見頭痛惡寒無汗之太陽症者。有太陽之邪已罷。悉傳陽明。但見壯熱有汗。心煩不眠。口渴引飲之陽明症者。有陽明之邪未見。兼見胸脇痛。寒熱往來。口苦而嘔。目眩耳聾之少陽症者。腑病則太陽陽明。謂太陽病或發汗。或吐或下。亡其津液。胃中乾燥。太陽之邪。乘胃燥而轉屬陽明。致小便反數。大便硬。所謂脾約是也。有正陽陽明。謂陽氣素盛。或有宿食。太陽之邪。已傳陽明遂入胃府。致大便不通者。謂胃家實是也。有少陽陽明。謂病已到少陽法當和解。而反發汗利小便。胃中燥熱。復轉屬陽明。致大便結燥者。所謂大便難是也。治法須分經腑。

在經有葛根湯。白虎湯。柴胡白虎湯之別。腑病雖均可下。而有輕重之分。有三承氣下法。有麻仁丸通法。有蜜煎猪膽導法。隨所宜而施治可耳。

論三陽三陰關鍵皆在陽明

陸九芝先生云。能治陽明病。卽能治三陽三陰各病。以三陽三陰。皆稟氣於胃。爲病最多。故世補齋醫書。特列陽明病一篇。此非熟讀傷寒論全書。不能爲是言也。玆得兪根初傷寒新論。尤見條分縷析。謹覼陳之。一、太陽陽明。凡太陽病發其汗。汗先出不徹。表邪未淨。肢冷身熱。微微惡風。腹滿而痛。大便不通。舌苔淺黃。薄膩。黃中帶白。脈右洪數。左浮緩。卽仲景所謂胃中乾燥。因轉屬陽明。不更衣內實。大便難者。此爲太陽轉屬陽明之結熱也。宜攻裏兼解表法。厚朴七物湯治之。二、正陽陽明。有輕重危三症。輕者。由太陽病若發汗若吐後。邪仍不解。蒸蒸發熱。不吐不下。心煩腹脹滿。舌苔正黃。脈右滑大。此熱已結胃。腑氣不和也。法當瀉熱潤燥。佐以和胃。調胃承氣湯微下之。重者陽明病潮熱多汗。津液外出。胃中燥。小便數。大便必硬。硬則譫語。腹大滿。便不通。舌苔老黃。脈右浮滑而實。此胃中結熱。移入小腸也。法當苦寒瀉火。佐以辛通。小承氣湯緩下之。微和胃氣。勿令大泄下。危者陽明病不大便五六日。至十餘日。申酉時。發潮熱。不惡寒。獨惡熱。身重短氣。腹滿而喘。頻轉矢氣。手足濈然出汗。躁則頭搖手痙。譫語發狂。靜則獨語如見鬼狀。循衣摸床。劇則昏厥不識人。目晴不了了。甚則兩目直視。舌苔焦黃起刺。兼有裂紋。甚或焦黑躁裂。或如沉香色。苔中後舌生芒莿黑點。脈右沉弦滑數實。左弦數而勁。此胃及小腸熱結。上蒸心腦。下移大腸也。此症西醫名小腸壞。急急峻下存陰爲君。佐以熄風開竅。大承氣湯加犀角羚羊紫雪丹急救之。脈弦者生。濇者死。此要訣切記之。若審其舌絳。多服神犀丹屢效。二少陽陽明。熱結膈中。膈上如焚。寒熱如瘧。熱輕寒重。心煩懊憹。口苦而渴。大便不通。腹滿而痛。舌赤苔黃。脈右弦大而數。左弦數而搏。此仲景所謂誤發汗而利小便。胃中燥煩而實。大便難是也。輕則和解兼攻下法。大柴胡湯主之。重則攻裏兼和解法。柴芩淸膈煎主之。其有病症類瘧。汗多口渴。寒輕熱熾者。以小柴胡合白虎湯治之。四太陰陽明。其證有二。一爲肺胃合病。其人素有痰火。外感寒邪。一轉陽明。肺氣上逆。咯痰黃厚。或白而膩。胸膈滿痛。神昏譫語。腹滿脹痛。便閉溺澀。舌苔望之黃滑。捫之糙手。脈右滑數而實。甚或兩寸沉伏。此肺中痰火。與胃中熱結而成下症也。法當肺與大腸並治。開降肺氣。以通大便陷胸承氣湯主之。若兼鼻孔煽張。喉中有水鷄聲。喘脹悶亂。胸腹堅如鐵石者。速投加味涼膈煎峻逐之。又如其人素有痰飲。適患傷寒。不先解表。或發汗不解而反下之。陽氣內陷。心下因硬。從脘至少腹堅痛拒按。申酉時小有潮熱。但頭上微汗出。不大便。五六日。渴不引飲。舌燥苔白。脈右沉弦而緊。此水與鬱蒸。互結在胸脘脇膈之間也。法當急下停飲。蠲飲萬靈湯主之。若復往來寒熱者。先用大柴胡湯。加煨甘遂和解以微下之。一爲脾胃合病。其人素多濕熱。外感傷寒。夾食一傳陽明。熱結在胃。胃火熾盛。濕火轉成燥火。垢濁薰蒸。腐腸爍液。發痙撮空。譫語妄笑。按其胸腹。壯熱灼手。大便不通。溺赤短濇。甚或二便俱閉。舌苔黃刺。乾膩或兼灰黑。捫之澀而戟手。脈右沉弦數實。左亦弦數搏指。此脾中濕濁。與胃中熱結而成下症也。急急開泄下奪。承接未亡之陰氣於一線。小承氣湯加川連至寶丹急救之。若再失下。其脾必約。蓋脾與胃以膜相連。任其薰蒸灼爍。則胃液告竭。脾陰亦枯。脾上脂膜。遂乾燥而收縮。腹堅而脹。矢如羊糞。仲景麻仁脾約丸緩不濟急。速投三仁承氣湯。加風化硝白蜜潤下之。庶可轉危爲安。若尋常熱結液枯。病勢尚緩者。只須養榮承氣湯。鎮潤以緩下之。

(五)少陰陽明。有輕重危三症。輕者陽明病外證未解。不先辛涼開達。而遽下之。則胃中空虛。客熱之氣。來虛而內陷心包胃絡之間。輕則虛煩不眠。重則心中懊憹反覆顛倒。心窩苦悶。甚或心下結痛。起臥不安。或心憒憒怵惕煩躁。間有譫語。飢不能食。頭汗出。舌苔白滑。微黃。或淡黃光滑。或灰白不燥。脈右寸細搏數。或兩寸陷下。右關弦滑。此外邪初陷於心胃之間。乃包絡熱鬱之悶症也。法當微苦微辛。輕清開透。連喬枝豉湯主之。開透後包絡血液。被邪氣刦傷。往往血虛而煩。心中不舒。憒憒無奈。間什黏涎。呻吟錯語。舌底絳而苔白薄。捫之糙手。脈左寸浮滑。左寸搏急。急濡液滌涎。宣暢絡氣。五汁一枝煎清潤之。重者少陰病口燥咽乾。心下痛。腹脹不大便。或自利清水。色純青。而氣甚惡。舌深紅。苔黑燥而厚。脈右沉數而實。左細堅數搏。此少陰邪從火化。合陽明燥化而成下症也。法當急下存陰。大承氣湯加犀角生地峻瀉之。危者少陰病熱陷神昏。似寐如醉。譫語妄笑。甚則不語如尸。六七日至十餘日大便不通。腹熱灼手。小便赤澀滑滴。脈沉弦而濇。按之牢堅。左小數堅薄。此少陰火悉成壯火。合併陽明燥熱而成下症也。亟宜開泄下奪。瀉燎原之邪火。以救垂絕之真陰。犀角承氣湯加西黃麝香。急拯之。(六)厥陰陽明。有輕重危三症。輕者其人素有肝氣。病傷寒六七日。熱陷在裏。氣上撞心。心中疼熱。嘔吐黃綠苦水。胸膈煩悶。氣逆而喘。四肢微厥。腹滿便秘。舌邊紫苔黃濁。脈右滑左弦數。此厥陰氣結。合陽明熱結而成下症，仲景所謂厥應下之是也。法當苦辛通降下氣散結。

六磨飲子去沉香加廣鬱金磨汁主之。重者熱陷尤深。四肢雖厥。脂甲紫赤。胸膈煩滿。神昏譫語。消渴惡熱。大汗心煩。大便燥結。溲赤濇痛。舌苔老黃。甚則芒刺黑點。脈右滑大躁甚。左弦堅搏數。此厥陰火亢。合陽明熱結而成下症。仲景所謂脈滑而厥。厥深熱亦深也。法當清燥瀉火。散結泄熱。四逆散緩不濟急。白虎承氣湯加廣鬱金磨汁潤下之。若兼少腹攻衝作痛。嘔酸吐苦。諸藥不效者。更投雪羹合更衣丸包煎。屢奏殊功。危者熱深厥深。腹胸灼熱。手足獨冷。劇則如驚癇。時瘈瘲。神迷發厥。終日昏睡不醒。或囈語呻吟。面色青慘。搖頭鼓頷。忽然坐起。吐瀉不得。腹中絞痛。攢眉咬牙。疼劇難忍。二便俱閉。舌紫赤苔。灰膩。帶青。六脈沉細數搏。甚或伏而不見。此由厥陰鬱火。深伏於肝臟血絡之中。而不發露於大經大絡。直透胃腸而外發也。往往氣閉悶斃。頃刻云亡。治宜先刺要穴出血。如少商。中衝。舌下紫筋。曲池。委中。等穴以開泄其毒血。再灌以紫雪丹。并飛龍奪命丹。以開清竅而透伏邪。果能邪透毒泄。脈起而數。如肝風未熄。神識時清時昏。二便不通。舌捲囊縮。少腹熱痛不可忍者。急用犀連承氣湯加羚羊絳雪丹等。涼通而芳透之。或可挽回萬一。

三仁承氣湯　麻仁二錢　松子仁三錢　小枳實錢半　大腹皮二錢
杏仁三錢　川軍一錢　油木香五分　猪胰略炒一錢

右緩下解熱法

柴芩清膈煎　川柴胡八分　生錦紋錢半　生枳殼錢半　焦枝三錢
青子芩錢半　薄荷錢半　苦桔梗一錢　連喬二錢
甘草六分　淡竹三十六片

右攻裏和解法

蠲飲萬靈湯　芫花五分　煨甘遂八分　薑半夏六錢　浙茯苓八錢
大戟一錢　大黑棗十枚　廣皮三錢　生薑二錢

右急下停飲法

五汁一枝煎　生地汁　茅根汁　鮮藕汁　淡竹瀝　生薑汁

紫蘇旁枝二錢　先將紫蘇旁枝煎十餘沸。取清湯盛蓋碗中。

和入五汁重湯燉溫服。

右清潤心血胞液法

太陽陽明表症表脈不同

陽明惡寒。二日自止。因寒邪既傳此經。殆將化熱。故其惡寒微。不若太陽之甚。陽明在飢肉中蒸蒸發熱。但熱無寒。與太陽翕翕發熱。寒束於皮毛之上者不同。陽明自汗。亦異於太陽中風自汗。太陽中風雖自汗。而汗出不透有漐漐之象。陽明熱熾於內。汗爲熱廹。如水淋漓。故曰濈濈汗出。太陽脈浮而緊者。其熱不解。陽明脈浮而緊者。其熱必潮太陽脈但浮。必無汗。陽明脈但浮。必多汗。太陽陽明。其表症表脈之不同有如此者。太陽以心胸爲裏。故用辛甘發散之劑。助心胸之氣。而開玄府之表。不得用苦寒之劑。傷上焦之陽。以致寒邪深入。所以宜汗不宜吐。陽明以心胸爲表。不得用溫散之劑。傷中宮之津。以致熱邪昌熾。故當吐不當汗。陽明當吐而反行汗下溫鍼等法。心中憒憒譫語。舌上苔者。仍不離太陽之表。太陽當汗而反吐。便見自汗出不惡寒。飢不能食。朝食暮吐。不欲近衣。欲食冷食。此乃太陽轉屬陽明之表。皆枝子豉湯症也。蓋陽明以胃實爲裏。不特發熱惡寒。汗出身重。目疼鼻乾。謂之表。一切虛煩虛熱。如口苦咽乾。舌垢喘滿。不得臥。消渴而小便不利。凡在胃之外者。悉屬陽明之表。但除胃口之熱。便解胃家之實。此枝子豉湯。所以爲解表和裏之聖劑也(參論翼)

陽明表症 (參世補齋)

太陽中風用桂枝湯。而陽明病脈遲。汗出多。微惡寒。亦用之。太陽傷寒用麻黃湯。而陽明症脈浮無汗而喘者。亦用之。虛則桂枝。實則麻黃。仲景治表邪之定局也。推之太陰病脈浮者可發汗。宜桂枝湯。吐利身痛不休。當和其外。宜桂枝湯。卽少陰病始得之。反發熱。脈沉者。宜麻黃附子細辛湯。凡有表症。概不外麻桂二方。蓋仲景之方。因症而設。非因經而設也。若夫肺胃之熱窒於上膈。不得洩而懊憹。仲景更製枝子豉湯。因其勢而吐之。亦在上者引而越之之義也。太陽初感風寒。以麻桂二湯汗之。陽明初感發熱惡寒。其藥亦同者。因太陽經氣。行身之後。陽明經氣。行身之前。所受風寒。俱在營衛之表。故不能舍麻桂以立方。再一二日不惡寒反惡熱，已入陽明之裡。便不得用麻桂二方。以寒邪化熱。已不在營衛也。過此適在將入裏未入裏之際。必見心中懊憹。舌苔白膩。此時通調表裏。宜洩熱邪。舍枝豉湯無良法也。

治陽明表症大法皆以存津液爲主

治陽明內熱之表有三法。熱在上焦者。用梔子豉湯吐之。上焦通則外邪立解。津液降則胃氣因和。此從將入胃未入胃界綫立法也。其次則熱在中焦。已入陽明之經。其症見熱渴自汗。用白虎湯清之。胃熱得清。津液得回。熱邪頓減。此乃從陽明之經氣立法也。又次則熱陷下焦。小便不利。倘非汗多而渴。便用猪苓湯利之。取阿膠之育陰法於利水方中。俾火從下泄。而津液不傷。皆所以存津液也。須知治陽明急防胃燥。而妨胃燥。須在胃未燥之先。

若邪尚在表。而不刻刻顧其津液。胃津一乾。熱邪益熾。拙著溫熱串解。所以云溫病忌汗忌利小便。正謂此也。而胃燥原因有四。重發汗津液外越。利小便津液內竭。多吐則津液受傷。溫燥則津液消鑠。治病者一審其外邪甫經化熱。便當以存津液爲第一要義。倘治療不得其法。則熱邪固已傷津。用藥不當。重傷其津。有不變成燥實堅之胃實症耶。陳修園謂讀傷寒書數十年。始悟出存津液三字。陳平伯治溫病。謂胃津不克支持。則厥不回而死。旨哉言乎。

治陽明有正治法亦有權變法

仲景用方。層次井然。其法度亦脈絡貫通。具有條理。王肯堂謂其如神龍出沒。鱗甲森然。如陽明篇。其正治法固多。權巧處亦不少。若虛煩治以梔豉。虛痞治以瀉心。汗渴治以白虎。結胸治以陷胸。胃實治以承氣。病退腸實。下則傷正。治以苦瓜根膽導等。此正治法也。若變而通之。則瀉心固治虛痞。而止嘔滌飲亦用之。梔豉固逐膈邪。而湧吐及交媾神機亦用之。雖發汗利小便。爲治陽明兩大禁。然傷寒初入陽明之表。仍用麻桂發汗。急於除熱。則傷津液之劑。反爲通津液之劑。乃權變法也。若脈浮煩渴。小便不利用猪苓湯。明明犯陽明之大禁。而導熱邪從小便解。雖曰清法。亦屬下法。因火熱一降。津液自生。仍權變法也。既有發汗利小便之大禁。又有發汗利小便。以爲通津之妙法。此中奧旨。微乎其微。非孰讀精思。不能悟也。此外又有通變法。陽明本爲燥土。最易成胃實症。例無溫補法。而食穀欲嘔。寒飲積聚。反爲陽明篇中之胃寒症。雖大溫大熱之吳茱萸湯。亦取用之。所謂有正治卽有從治。爲一寒一熱之對子也。推之脈浮而遲。下利清穀。則用四逆湯。胃中冷必吐蚘。則借用烏梅丸有是病則服是方。惟達變通權。庶乎得之。若夫胃口虛熱。用白虎加參。更加虛羸竹葉石膏湯。壯火食氣。清火卽所以補氣。二方所以爲熱病後調補胃氣之上劑也。人身津液。爲元氣所化。服二方靡不熱解津生。而病後虛羸少氣。亦隨以恢復。徐靈胎云。熱病愈後。必有留邪。清其餘熱。而養其正氣。乃岐黃及仲師。聖聖相傳不易之心法也。

少陽病禁汗禁吐下禁溫鍼

少陽篇仲景原文。計共九節。其大綱總以禁汗禁吐下禁溫鍼。爲一定不易之規例。唐孫真人去古未遠。千金翼於少陽病狀。僅載九症。後賢張隱菴張令韶陳修園王撲莊輩多宗之。誠見少陽主膽。膽無出入。汗吐下溫鍼。俱不可行。以風動火炎之時。非刻刻顧其胃津。則相火因液衰而益熾。津液以汗吐下越出重亡。其胃益燥。胃燥而譫語煩悸驚狂。種種變症。接踵而起。而壞病成矣。聖人立法。全在於未變壞病之先。以上焦得通。津液得下。胃氣因和十二字。爲解邪外出之樞紐。務使陽邪自罷。陰津不傷。一舉兩得。立法所以獨神也。不此之務。鍼藥妄投。致成壞病。仲景獨提譫語二字爲眼目開示後人。仍是陽明篇邪歸陽明。無所復傳之大意。以見傷寒六經各篇。經氣病氣。互有關係。所謂言在此而意在彼。非食古不化者所得而領會也。喻氏云傷寒病始惟恐傳經。傳則變生。後惟恐不傳經。不傳則勢厲。此則譫語猶是胃病也。而若煩而悸。若悸而驚。明明已由膽火上越。而擾及神經。有非承氣輩所得愈此病者。故曰知犯何逆。以法治之。見已吐下發汗溫鍼而譫語。又未可泥於柴胡及承氣兩法。必隨所犯何逆。而加以適當之療法。活潑潑地如珠走盤。自非精義入神。其孰能與於斯。

少陽雖有四禁仍不離汗下以立法

少陽汗吐下溫鍼四禁。見於本論。然柴胡症中口不渴。身有微熱者。加桂枝以發汗。下後胸脇滿。微結。小便不利。渴而不嘔。頭汗出。寒熱往來。心煩者。用柴胡桂枝乾薑湯汗之。下後胸滿煩驚。小便不利。譫語身重者。柴胡龍骨牡蠣湯中用大黃茯苓以利二便。柴胡症具而反下之。心中滿而鞕痛者大陷胸湯下之。醫以丸藥下之而不得利。已而微利。胸脇滿而嘔。日晡潮熱者。小柴胡加芒硝湯下之。傷寒發熱汗出不解。心中痞鞕。嘔吐而下利者。傷寒十餘日熱結在裏。復往來寒熱者。大柴胡湯下之。總閱以上數條。似仲景於少陽經中。已偏汗下利一便法矣。不思身微熱。爲太陽表症。未罷。誤下微結。頭汗心煩。爲太陽結熱上攻。病情未離太陽。故雖用柴胡湯。仍兼汗下。若夫囈語身重。日晡所潮熱。與夫熱結在裏。病情已露出陽明兼症。以其有脇滿痞鞕而嘔。往來寒熱。屬於少陽。自當從二陽合病例。奪其轉屬陽明之路。此卽仲景方中之雙解法。一部傷寒書。活潑潑地。後賢不察。凡論中有用小柴胡湯者。無不類入少陽一門。竟使先聖人活法。轉成呆板。胥失之矣。少陽以汗下爲權變法。精於讀論者自知之。蓋旣有兼症。則用藥自宜兼顧。所謂神明於法也。若天吐法乃爲陽明胸中實者而設。卽少陰之心下溫溫欲吐。亦是胸中實。故涌泄殊不可少。至少陽雖有脇下滿等症。而與陽明少陰之胸中實。截然不同。其病又發熱喜嘔則吐法自未便施用。因其熱而不實。故小紫胡湯必以參棗炙草保衛中氣。生其津液。以防轉屬陽明。故曰上焦得通。津液得下。胃氣因和。得和法之功。而嘔熱脇滿。霍然痊愈。此小柴胡湯所以爲通津液之上劑也。少陽四禁。垂爲聖法。故凡用柴胡湯而犯此四禁者。仲景概不入少陽篇。欲人知所禁戒。有以識病情之出入處也。病少陽凡太陽陽明之經氣病機。靡不體驗周至。何以第五節於三陽合病。脈浮大。上關上。但欲眠睡。目合則汗者。獨歸入少陽一門。此中關鍵。正待討論。夫太陽脈浮。陽明脈大。以浮大而上關上。知爲三陽合病。膽熱則睡。而少陰病但欲寐。又不得有汗。今乃欲眠睡而目合則汗。知爲三陽合病。而全係相火燔灼。脈上關上。則已透過寸口。其陽部未全浮大可知也。以陽部未全浮大。知熱氣仍羈半表。以薰於膽。膽熱則好眠。與少陰之但欲寐病狀不同。目合則汗則未合以前不汗。又與陽明之自汗出不同。少陽爲游行之部。其脈又起於目銳眥。病機直趨少陽。故於三陽受病。其衛氣不行於陰時。見但欲眠睡之狀。衛氣僅行於陰。則目合之頃。外無所衛。而自汗出。非但膽熱使然也。以二陽傳變而薰灼於膽。病機又刻刻趨重少陽。仲景所以就其合病而入於少陽篇。意在斯乎。

少陽與陽明病機之參錯

同一潮熱也。在陽明爲實證。而邪由少陽而入陽明者。則未可以實症論。何以知之。以大便溏胸脇滿而知之也。蓋潮熱固爲陽明症。而大便溏。則不得爲謂胃家實。且胸脇滿又確爲少陽症。自應從少陽治法。而主以小柴胡湯。此少陽陽明之潮熱。與陽明病之潮熱。治法不同處。此外又有混合施治者。論云傷寒十三日下之胸脇滿而嘔。日晡所發潮熱。已而微利此本柴胡證。下之而不得利。今反利者。知醫以丸藥下之。非其治也。潮熱者實也。先宜小柴胡湯以解外。後以柴胡加芒硝湯主之。此乃少陽陽明合病。而胃家尚未大實。自應半治少陽。半治陽明。此仲師從少陽陽明混合施治處。

同一譫語也。在陽明爲胃熱薰蒸。銷爍胃液。而在少陽則因誤汗亡津。相火燻騰而生譫語。蓋少陽禁汗誤汗則胃中燥熱不和。君相升浮。搖蕩不安。煩而且悸。甚至有脈結代而心動悸者。蓋一則宜下宜攻承氣湯是也。一則宜清宜潤炙甘草湯之屬是也。

△三陽治法概要

太陽經病。風用桂枝湯。寒用麻黃湯。風寒雙解。用桂麻各半湯。中風而火鬱。用大青龍。傷寒而水鬱。用小青龍。表解而內燥。用白虎。表解而裏濕用五苓。表退而熱結血分。用桃核承氣。抵當湯丸治之不誤。則經邪汗解。必無壞事。若太陽病三日經盡。發汗泄下溫鍼諸法。仍然熱不解。此非入陽明之腑。卽入三陰之臟是爲太陽壞病。是緣汗下溫鍼此諸治錯誤而然。蓋陽盛而亡其陰。則入於腑。陰盛而亡其陽。則入於臟。雖太陽表證未解。然不可作太陽症治。相其脈症。所患何逆。隨證而治之也。

正陽陽明者。胃家實是也。其症不大便自汗潮熱口渴咽乾。鼻乾而嘔。或乾嘔。目眴眴不得眠。畏人聲木聲。畏火不惡寒反惡熱或先惡寒。不久旋發熱。甚則譫語狂亂。循衣摸牀脈洪大而長。宜急清解。竹葉石羔湯大劑與之。若邪結於裏。大便秘。小便短。亦宜用調胃承氣湯。或小承氣湯下之。下後按其腹中不作痛而和。病卽已解。如作痛。是燥屎未盡也。再用前藥下之以腹中和。二便通利爲度。若不能食。其人本虛者勿輕議下。如無汗小便不利。心中懊憹者。當發黃。急用枝子麥冬豆豉濃煎與之。已發黃加茵陳爲君主之。若心下鞕滿者。此邪未入於腹中。愼勿下之。用竹葉石膏湯。加瓜蔞桔梗黃連。若邪結於裏。汗出身重濕氣。腹滿而喘。潮熱。手足濈然汗出。此大便已鞕也宜下之。凡陽明病多汗。津液外出。胃中燥。大便必鞕。鞕則譫語。小承氣湯。若一服譫語止者勿再服。陽明病譫語發潮熱。脈滑而數者。小承氣湯。服藥後腹中轉氣者。更一服。若不轉氣。勿更與。若服後次日不大便。脈反微濇者。裏虛也。爲難治。勿再下。陽明病自汗出。或發汗後。小便利。津液內竭。大便雖鞕。不可攻之。須候其自欲便。或用蜜導膽導通之。大下後六七日不大便。煩不解。腹滿痛。有宿食。宜再用承氣湯下之。食穀欲嘔。屬陽明。非少陽也。胸中煩熱者。竹茹湯主之。竹茹枇葉止其嘔。麥冬蘆根除其煩也。內無熱症。小便利。口不渴。此陽明虛也。吳茱萸湯主之。渴欲飲水舌燥者。白虎加人參湯。協熱下利者。黃芩湯。脈浮遲。表熱裏寒。下利淸穀。四逆湯。總之陽明病。實則譫語。虛則鄭聲。鄭聲重語也。直視譫語。喘滿者死。下利者亦死。發汗多。若重發其汗。譫語脈短者死。脈和者不死。若吐若下後不解。不大便五六日或至十餘日。日晡發潮熱。不惡寒。獨語如見鬼狀。若劇者。發則不識人。循衣摸床。惕而不安。微喘直視脈弦者生。澀者死。微者但發熱譫語。大承氣湯主之。利止勿再服。

少陽病口苦咽乾目眩。往來寒熱。胸滿脇痛。耳聾脈弦細。頭痛發熱。病屬少陽。不可發汗及吐利。因此經在陰陽之交。表裏之半。故用小柴胡湯爲和解法。若汗吐下泄其陰陽。陽虛而入太陰之臟。陰虛而入陽明之腑。是爲少陽壞病。如太陽病。不能汗解。轉入少陽。脇下脹滿。乾嘔不食。往來寒熱。未經汗下。脈弦緊者。全是小柴胡症。倘經汗吐下溫鍼。以致譫語。柴胡症罷。是爲少陽壞病。汗後心悸。由膽火上炎。神魂失歸。胃府燥熱不和。故煩擾而悸動。宜炙甘草湯。參甘大棗補中培土。膠地麻仁滋經潤燥。薑桂行其濇滯。麥冬清其燥熱也。下後心悸。因下傷中氣。胆木拔根。神魂不謐。相火升炎。鬱生上熱。以致胸滿心煩。驚譫悸語。小便不利。一身盡重不可轉側。宜柴胡加龍骨牡蠣湯。茯苓去濕。大黃泄熱。人參大棗補中。半夏鉛丹降逆龍骨牡蠣歛其神明。薑桂柴胡行其經絡也。

太陰受病之原

前言三陽受病。於經氣腑氣合病併病。提綱挈領。未及陰經也。而陽經轉爲陰經。機括究在何處。黃坤載云陽勝而入陽明之腑。陰勝而入太陰之臟。此則傳變之原因也。夫陽明燥土也。太陰濕土也。燥勝則爲陽熱。其病在陽明。濕勝則爲陰寒。其病在太陰。歷來醫家治濕熱病。每慮誤下而損及脾陽。正謂此耳。傷寒症之輕重。其機關悉在脾胃。所以陽明太陰俱有發黃症。陽明篇云。傷寒發汗已身目爲黃。所以然者。以寒濕在裏故也。又曰傷寒七八日身黃如橘子色。小便不利。腹微滿。兩條明明爲太陰病而入於陽明篇者。以陽土陰土。俱爲一氣。仲師蓋示人以太陰病之來源。多由陽明傳變而出也。柯韻伯云。胃家不實。便是太陰病。讀此二語。可以悉太陰受病之原矣。

何以謂之太陰。正天地濕土之氣也。太陰氣失其平。遂致感而成病。所以謂。太陰之爲病也。太陰與陽明。一裏一表。風寒中於其經。則邪氣阻塞。而腹爲之滿。脾氣不能上交於胃。則吐。胃氣不能下交於脾。則食不得下。若自利益甚。則脾失轉輸之令。胃陽不能宣化。而寒濕下注於大腸矣。寒邪客於其經。與濕相合。陽明有燥濕之大權。今乃因寒濕受病。陽熱無從施化。此腹滿時痛之所由來也。此腹滿痛。乃寒濕作痛。爲太陰虛寒病。喻嘉言嘗謂太陰本證。上下交亂。胃中空虛。此時但可溫散。不可攻下。理中湯理中丸及四逆輩。正爲此症設也。倘誤認爲實而下之。則中氣愈虛。不能轉運。邪必乘虛內陷。而胸下結鞕之勢成矣。曰結鞕。乃因無陽化氣。而成堅陰。異於痞氣之濡而耎。且異於結胸之按而痛也。結胸之按而且痛。屬於熱。結鞕之時腹自痛。屬於寒。毫釐千里。醫者盡宜細心分辨。

太陰之腹滿時痛及自利

太陰陽明同主中州。病則先形諸腹。同一腹滿也。陽明爲陽土。陽道實。故病則胃家實。而不得謂之滿。太陰爲陰土。陰道虛。故病則腹滿時痛。而不得謂之實。從知腹滿爲兩經俱有之症。而寒熱總自有辨。不大便而滿痛。或繞臍痛者爲實熱。屬陽明。可下之症也。下利而腹滿時痛爲虛寒。屬太陰。用桂枝加芍藥湯主之。以桂枝可內可外。溫法和法而兼止痛法也。若夫太陰本無下症。即或兼陽明之實症。猶當審愼明確。方用下法。若誤下則胃中空虛。客氣動膈。在陽邪則懊憹而煩。在陰邪則胸下結鞕。倘再誤攻。爲下利不止而死。故仲師特立桂枝加大黃湯一法。以救誤下陽邪陷入之變症。因病候已大實痛。似可急下。第陰實而非陽實。仍從桂枝例升發陽邪。但加大黃以破結滯之腐穢。使表裏兩邪。各有去路。猶是病在太陰。未可峻攻之大法也。須知腹滿痛加芍藥。大實痛加大黃。乃太陰權宜救治之法。猶當審其人之胃不弱始可用之。若其脈既弱。而其人又續自便利。則芍藥大黃。猶所當禁。設不得已而通因通用。有時當行大黃芍藥者。亦當減少其分兩以與之。蓋人之有生。以胃氣爲本。脾與胃爲表裏。胃强脾强。胃弱脾弱。故仲師一再叮嚀。曰脾家實。雖暴煩下利必自止。見胃强脾强。自能去其腐穢。未可拘於太陰病而用溫法也。又曰傷寒四五日。腹中痛。若轉氣趨少腹者。

此欲自利也。見脾氣虛寒。不能固守。胃弱脾弱。將陷下而自利。則補脾氣之虛。自是首務。此爲太陰篇一實一虛之對子。

太陰有裏症不可發表表症亦當温裏諸大法

太陰病自太陽傳來。其脈浮者表未解。可發汗。宜桂枝湯。若發熱頭痛身疼。是太陽表邪未解。法宜桂枝。乃脈反見沈。便是太陰臟病。當溫其裏。宜四逆湯。凡下利清穀。則病已入裏。不可發表。身體疼痛。有表症者亦當溫裏。若身體疼痛。而下利脹滿。表裏皆病。當先溫其裏。後攻其表。溫裏宜四逆湯。攻表宜桂枝湯。陽明泄利津液亡失。多發燥渴。苦自利不渴。則屬太陰病。以其臟有寒故也。凡風燥熱三陽邪犯陽明。寒濕二陰邪犯太陰。陽邪化陽明。則能食而不嘔。陰邪犯太陰。則不能食而嘔。陽邪犯陽明。則不大便。陰邪犯太陰。則自利。症俱相反可認。

太陰脈法（參柯韻伯法）

序例謂太陰受病。脈當沈細。不知沈細是太陰本病之脈。不是熱病嗌乾之脈。蓋熱病脈不當沉細也。夫脈從病見。如太陰中風則脈浮。不從臟之陰而從風之陽也。浮爲麻黄證脈。而用桂枝。以太陰是裏之表症。桂枝湯是裏之表藥。以脾主肌肉。桂枝湯解營分之肌熱也。太陰傷寒脈浮而緩者。亦非太陰本病。蓋浮爲陽脈。緩爲胃脈。太陰傷寒。脈不沉細。已非太陰之寒症。而反浮緩、又見陽明之表脈。是陰中有陽。胃陽尙盛。已能行於四末。所以手足自溫。而顯脾家之實。或發黄便鞕。而轉屬陽明。此脈症正在太陰陽明之間。治法一偏於涼。則成太陰寒症。一偏於熱。便轉陽明熱症。全在醫者隨症斟酌施治、師不出方正以此際須治法變通。不宜印定後人耳目耳。

陳念祖曰。仲景所謂太陰症。與內經冬傷於寒爲熱病。腹滿嗌乾證不同。提綱皆言寒濕爲病。以四逆輩爲治內正法。桂枝湯爲治外正法。太陽誤下。轉屬太陰。腹滿時痛、大實痛者。以桂枝加芍藥加大黄爲主治。一以和太陰之經絡。變四逆之溫而爲和法。變桂枝之解外。而爲通調內外法。一以脾胃相連。不爲太陰之開。便爲陽明之闔。既闔而爲大實痛。不得不借陽明之捷徑。以去脾家之腐穢。要知提綱戒下。原因腹時痛而言。此從正面審到對面以立法。又於暴煩下利日十餘行必自止節。言愈尚未言方。此從腐穢既下後。而想到不自下時之治法。總而言之。四逆輩桂枝湯。及桂枝加芍藥湯。桂枝加大黃湯。皆太陰病之要劑。若不渴則四逆輩必須。若脈弱則芍黃等慎用。脈浮有向外之勢。桂枝湯之利導最宜。煩疼當未愈之時。桂枝加芍藥湯亦可選用。

少陰經證解

少陰者二陰也。在天地爲君火之氣。而人身之心與腎應之。平人心生血。即以所含之熱。循任脈。下胞室。爲蒸水化氣之源。腎藏精。即以所化之氣。循衝脈上肝入心。爲生津化氣之母。心腎相交。水火通調。生精生髓。自然骨力强而智慧生。經曰腎爲作强之官。伎巧出焉。即此意也。自君火之氣不得其平。心與腎因感之而成病。病則水火乖離。上熱下寒。煩渴厥利。同時並見。緣少陰有從寒化從熱化二法。熱化偏盛。爲煩不得眠。咽痛口燥。腹脹不大便。及唾血便血。寒化偏盛。爲厥逆吐利。惡寒踡臥。熱鬱於腸。則下利而兼腹痛後重。盛寒在內。逼熱不能內返。則厥利中有面赤乾嘔咽痛等症。識得此義。然後可以讀仲師之少陰症。

少陰與太陽爲表裡。太陽爲寒水之經。少陰卽爲寒水之藏。而與君火俱爲少陰。故其從寒化也。則火藏傷而脈微。其從熱化也。則水藏傷而脈細。其但欲寐者。卽內經所云。少陰所生病。嗜臥是也。是病主少陰。則神情已近昏瞶。而脈象絕類虛寒。仲景以此爲提綱。言外見出少陰受邪。正氣被奪之現象。不知脈微細三字。在少陰篇中尤當活看。不得以微細爲虛寒。但須辨出脈細沉數。口中燥。便爲熱症。脈沉微細。口中和。便爲寒症。觀論中之用黃連阿膠湯真武四逆白通湯。及三急下之大承氣湯。自可恍然。

三陽三陰脈法之異同

魏荔彤曰。傷寒三陽遞傳三陰。後自太陰傳少陰。此傳經之邪。乃外感風寒。歷久變熱之熱也。亦有直中少陰經藏者。又非傳經熱邪可比。乃陰寒之寒邪也。故三陽分經與腑。三陰分經與臟。少陰爲病脈必沉。三陰皆然。又兼微細。異乎三陽之浮大弦也。沉對浮。微對大。細對弦。此少陰脈也。見此則三陰俱可識其端倪。至少陰證有寒熱二邪。本不盡同。姑取兩邪入而見證大同者。則但欲寐也。腎司智巧。熱邪入而擾其陰。寒邪入而涸其陽 因致昏懞欲寐。仲師示人未辨寒熱之邪。先辨少陰之症。此主訣也。脈之沉微細。二陰俱有。兼以但欲寐。則少陰病也。但沉微細雖三陰皆有。而太陰必多微。少陰必多沉。厥陰必多細。太陰在中。故微多。少陰在下故沉多。厥陰連膽。故弦可變細而細多。蓋細即弦之微者。此仲師於少陰不言沉。反言微細者。沉少陰本脈。不須言。且沉亦非少陰獨有之脈。必兼太陰之微。少陰之細。而少陰之脈始確也。再者少陰處三陰之中。亦如陽明處三陽之中 陽明之脈本大。然兼太陽之浮多。則太陽陽明也。兼少陽之弦多。則少陽陽明也。推之三陰少陽之爲脈。何獨不然乎。然則少陰之沉兼微多非太陰之少陰乎。少陰之沉兼細多。非厥陰之少陰乎。三陽之陽明。由遞傳而言之。有相通之義。三陰之少陰。就遲傳而言之亦有相通之義。此論特暢發仲師未盡之旨。宜細參之。

少陰宜汗宜溫之理

少陰脈微。不可發汗。發則亡陽。脈細沈數。病爲在裏。不可發汗。發汗則津傷而水涸。此少陰禁汗之大法也。而麻黃附子甘草湯。麻黃附子細辛湯。皆用汗劑此何以故。夫微爲無陽。固不宜汗。而沉細已從熱化。少陰與太陽爲表裏。有欲從太陽轉出之象。不得拘於沉爲在裏而不發汗也。須知陰中有陽。沉亦可汗。陽中有陰。浮亦當溫。凡治三陰症都作如是觀。非獨治少陰爲然也。

少陰水藏。病則脈沉而惡寒。今脈已沉而反覺熱者。是寒邪由裡出表之象。發熱反爲佳兆。正所謂陰中有陽。沉亦可汗也。少陰脈浮而遲。表熱裏寒。下利清穀者。四逆湯主之。此等症諸家多編入陽明篇中。不思浮爲在表。遲爲在藏。浮爲表虛。遲爲藏寒。明明爲外顯太陽之表熱。而內實是少陰之裏寒。正所謂陽中有陰。浮亦當渴也。自應歸入少陰篇方爲正解。

少陰誤汗之害

少陰脈微細法當禁汗。今反以火刦汗。而見出欬而下利讝語諸病症。是足少陰之精氣不藏。而手少陰之陽神飛越。乃誤發少陰汗之變症也。至手足厥無汗而强發之。爲害更甚。所以必動其血者。以汗爲血液。而手少陰之所主也。迫少陰之血。盡從上竅而上。既有陽從汗亾之變。復有血脫無餘之患。下厥上竭。未易挽救。誤發少陰汗之害。乃至於此。

△太陰吐利與少陰吐利之别

太陰是陽明之裏。陽明不惡寒。太陰雖吐利腹痛。而無惡寒症。少陰是太陽之裏。太陽惡寒。少陰吐利必惡寒。陰從陽也。太陰手足溫者。必暴煩下利而自愈。是太陰藉胃脘之陽。少陰吐利。亦必手足溫者可治。手足厥者不治。以溫則陽回。厥則純陰無陽。腑氣絶於外。而臟氣絶於內。故曰不治。

太陰從濕化。故自利不渴。少陰從火化。故自利而渴。但自利而渴。不盡屬少陰症。惟須察其小便白。知爲腎陽衰微。泄利亡津引水自救。方確認爲少陰症。蓋少陰主水。熱則黃赤。寒則清白也。

內經諸逆衝上。暴注下逼。皆屬於熱。此指暴感吐利而言也。獨至少陰吐利。則手足厥冷。脈浮弦遲。獨主痰涎在胸。挾寒飲而作嘔。故雖自利而渴。仍宜急溫以救下焦之虛寒。四逆湯是也。

咳嗽下利。病屬時感。肺熱爲多。喻嘉言所謂肺中伏熱。無處可宜。急奔大腸者是也。此屬手太陰手陽明合病。若少陰寒化。則水邪泛溢。陷入脾中。而腹爲之痛。臟病及腑。膀胱亦失其職。而小便不利。脾主四肢。水與濕合。每見四肢疼痛。總之皆水寒爲病也。水寒侮脾。則自下利。射肺則咳。犯胃則中焦不和而嘔。以真武湯加減法主之。凡以鎮腎中水寒之氣也。

少陰寒化之症。以轉陽爲順。故凡踡臥四逆。吐利交作。純陰無陽之症。全賴轉陽則生。故論云反煩者可治。反發熱者不死。又云手足反溫者可治。然必須脈和手足溫。方爲病解。若大煩大熱。尤當慮陽盛燥陰。致胃燥土實。

或尿血下利膿血。或口鼻出血。或發癰膿。則至陰竭而陽不能獨存。猶爲難治。

少陰下利脈微。白通湯症。厥逆乾嘔煩者。白通加猪胆汁症。少陰裏寒外熱。下利清穀。手足厥。而色赤。身反不惡寒。或咽痛。或裏寒外熱。必鬱冒汗出。其面戴陽。此假熱之症也。最易誤治。有脈沉微可辨。須從通脉四逆湯等求之。一服寒涼立斃。此等生死在俄頃間。醫者最宜細辨。

厥與四逆不同之點

李杲曰四逆者。四肢不溫也。厥者手足逆冷也。傷寒邪在三陽。則手足必熱。傳到太陰。則手足不熱而溫。至少陰則邪熱入裏漸深。故四肢逆而不溫。及至厥陰則又手足厥冷。更甚於逆矣。四肢通冷。比之手足獨冷則有間。夫死者以四逆言之。可治者以厥冷言之。亦可見四逆與手足厥冷之有輕重矣。蓋四肢通冷。其病爲重。手足獨冷。其病爲輕。四肢與手足。却有所分。以四字加於逆字之上。是通指手足臂脛以上立言也。以手足二字加於厥冷厥逆之上。是獨指手足言也。蓋以四逆爲四肢通冷。而厥爲手足獨冷也。

傷寒陰陽寒熱二厥辯

陶華曰傷寒二厥。治之一差。生死立判。夫陽厥者。先自三陽經氣分因感寒邪。於頭疼發熱惡寒以後。壯火食氣變出四肢厥冷乍溫。大便燥實。譫語發渴揚手擲足不惡寒反怕熱脈沉有力。此見傳經熱症。謂之陽厥。陽厥者卽陽症似陰。外雖厥冷。內實熱極也。病因由大便結實失下。使血氣不通。故手足乍冷乍溫也。若誤認陰症。便進熱藥。如抱薪救火矣。陰厥者。因三陰自受寒邪初病無身熱。無惡寒。無頭疼。就見惡寒四肢厥冷。直至脛臂以上。過手肘膝不溫。引衣踡臥。不渴。兼或腹滿吐瀉。或戰慄。面如刀刮。口吐涎沫。脈沉遲無力。此爲陰經直中真陰寒症。不必從陽經傳入。謂之陰厥。輕則理中湯。重則四逆湯溫之。勿令誤也。又曰人之手足。乃脾胃之末。凡脾胃有熱。手足必熱。脾胃有寒。手足必冷。理之常也。獨傷寒乃有厥深熱深。厥微熱微之論何耶。曰此火極反兼水化。故有此象耳。陰陽反覆。病氣逆從。未可以常理論也。凡言厥逆厥寒厥冷手足寒冷皆變文耳。不必分輕重。若言四肢則有異。未可純爲寒症。若厥冷直至臂脛以上。則爲真寒無疑。急用薑附溫之。少緩則難治。謂其冷上過乎肘。下過乎膝。非內有真寒達於四肢而何。再以證與脈參之。庶幾無誤。凡看傷寒。不可以厥逆便斷爲寒。必參脈與證。如手足厥冷。兼之腹痛滿洩利清白。小便亦清。口不渴。惡寒戰慄。面如刀刮。皆寒症也。若腹痛後重。洩利稠粘。小便赤澀。渴而好飲。皆熱症也。宜詳審之。

咽痛咽乾下利

少陰之脈循喉嚨。繫舌本。故有咽痛等症。內經云。少陰所生病者。咽腫上氣嗌乾及痛。此經脈所繫。邪氣循行致然也。夫少陰腎也。經又云。腎開竅於二陰。而上通於咽喉。故少陰之邪。上冲爲咽痛。爲心煩。熱之性升也。爲便血。爲便膿。陰之性降也。論曰少陰病下利咽痛。胸滿心煩者。猪膚湯主之。又曰傷寒六七日。寸脈沈而遲手足厥冷。下部脈不生。咽喉不利。吐膿血。泄利不止者爲難治。又曰少陰病下利清穀。裏寒外熱。手足厥冷。脈微欲絕。身反不惡寒。其人面色赤。或腹痛。或乾嘔。或咽痛。或利止脈不出者。通脈四逆湯主之。可見咽痛吐利咽乾。爲少陰臟真已耗。陰火飛越。陰陽錯雜之症也。

六經少陰咽痛。惟太陽陽明各一症。悉屬於熱。太陽治以半夏散。陽明治以四逆散加桔梗。少陰咽痛有六證。熱證四。寒證二。熱者治以猪膚湯。甘草湯。桔梗湯。苦酒湯。半夏散。寒者治以桂枝乾薑湯。真武湯。四逆湯。厥陰咽痛亦熱也。治以桔梗湯。咽痛多屬熱。獨少陰有二寒症。其一以汗多亡陽。故用乾薑附子以復陽溫經。其一陰盛於陽。故用通脈四逆以散陰通陽。

少陰急下三症

陽明有三急下症。少陰亦有三急下症。其關要在土勝水負。若得之二三日口燥咽乾者。是土燥水虧。失期不下。水涸則死。當急下之。宜大承氣湯。若自利清水。色純青心下疼痛。口中乾燥者。是土勝水虧。傷及肝陰。當急下之。宜大承氣湯。若六七日腹脹而不大便者。是土燥水虧。傷及脾陰當下之。宜大承氣湯。少陰病。水旺火熄。土敗人亡。故少陰宜負。而陽明宜勝。但少陰不可太負。陽明亦不可太勝。太勝則燥土尅水。精液消亡。亦成死症。故當急下。以存其陰也。

六經少言死症。惟少陰獨多。以少陰爲性命之根也。而生死之機。尤以陽回陰散爲關鍵。同是惡寒踡臥。利止手足溫者可治。利不止手足厥冷者不治。時自煩欲去衣被者可治。不煩而躁四逆而脈不至者死。同是吐利。手足不厥冷。反發熱者不死。煩躁四逆者死。同是嘔吐。汗出大便數少者可治。自利煩躁不得臥者死。蓋陰陽互爲其根。陰中有陽則生。無陽則死。獨陰不生故也。

太陰症與厥陰症不同反類似之別

太陰厥陰。皆以裏症爲提綱。太陰爲陰中至陰。而主寒故不渴。厥陰爲陰中之陽。故主熱而消渴。太陰主濕土。土病則氣陷下。濕邪入胃。故腹痛而自利。厥陰主相火。火病則氣上逆。火邪入心。故心中疼熱。太陰腹滿而吐。食不下。厥陰飢不欲食。食則吐蚘。同是食不下。太陰則滿。厥陰則飢。同是一吐。太陰則吐食。因脾絡繫胃之故。厥陰則吐蚘。因風土化虫之故。症雖類似。而病原不同。又皆有分別處也。(論翼)

厥陰與少陽表裏轉屬之病機

兩陰交盡。名曰厥陰。又名陰之絕陽。是厥陰宜無熱矣。然厥陰主肝。而膽藏肝內。則厥陰熱症。皆少陽之相火內發也。要知少陽厥陰。同一相火。相火鬱於內。是厥陰病。相火出於表。是少陽病。少陽咽乾。卽厥陰消渴之機。胸中苦滿。卽氣上撞心之兆。心煩卽疼熱之初。不欲飲食。是飢不欲食之根。喜嘔卽吐蚘之漸。故少陽不解。轉屬厥陰而病危。厥陰病衰。轉屬少陽而欲愈。如傷寒熱少厥微。指頭寒。不欲食。是謂症在少陽。而有轉入厥陰之趨勢。乃不數日而熱除。欲得食。其病自愈者是也。此爲病機外轉。陰經自不受邪之狀態。(論翼)

六經惟厥陰最爲難治。足厥陰脈起足大指。抵少腹。挾胃屬肝絡膽。上貫胸膈。邪熱循經上逆。與手厥陰心包絡風火相擊故氣上撞心。火旺則水虧。故消渴。氣有餘即是火。故心中疼熱。肝脈挾胃。肝氣旺則胃口閉塞。故不欲食。風火相擊。最善消食。故饑。食則吐蚘者。蚘感風木之氣而生。聞食臭則上入心膈。而吐出。風木邪盛。土氣必虛。故下之利遂不止耳。

厥陰經大意

周陽俊曰。厥陰藏中本無真陽。故雖傳經熱症。亦必至厥。厥者邪氣內入。正氣退避。陽與陰不相承接也。故厥多則邪進。熱多則正勝。正勝一分。則邪退一分。積而至於不可負。自無容留矣。然使熱過多而吐癰膿。便膿血者。正以厥陰爲藏血之臟也。其證有從上奪者。有從下消者。有歸併胃腑者。有邪轉出少陽。或出太陽者。種種治法。總以汗下爲戒。至於陰寒中經。吐利煩躁。厥逆等症。亦與少陰不異。故必手足自溫。身有微熱。始不危殆。大旨已從真陽不至衰絕起見。故助陽驅陰諸法。大同小異也。

內經云厥陰之上。風氣治之。中見少陽。是厥陰以風木爲本。以陰寒爲標。而火熱在其中也。然厥陰不從標本。而從中見。邪中其經。寒熱每相勝復。故其病有純陽無陰之症。有純陰無陽之症。有陰陽錯雜之症。有陰陽相等之症。有陽進欲愈。陰進未愈之症。諸症不分。動手卽錯。故須逐證分淸。庶見病知原。臨症時可免臨歧之惑。

厥陰病欲愈之脈證

厥陰以風木主令。其中風者。乃同氣相感也。厥陰爲陰經。脈當沉細。今反微浮者。以風爲陽邪。浮爲風脈。脈訣所謂陰症見陽脈者生也。蓋陰症而見陽脈。則裏氣將復。邪欲從表而出。由裏出表。則病愈。故論云脈微浮爲欲愈。若脈不浮。是邪已深入。不欲從表而外散。故爲未愈。厥陰中風如是。則厥陰傷寒可以類推。

厥陰木火相煽。每多渴症。但欲飲水者。在陽經爲熱爍其津。而在厥陰則爲邪欲作解之兆。仲師云。少少與之愈者。以其熱非消渴之比。乃邪氣向外欲解之機。得些飲水。則津復胃和。而病自愈。言外見多與水則反有停蓄之患。師不言及。而意則有在。陳修園所謂書當讀於無字處者此也。

論厥陰見厥及厥證禁下之由

厥陰致厥之故。不專指寒厥言也。卽熱厥亦括其中。蓋陽受氣於四肢。陰受氣於五臟。陰陽之氣相貫。如環無端。則氣體溫和。若不相順接。則陽自陽而爲熱。陰自陰而爲寒。陰陽之氣不通。而厥作矣。故寒邪固能厥冷。卽熱邪深入。陽氣壅遏於裏。不能外達於四肢。亦爲厥冷。此仲師所以言陰陽不相順接。便爲厥也。厥與逆有別四肢作冷。謂之逆。冷過肘膝謂之厥。故曰厥者四逆之極也。

厥陰提綱禁下。諸四逆厥者尤宜禁之。蓋寒厥爲陽氣大虛。其不可下固不待言。卽熱深致厥者。熱甚於內。真陰被爍幾盡。亦不堪再下以竭其陰。推之陽虛陰虛之病。卽不厥逆。其不可下也亦然。已示人以觸類旁通。因此悟彼之法矣。讀仲景書。大多數當作如是觀。

厥陰病純陽無陰之症

陰厥爲陰之盡。無論化寒化熱。每多手足厥冷。醫者不可因其手足厥冷而疑爲寒。須以脈症辨之。若脈微細。身無熱小便淸白而厥。謂之寒厥固宜。倘脈實。太小便閉。腹滿硬痛而厥者則熱實厥也。此寒熱二厥在傷寒中尙易辨別。以其有脈症可憑也。乃仲師於厥陰篇獨云傷寒脈滑而厥者。裏有熱也。白虎湯主之。僅云脈滑而厥。又無其他之熱候可憑。安能遽謂厥卽熱厥。須知此係陽熱內鬱。不得外達。在厥陰症中必兼有煩渴引飲之確証。故仲景特以裏有熱括之。主以白虎湯。俾裏熱淸而厥自回。

厥深熱深。厥微熱微。此等症不徒傷寒爲然。卽濕熱病亦恆有之。乃熱邪過亢。陽極似陰之症。第必有其他之熱症熱脈可憑。方得謂之熱深厥深。熱微厥微厥乃厥陰常有之症。其熱之輕重。每依厥之深微以爲斷。先熱後厥。尤儼示人以純陽無陰之熱厥。厥者逆也。下氣逆上。便是孤陽上泛。雖厥陰禁下。亦不得不借苦寒之藥以降其熱。如黃連阿膠石羔知母之類。以破陽行陰。調是下法。與陽明內結。須用承氣者自是不同。不得用汗藥再升其陽。以致有口傷爛赤之變症也。

厥陰獨陽無陰之症。每患熱邪上逆。汗出咽中痛。喉痺。寸脈浮數。尺中自濇皆是。間有先厥而後發熱者。其陽已回。縱下利亦必自止。乃下利自止而反汗出。陰不得有汗。今反汗。且咽中痛者。以厥陰之脈循喉嚨。陰液外泄。火氣內燔。因利止熱無出路。循經上逆故也。加以熱化大過而上衝。則其喉爲痺。若利止則陽熱下陷。必便膿血。緣熱隨血下行。故其喉不痺也。

厥陰下利。脈當沈遲。今寸脈反浮數。是厥陰熱邪熾盛。挾中見之化。而上乘於心胞也。尺中自濇。濇爲血少。是陰血亦日虛也。陽熾於上。陰虛於下。血爲熱逼。必圊膿血。其怫鬱於上者。亦將壅遏於肺胃。而留結成癰。故仲師又引伸其餘義。而曰嘔家有癰膿者不可治。膿盡自愈。以見嘔由癰膿而嘔。癰膿爲腐穢。腐穢生則熱亦隨之外泄也。

厥陰下利。每欲飲水以自救。以消渴乃厥陰之本病。且有少陽火熱在中。土與心胞相煽。陰液被熱所奪。不能上滋。故欲飲水也。其熱化太過。則爲挾熱下利。穢氣被邪熱所逼。下奔廣腸。肝以疏泄爲職。欲泄而不得泄。魄門壅滯難出。遂致熱利下重。主以白頭翁湯取其寒能勝熱。苦能瀉火也。

厥陰下利。邪熱不急奔大腸。必上凌心胞。神明內亂而譫語。心胞爲手厥陰。熱邪上衝。津液被爍。燥屎以成大腸遂失其傳導之司。雖厥陰禁下。而既有燥屎。遂不得不下。主以小承氣湯。仍是微攻燥糞。並無大下之意。且使燥屎一清。則心胞之熱下降。譫語自止。此法雖與陽明微和胃氣。勿令大泄下相類。而法外之意。自是不同。厥陰下利後。熱隨利解。其病當愈。乃更煩者。是足厥陰之熱雖隨利解。而手厥陰之熱。猶未盡清也。煩有虛實二候陽明病之煩。其心下鞕滿。是謂實煩。乃承氣證也。厥陰病下後之煩。其心下濡。是謂虛煩。用枝豉湯以交媾水火。其煩自止。不至犯病人舊微溏不可與之大戒也。

厥陰病純陰無陽之症

前言厥陰純陽無陰之症。多主陽邪上逆。及暴注下廹而言。已條分而縷析矣。茲更以純陰無陽之症言之。厥陰病手足厥冷。是本氣虛寒。乏中氣之熱化。而標陰之氣太盛也。病人自言我不結胸則無陽邪之上壅可知。其證大腹不滿。小腹滿。以手按之而痛。此陰寒聚於下。而冷結在膀胱關元也。

厥陰之偏於熱者。每見陽邪上逆等症。獨此則下利清穀。裏寒外熱或大汗出而下利厥逆。甚至大汗大下而手足厥冷。或身微熱見厥。嘔而脈弱。小便復利。或乾嘔而吐涎沫。種種危候。均屬厥陰獨陰無陽之見證。故論云下利清穀。不可攻表。汗出則脹滿。以見汗出液亡。風木益肆。脾陽不固。必增脹滿也。又云下利清穀。裏寒外熱。汗出而厥者。以見陰寒內盛。陽欲外亡。宜用通脈四逆湯。通心脈以回其陽也。又云大汗出。熱不生。內拘急。四肢疼。又下利厥逆而惡寒者。四逆湯主之。以見汗爲表陽虛。熱爲裏陽越。陰寒盛而內拘急。陽氣不達於四末而四肢疼。加以下利厥逆而惡寒。皆厥陰陰氣太甚。陽從下陷而欲脫也。又曰大汗大下而厥冷者。四逆湯主之。以見此節所謂大汗下。係指陰寒驟中者而言。緣驟中者。邪氣雖盛。正氣尚未全虧。急急用溫。陽氣猶可挽回。未便卽稱死症。若病久忽大汗下。則陰陽離脫而死。雖用四逆。猶恐無濟。此又當會其言外之旨也。又曰嘔而脈弱小便復利。身有微熱。見厥者難治。四逆湯主之。以見寒邪作嘔。裏氣大虛。上不納而下不固。加以陰寒內逼。微陽外越。故難治。以上數條。均主以四逆湯。以見獨陰無陽之症。皆當刻刻以回陽爲急也。

厥陰肝氣上逆。陽邪干胃。最易嘔吐。是嘔也與他病不同。金鑑云太陰有吐。食而嘔也。少陰之欲吐不吐。欬而嘔也。厥陰之厥而嘔。嘔而吐蚘也。獨此僅有聲無物。淸涎冷沫。隨嘔而出。乃厥陰寒邪。上干於胃也。三陽頭痛必兼身熱。太陰少陰。皆無頭痛。惟厥陰與督脈會於巔。故有頭痛而無身熱。此少陽不解。傳入厥陰。陰邪上逆。故嘔而頭痛。主以吳茱萸湯。從厥陰本治也。

厥陰脈法。本多沉細。今反見促。似將轉爲陽脈。第厥陰本證。或先發熱而後厥。或先厥而後發熱。厥與熱每有互呈之象。乃僅手足厥逆。絕不發熱。是脈促非陽盛。乃陽氣爲陰邪所霾沒。有不能自伸之狀。故不相順接而厥也。故但用灸法以通陽。不用溫經以助陽也。

厥陰以風木主令。風淫末疾。故每手足厥寒。乃脈細欲絕則不但陽氣衰微。陰血更爲不足。何者細爲少血。心包主血。肝爲血室。血少故脈細。故不用薑附四逆以刦陰。而用當歸四逆以養血。第此爲風淫末疾之病。方中桂枝細辛卽以袪風。而又曰內有久寒加薑茱。可悟當歸四逆。乃爲厥陰中風者而設。其加薑茱。並爲風寒兩解者而設也。

厥陰病陰陽錯雜之症

脈微而厥。乃厥陰固有之脈症。乃七八日並皮膚俱冷。復躁擾無暫安時。此乃厥陰臟氣將絕。名曰藏厥。不治之症也。藏厥與蚘厥異。故仲景特標非爲蚘厥四字以明之。蚘厥者。其人當吐蚘。今病者雖脈微膚冷。卻靜而不躁。但覺有時而煩。與躁無暫安時者迥異。則知此非藏厥。乃厥陰症之蚘厥也。

蓋蚘感風木而生。入腸則心主被擾。故煩。卽提綱中所謂氣上撞心。心中疼熱者是也。其煩須臾復止者蚘無所得食。故止。得食而嘔者。卽提綱中所謂饑不欲食者是也。又煩者。蚘聞食臭而出。故煩。其人當吐蚘者蚘聞食而動。因嘔而吐。卽提綱中所謂食則吐蚘是也。主以烏梅丸者。以厥陰肝藏雖寒。心煩卽熱。故方亦寒熱互用。以解陰陽錯雜之邪也。言又主久利者。見厥陰厥而下利。不能舍此而外求。以知此方非僅爲蚘厥而設也。

厥陰下利。脈沈而遲。陰寒在下也。其人面少赤。身有微熱。虛陽在上也。而下利純是清水完穀。則厥陰臟寒已極。此陰盛於陽之症。已屬乖離時期。其危亡間不容髮。舒馳遠謂此症僅存一綫微陽。一得汗則陽散。似非的解。不思論中有言下利清穀。裏寒外熱。汗出而厥者。通脈四逆湯主之。何嘗非汗出而厥。陰盛於陽之症。況此症急用白通湯。俾真陽得復。猶須先鬱冒而後汗解。亦如太陽篇中所云必當先煩乃汗而解。但彼稍輕而此較重。故雖解而病人必微厥。全係陽越於上。陰虛於下之戴陽症。可危之甚也。

厥陰傷寒。感少陽之熱化少。則熱亦少。現厥陰之標熱微。則厥亦微。手足不冷。但指頭寒。寒邪淺也。默默陰也。不欲食。胃不和也。此陰陽錯雜之輕病。卽論中熱微厥微之證也。忽爾煩躁。則內熱反盛。若數日後小便自利。色不赤而白。此謂內厥已除。欲得食胃已和也。熱去胃和陰陽自平。其病爲愈。若小便不利而色赤。厥不微而甚。不默默。而且煩躁。不但不欲食。更嘔而胸脇滿。此熱未除而且深。卽論中熱深厥深之症也。熱深不除。必傷陰絡而便血。所以厥陰病雖欲得熱。亦不欲其持久致生他變。

厥陰病陰陽相等之證

發熱則厥利止。熱去則復厥利。故厥陰發熱。非卽愈候。厥利轉爲發熱。乃屬愈期耳。是以厥轉爲熱。夜半可愈。熱久不罷。必發癰膿。可知仲景不是要其有熱。要其發熱而厥利止。厥利止而熱亦隨罷。方爲順症也。修園謂人之一身陰陽偏則病。陰陽平則愈。厥陰傷寒病。標陰在下則厥。熱化在中則熱。厥五日熱亦五日。厥與熱相應矣。謂六日當復厥。不厥者是中見之熱化勝。而厥陰之標陰負也。病必自愈。蓋天地之運。五日爲一候。前之厥不過五日。以後之熱亦五日。較之陰陽悉得其平。故知其病可不藥而自愈。

厥陰病陰陽進退欲愈未愈之証

邪中厥陰。陽盛則熱。陰盛則厥。陰陽勝復之機。卽爲病勢進退之兆。厥而下利。發熱則利止。見厥復利。可知厥陰症以化熱爲順也。而熱化亦不可太過。故仲景於熱深厥深。胸脇煩滿之症。則曰其後必便血。於脈數熱不罷者。則曰必發癰膿。於四日至七日熱不除者。則曰其後必便膿血。以見厥囘則陽勝。陽雖勝而熱亦當去。不宜使中見之熱化太過。致傷陰絡而滋他變也。厥陰傷寒發熱四日。厥三日。復發熱四日。厥少熱多。陽進陰退。其病易愈。若厥四日。熱反三日。復厥五日。陰氣盛而陽氣微。其病爲進。此等陰陽勝復之機。卽爲病勢進退之兆。程應旄之說最精。茲照錄之。

程應旄曰。厥陰少陽。一臟一腑。少陽在三陽爲盡。陽盡則陰生。故有寒熱之往來。厥陰在三陰爲盡。陰盡則陽生。故有厥熱之勝復。凡遇此症。不必問其來自三陽。起自三陰。祇論厥與熱之多少。熱多厥少。知爲陽勝。陽勝當愈。厥多熱少。知爲陰勝。陰勝病進。熱在後而不退。則爲陽過甚。過勝而陰不能復。遂有便血諸熱症。厥在後而不退。則爲陰過勝。陰過勝。而陽不能復。遂有亡陽諸死症。所以調停二者治法。須合乎陰陽進退之機。陽勝宜下。陰勝宜溫。若不圖之於早。坐令陰竭陽亡。其死必矣。

厥陰下利。陰寒在下也。陰寒在下。以得熱爲順。故論中一則曰下利有微熱而渴。脈弱者令自愈。見陽進陰退。雖不治亦自愈。又曰下利脈數而渴者令自愈。見厥陰已得少陽熱化。陽能勝陰故令自愈。又曰下利脈數。有微熱。汗出。令自愈。見厥陰少陽。已兩相和合。微熱汗出。正陽氣得通。寒邪外解之象。故亦令自愈。又曰下利脈沈弦者下重也。脈大者爲未止。脈微弱數者爲欲自止。雖發熱不死。以見厥陰下利。由少陽之熱化太過。少陽脈弦而不沈。若沈弦。乃少陽之氣不升。火邪下陷。致成滯下而後重也。若兼見大爲陽熱有餘。爲病進。故利未止。若於沈弦中漸微弱而數。是陽中有陰。爲利欲自止。雖發熱不死。乃邪自內出之機。反是則脈大身熱。其死可知矣。統閱以上數條。可見厥陰得中見之熱化。便可不藥而愈。然熱化太過久而不差。必圊膿血。下利汗出。脈不數而復緊。仍屬陽退陰進。寒邪猶勝。故云未解。此中寒熱進退之機。欲愈未愈之象。均在陽復而利自止。厥自回。熱不宜久羈者自退。則治厥陰之大旨昭然矣。

厥陰病痰厥之治法

手足爲諸陽之本。厥陰病。手足厥冷。由厥陰標陰之氣太盛。胃陽不能達於四肢故也。脈乍緊者。言不厥時不緊。緊與厥相因也。緊爲寒爲實。寒邪挾痰飲結於胸中。胸爲心主宮城。手厥陰之所治。心主爲陰寒挾痰氣所蔽。火鬱不宣。故心下滿而煩心。下者胃口也。被厥陰之陰寒壅遏則滿。中挾胃火則煩。火能消物故饑。寒結胸中。故不能食。此證汗下溫清之法。均不合用。當須吐之。宜瓜蒂散。亦在上者因而越之之義也。

厥陰病水厥之治法

厥陰傷寒。手足厥而心下悸者。謂之水厥。乃水邪犯心。而心下因之作悸也。太陽篇云。飲水多者心下必悸。水多必漬。漬必作利。故宜先治水。方不至陷下而作利。病至厥陰。以陽升爲欲愈。邪陷爲危機。前言厥而下利。因病邪有陷無升。所以先治下利。無論厥之爲寒爲熱。治下利卽所以急治其厥。此之厥而心下悸、爲水邪乘心。心陽不能四布。見此則治厥爲緩。治水反爲急。何也。厥猶可從發熱之多少。以審進退之機。水則直趨於下。至作利而真陽亦隨之下墜。宜先用茯苓甘草湯以治水。使水通而下利不作。治水卽所以治厥也。非然者水漬入胃而作利。則陽氣有降無升。厥利何由而止哉。故治厥先治水。正所以清厥利相因之來源也。

厥陰病不治之症

厥陰病脈微者。寒邪傷陽。血脈乏真陽以鼓盪也。手足厥冷者。真陽不周於四末也。病機至此。心陽不振。己屬危候。倘加以煩躁。則虛陽在上。不能下交於陰。真陰在下。不能上交於陽。真陽欲脫。神氣浮越。故作煩躁。斯時即用四逆輩以溫其陽。亦恐緩不濟事。惟灸太衝二穴。使厥還。或可轉危爲安。倘厥再不還。是真陽已敗。萬無生理。

厥陰病發熱不死。爲其陽回也。而發熱亦死者有三證。一在躁不得臥。一在厥不止。一在汗出不止。論云傷寒下利厥逆。躁不得臥者死。夫厥陰發熱爲厥回。厥回即病機將轉之候。乃反下利厥逆煩躁。是熱爲假熱。陰極逼陽於外。頃之即脫而死。則是發熱下利厥逆。未爲死候。惟躁不得臥。則真死證也。論又云傷寒發熱下利至甚。厥不止者死。此條與金匱要略。可互證而明。金匱云。六腑氣絕於外者。手足寒。五臟氣絕於內者。利不禁。乃下利至甚。厥不止。則熱爲假熱。乃腑臟氣絕逼陽於外。故主死。論又云傷寒六七日不利。便發熱而利。其人汗出不止者死。有陰無陽故也。此條發熱與利。驟然並至。加以汗出不止。則知其熱非陽回而熱。乃陽脫而熱。故兼下利而汗出不止。是陽生而陰獨存。亦主死。

以上數條皆言亡陽而死之症。然尚有亡陰而死者。論云傷寒五六日不結胸。

腹濡脈虛復厥者。不可下。此爲亡血。下之死。厥陰經原無下法。提綱中早已並戒。間雖有用小承氣一法。亦因其結有燥糞。不得已用輕瀉法。以通其便。非攻法也。卽曰厥應下之。亦謂厥應內解其熱。須用清降法。引熱下行。不得誤認應下二字。遂犯厥陰之大戒。此節傷寒已五六日。陽邪不上結於胸。陰邪不下結於腹。乃腹濡脈虛復厥。是陰血虛於內。不與陽氣相承接於外也。須知此證爲亡血。非熱深厥深之比。且亡血之人。大便必枯燥。若誤下則陰亡而陽亦亡。故主死。

厥陰厥而下利。雖未見躁不得臥。汗出不止諸死症。猶屬難治。若下利手足厥冷無脈。與下利後脈絕手足厥冷者。均宜厥回脈還。方有生機。若脈不還。是心已停。爲真陽已絕。加以微喘。則陽已脫。而其人亦隨之亡。病機至此。危在旦夕。在根本堅固者。生機尚存。猶望晬時脈還。手足復溫。否則死矣。陳修園謂此證若是於久利脈絕。斷無復還之理。若一時爲暴寒所中。厥冷脈伏。投以四逆白通之類。尚可望生。究之病勢至危。無可爲力。欲望回元氣於無何有之鄉。難哉。

厥陰厥利。脈不還固爲死症。而下利日十餘行。脈反實者亦主死。何以故。下利正虛。脈宜微弱。若反實爲正虛邪盛。必纏綿難愈而死。

厥陰救誤之法

厥陰本無下法。論中已諄諄示戒。乃病至六七日。醫者不知而誤下。且大下以致虛其陽氣。寸口上部之脈沈而遲。惟其陽虛不能與陰相順接。遂成手足厥逆之症。且大下之後。更虛其陰氣。故下部之脈不至。諸凡脈症。本屬厥陰寒邪。並無熱症可憑。而乃咽喉不利。吐膿血者。以厥陰之脈。貫膈上。注肺循喉嚨誤經大下後。徒傷津液。虛其正氣。而邪熱之在經者。反循經上逆。侮所不勝。遂成肺痿。故咽喉不利而唾膿血。且以誤下陰陽兩虛。邪從內陷而泄利。卽提綱中所云下之利不止也。泄利不止。陽氣厥陷。最爲難治。而尚非不治。用麻黃升麻湯。所以解表和裏。淸上溫下。隨證施治也。

按仲師傷寒方。惟此方夾雜不清。難於解釋。前此注家亦不過隨文敷衍。

璜少讀此書疑其必有闕略。後賢柯韻伯以爲後世粗工之伎。必非仲景方。最爲有膽有識。淸舒馳遠亦闢其謬。其說頗精。玆照錄之。

舒馳遠曰。陽邪在上。耗其津液。而咽喉不利。因誤下而脾胃大傷。不能傳布。則血蓄痰停。協陽邪上逆。遂混濁而吐也。復有虛寒在下。而吐利不止。此爲陰陽錯雜之邪。治法仍用理脾健胃。宣暢胸膈。兼以養陰淸燥。解熱豁痰。溫經止泄。而病自愈。麻黃升麻湯不合也。且厥陰篇中。不得以太陽陽明之藥。主湯之名。適足以亂仲景之例耳。

寒下爲厥陰通常症。即吐逆亦爲厥陰恆有之症。提綱中所言食即吐蚘者。陳修園以爲不必吐蚘。但見嘔逆便是。此等陰陽錯雜之症。最易誤治。論云傷寒本自寒下。醫復吐下之寒格更逆吐下。若食入口即吐。乾薑黃連黃芩人參湯主之。此等症上熱爲下寒所格更逆以吐下。下因下而愈寒。上因吐而愈熱。已成湯水不得入口之候。因其變症尚輕。故用參薑瀉心之半。上焦寒格。故用參薑。心下蓄熱故用芩連。嘔家不喜甘。故去甘草。不食則不吐。是心下無水氣。故不用薑夏。要知寒熱相阻。則爲格症。寒熱相結。則爲痞症。其症不同。卽救其誤治。用法亦當有別也。

六經傷寒。均以胃氣爲本。不獨厥陰也。而厥陰不治。取之陽明。尤爲要法。傷寒大吐大下。以致胃中寒冷。亦厥陰恆有之症。厥陰言嘔症者計四節。卽所謂大吐也。言大下者計十八節。卽所謂大下也。大吐大下。則胃氣極虛。復極汗出者。亦厥陰篇大汗出之類是也。其人外氣怫鬱者。言陽熱之氣怫鬱於外。不通於內。或熱或厥。卽前十八節之厥熱是也。醫者誤以怫鬱爲熱。復與水以發其汗。一誤再誤。已虛重虛。虛冷相搏。因而作噦。又申明致噦因胃中寒冷。以見雖屬厥陰變症。仍當以胃氣爲本也。

噦之一症。有虛有實。前言虛寒之症。此更言實熱之症。厥陰傷寒噦而腹滿者。乃邪熱鬱結於中。不得通泄。因之氣逆於上而作噦也。醫者必審其前後二部。知何部不利。利之則愈。亦在下者。因而竭之之義也。

中華民國七十四年七月台一版

傷寒綱要講義

精裝一册基價二元正

撰述者　吳錫璜

發行人　高本釗

發行及印刷所　新文豐出版股份有限公司

公司：臺北市雙園街九十六號
電話：三〇六〇七五七・三〇八八六二四
門市部：臺北市羅斯福路一段二十號八樓
電話：三四一五二九三・三四一五二九四
台北郵政三六四三一信箱
登記證：局版臺業字第〇六四九號
郵政劃撥：〇一〇〇四四一一六號

￥10.00元

衛生學講義

吳錫璜 撰述

新文豐出版公司 印行

《卫生学讲义》引言

《卫生学讲义》为私立厦门国医专门学校教材之一，吴瑞甫撰，其子吴树萱、吴树潭和侄孙吴庆福校对整理。书前有海军厦门要港司令林国赓题词，后有吴锡琮、余少文序言各一。除序言外，全书共分六十八篇，以个人卫生和公共卫生为纲，论及个人道德修养、中医养生、饮食环境卫生、人体器官生理卫生、现代防疫、妇女及孕产妇保健、婴儿儿童保健等问题，其内容不可谓之不广。吴瑞甫主张卫生学不仅在于保障身体之生理健康，更要涵养个人之德性。挚友余超评价此书“以哲理卫生冠于篇首，次则融会古今中外诸卫生学说，折衷至当。欲读是书者养成高尚人格，锻炼健全身体以保国而强种，粹然儒者之言，其功非浅鲜也！”其子吴树萱在书后跋语中认为“此书出，以之作学校课本，于世道人心不无裨益”。本书采用1985年台湾新文丰出版公司影印本为底本影印。

國醫吳瑞甫先生

醫林名宿

林國賡題贈

瑞甫吳先生最近攝影

其神弈弈
其光熊熊
蘭臺闌與
微妙無窮
根心生色
儒者之風

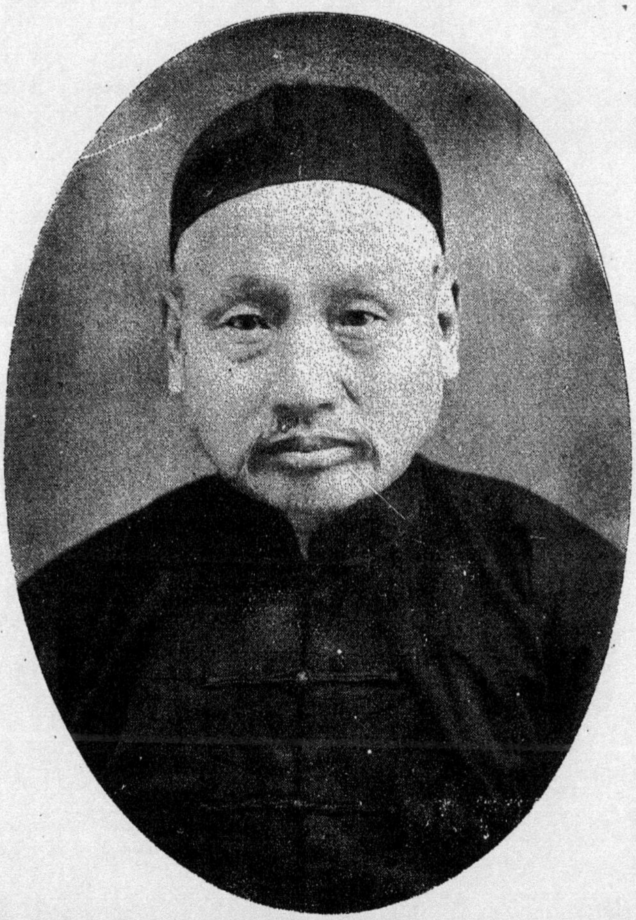

受業 陳影鶴 李禮臣 敬題

吳師錫璜事略

陳影鶴

先師吳公錫璜，字瑞甫，號黼堂，福建同安人也。生於清同治十年。（民國紀元前四十一年歲次辛未）其先世有撝吉公者，精於醫，此後代有傳人。迄尊翁筠谷公，學富術高，施博望重，一方利賴之。

師幼穎悟，過目不忘。胞兄吳孝廉瑟甫，古文學家也，督課綦嚴。故師年甫十四，已通經史。並承庭訓，兼習岐黃家言，尤嗜柯韻伯王孟英二家之書，以爲似其胸中所欲言者，具有夙根如此。

光緒十五年，（民國紀元前二十三年）師行年十九，即以前列，而遊泮水。繼復食餼，文名醫名籍甚。嗣清廷變法圖强，廢八股而重策論。師之古文，根柢槃深，遂於光緒廿九年，一舉而捷秋闈，時年三十三。旋見清政不綱，且受革命思潮激動，於是絕意科名。間曾銓得候補知縣，分發廣西，竟不赴選。唯肆力於醫學，蒐集古今諸家，以及西醫著籍譯本，融會而貫通之。遐邇問醫者，肩摩踵接，日不暇給。福建水師提督夫人臥病，延師往診。師謂夫人數劑可愈，但以提督氣色爲慮，力戒出巡。弗聽，果病發而卒於途，醫名益噪。

鼎革後，軍閥割據，殘民以逞。師隸民黨，追緝甚緊，乃變服避香港而轉廣州。與居公覺生等，時相往還，深受器重。既而，卜居滬瀆，仍隱於醫。尋應千頃堂主人之聘，校訂聖濟總錄行世。並先後著有中西溫熱串解，中西脈學講義，及刪補中風論，刪補喉症明辨，評註三因方，交由上海文瑞堂書局等刊行，學者宗之。至其倡導中西醫學滙通之說，當時固有非議之者；但在今日，已爲不磨之論焉。

民國十二年，邑人議修志乘，總纂難其選。師毅然出任，周咨博訪，經紀萬端，凡閱四寒暑，而同安縣志以成。義例謹嚴，考訂精確，言方志者，咸推重之。民國廿一年，中央國醫館設支館於廈門市，師因衆望所歸，膺任館長，即以剏辦醫校爲當務之急。未幾，厦門國醫專門學校成立，公推師兼任校長。所延教授，均爲一時之俊；來學諸子，亦多操業中西醫有年，志存深造者。師以坊間尚無相當教材，特手自編撰傷寒綱要，四時感症，診斷學，病理學，內科學，婦科學，兒科學，衞生學等講義，並予印行。嘉惠後學，良非淺鮮！此外，籌設厦門國醫圖書館，置備中西醫藥書籍，以供參稽；發刊國醫旬刊，（出版五十餘期）闡揚中醫學術，風行於國內外，蔚然成爲東南中醫復興重心。民國廿四年，歲在乙亥，師六秩晋四壽誕，門弟子稱觴黌門。中樞自主席林公子超以次，各院部會首長，暨各省市當局，文壇鉅子、醫林碩彥，以逮方外，紛送詩文，爲之祝嘏，都數百章，推崇備至，時人榮之。

蘆溝橋變起，厦市居民，爲策安全，多從內遷。師不忍絃歌中斷，留主校政如故。越年，（民國廿七年）日軍陷厦門，師倉皇避鼓浪嶼租界。日僞逼其出主厦門市政，嚴詞斥拒之，遂遠走星洲，師母廖太夫人世兄吳樹潭從焉。民國三十年，日軍南侵，星洲淪陷。樹潭世兄，領導青年志士，密謀反抗，見嫉日僞，旋以失蹤聞。民國卅三年，師母病歿，師哀之甚。民國卅四年，日軍投降，星洲重光。顧樹潭世兄，蹤跡渺然，知已殉國，悲感益深。民國卅八年，朱毛匪幫，竊據大陸，倒行逆施，尤不勝其憤懣。馴至憂傷成疾，時臥床第。但仍主持星洲中醫師公會，並與從遊門弟子，講學不輟，洵爲中醫學界之魯殿靈光。民國三十八年重遊泮水，星洲中醫師公會，曾爲徵詩紀盛，得百餘韻。迨民國四十一年一月十三日（即辛卯年十二月十七日）下午四時四十分，疾革逝世，享壽八十有一。國內外人士聞耗，均甚震悼。旅星同安會館，厦門公會，延陵聯合會，中醫師公會，佛教居士林等，組會治喪，飾終之典，備極哀榮。

師資秉天授，胸襟明豁，德性淵穆。丁干戈擾攘之世，而以匡濟爲懷，明夷夏邪正之辨，嚴倫常道德之防，功業節操，昭垂千古。洎乎功成身退，復以活人爲務，所至生死人而肉白骨，夭閼札瘥，同躋仁壽，有萬家生佛之譽。繼則視「醫醫」爲己責，不厭不倦之精神，老而彌篤，春風化雨，遍及國內外。其待人也，熱誠懇摯，從無疾言遽色。新進後學，偶有寸得片長，無不獎藉有加。對當代中醫名宿，如張公山雷，何公廉臣，尤多推許。不沒人善，可勵末俗。每見病家困阨，拒收診儀之外，甚至贈送藥資。仁聲義聞，馳於蠻貊。其治學也，披覽極勤，不囿畛域之見。且記憶特強，悟性絕高，故能由博返約，擇善固執，精進不已。曲禮所謂：「博聞强識而讓，敦善行而不怠」，於師有焉！他若文章縱橫，揮筆立就，有如夙構；行楷墨寶，筆力遒勁，得者彌珍，蓋其緒餘耳！

生理衛生學講義序言

繫辭云天地之大德曰生生者萬類孕育之所自出也吾人受天地之中以生而盡性立命之學寓焉形者生之舍也氣者生之元也修眞之士持滿御神專氣抱一以神爲車以氣爲馬神氣相合可以長生道生之要也亦越近代歐西學說輸入拘于形質之末遂不名道生而名衛生曰清潔曰運動曰防疫曰消毒莫不確信爲能保持健康延益籌算而不知上古惟挈道生之要故能度百歲乃去今之衛生家能享期頤者幾人乎稚子弄影不知爲影所弄狂夫侮像不知爲像所侮無他狃於耳目之近而無道義之學故也況今之世界何若乎口言衛生而殺人之武器百出不窮。充其弊不至舉人類而盡殲之不止殺人之術愈講愈精而猶以衛生爲口頭禪是養其一指而失其肩背之謂也。林之性靜而風搖之水之性清而土渾之捲雲飛石卷水橛木天柱折地維裂日月有薄蝕之變五星有孛彗之灾戾氣彌滿於大虛風雲變幻於俄頃。三能明而妖氛斂之地不危而崩竭隨之徐偃王軟而國滅魯商公懦而身亡陽處父以剛而遇害鄭子楊嚴猛而遭殃荆棘徧地銅駝滿目血肉可以橫飛身命危若朝露似惠蛄不知春秋如浮蝣不知朝夕吾人何辜遭此毒厲徒講衛生抑末已然天道無往不復世道無平不陂鷹隼高飛而弓矢射之虎豹獰惡而姬旦驅之介蟲之悍也以堅去其甲而堅不足恃螫蟲之動也以毒制其毒而蟲亦終亡從知強者弱之基弱者強之漸顧所以處之者爲何如耳矧夫憂患乃人之所以生安樂乃人之所以死地之於車莫仁於羊腸莫不仁於康衢水之於舟莫仁於瞿塘莫不仁於溪澗戒險則全玩平則復爲問今之衛生能見及此乎衛生之道勞逸有準此廣成子之遺範也然古之聖賢神農憔悴堯瘦臞舜黴黑禹胼胝孔子無黔突墨子無煖席又何以說吹嘔呼吸吐故納新衛生家以爲吸收新空氣而不知此法實創於王喬赤松子散無方而求鹽中道之衛生也軼玄妙而後無忘物之衛生也杭澄幽而思謹守正之衛生也嬰兒不剔首則腹痛不搧座則寢益保赤之衛生也盛暑炎蒸必藉涼風寒交冰結必處溫室夏不御氈冬不臥簟應時之衛生也見朱橘一子蠹因剪樹而棄之覩縟錦一寸黑乃全疋而燔之防傳染之衛生也乃知衛生學者爲人人固有之理道而亦人人所必循之軌道特我國之衛生由道生而來西人之衛生由物質而來此則其不同之點耳今者顯微鏡

2

學已盛行於世微生物之防疫檢查有加無已然據日醫渡邊熙有曾用仲景法不必
從事殺菌而病菌自然消滅德人康德謂德醫食細菌而無恙則所謂微生物學尚非
不磨之定論又況道高一丈魔高十丈蠅鑽紙窗喜尋光而反爲光所迷奔蜂愛螟蛉
引藿蠋而蠋不爲之化宇宙間事事物物不予人以可測者甚多安能憑么微之體態
確信爲原因所繫矧今日所檢查以爲然者到後此科學進化未必不力矯前失翠以
羽殘龜以智敗其大彰明較著也究之履霜堅冰大易垂戒愼微謹小聖學所基可見
衛生亦軀命所關自不得不參今古以通其變昔伯陽至西戎而效夷言夏禹入裸國
忻然而解裳非忘禮也隨俗所宜也世界大通既盡趨於清潔消毒則公益所關萬國
之觀瞻繫焉第必舍固有精微之學術盡步武他人之後塵能否合於國俗能否得以
消滅臨時發生所不經見之疫癘尚屬第二問題故知道生之方法仍不可少也吾兄
瑞甫先生有見及此所著衛生學可中可西可經可權可儒可醫其書融會經史子集
暨中東西學說而參以己意蓋顧炎武魏默深一流人詎尋常醫家所得同日而語耶
嗚呼千生萬刼只在此生一生百年乂在郤疾始能歷萬古而不磨度百年而若夢士

君子當開乾坤之隻眼窺先天之天閲人中之人寤物外之物思身後之身則衛生之道蘊與天無極區區形質之學尚未足以語此也

中華民國二十五年六月閩同安吳錫琮琦甫氏序於翠雲小舍

余序

生理衛生關於政治與學術者也有衛生之學理而非由政治以督促進行亦不無窒礙難行之處此各省會各地方衛生局之設施所由愈推而愈廣也顧僅就政治上以言衛生曰清潔曰防疫曰消毒不過數端已燦然大備而以言學理則未也吳君瑞甫奉　中館命刱設國醫專門學校所編纂衛生學講義分道生衛生二類道生以崇尚因有之道德，衛生則參酌中西學說以通其變又能融會我國經史子集之有益於衛生者。崇論宏議以發揮固有之道德使讀者知衛生學足以變化氣質薰陶德性養成大用人材以供　國家驅策蓋有關於世道人心治化爲不少、余不禁爲之擊節而歎賞矣

中華民國二十五年六月余超少文氏序於厦門圖書館

衛生學講義目錄

少文按以上各條大端悉備。總其要素有二。一曰理道之衛生。卽大學所謂心廣體胖。孟子所謂善養浩然之氣是也。一曰身體之衛生。如孔子言魚餒而肉敗不食。及近世衣食住行注意於衛生規則是也。名孝廉吳瑞甫　奉中館命搬辦國醫專校。編撰衛生講義課本。予細爲披閱。以哲理衛生冠於篇首。次則融會古今中外諸衛生學說折衷至當。欲讀是書者。養成高尙人格。鍛鍊健全身體以保國而强種。粹然儒者之言。其功非淺鮮也。　少文再識

厦門國醫專門學校衛生學講義卷上

閩同安吳錫璜瑞甫氏選述
男 樹萱 樹潭 姪孫 慶福 參訂

一哲理之衛生

近世科學昌明。學新學者。動謂我國人不講衛生。其實非不講衛生也。我國衛生。純粹由哲理而講求實際。其宗旨槪原於性道。故素問云。上古之人。其知道者。法於陰陽。和於術數。食飲有節。起居有常。不安作勞。故能形與神俱。而盡其天年。度百歲乃去。可見上古惟有此哲理之衛生法。是以多享大年。非後世講求形質者所及也。素問又曰。上古聖人之教下也。虛邪賊風。避之有時。恬淡虛無。眞氣從之。精神內守。病安從來。是以志閑而少欲。心安而不懼。形勞而不倦。氣從以順。各從其欲。皆得所願。故美其食。任其服。樂其俗。高下不相慕。其民故曰樸。是以嗜欲不能勞其目。淫邪不能惑其心。愚智賢不肖。不懼於物。故合於道。所以能年度百歲。而動作不衰者。以其德全不危也。審是則上古之衛生。概根於道德。獨能渾樸恬淡。以葆養其精神。則風俗之醇厚爲之也。卽以衛生之實際論。鄉黨云。食饐而餲。魚餒而肉敗。不食。色惡不食。臭惡不食。失飪不食。不時不食。肉雖多。不使勝食氣。惟酒無量不及亂。古聖人於養生之法。大體悉備。謂之不講衛生可乎。

論衛生宜有守靜制動之學

內經云。靜則神藏。動則消亡。祝茹窮曰。其身好動。其神去。其身好靜。其神居。七部要語曰。神靜則心和。心和則形全。神躁則心蕩。心蕩則神傷。可見靜者衛生之要訣也。世人於聲色貨利。一意鑽營。一或失望。反爲戚戚。以此而喪失身命者不知凡幾。由其不知有守靜之學故也。大學云。靜而後能安。宋儒爲學。由靜字得通禪理。由禪理得窺道妙。故濂洛關閩諸書。每云惟靜故明。可知靜字之關於涵養德性者。爲甚大也。講衛生學者。能從靜字用功。便有無窮之美。李一亭先生云。人能心靜神恬。則虛靈之體。得所培養。日漸生明。其美一。凡動少則交少。不狎匪人。則無意外之禍。其美二。動少則費少。用可常足。寡求於人。品行亦端。其美三。靜則志不紛。乃凝於神。讀書必能想見聖賢心事。見地亦高。脚跟不致隨人轉移。其美四。靜則動必以理。又必審時度勢。不敢以身試險蹈危。故無妄動者。必無陷陣之虞。其美五。又吉凶悔吝生乎動。靜則周旋處少。破綻處亦少。其美六。又靜則物來順應。事過心寧。物不能傷於我。我不能傷於物。各相安於無事之天。其美七。又靜則精神收斂退藏。葆固不竭。可以致壽。其美八。此皆道德之衞生。而學者之所宜遵守也。

素問四時養生法

四時調神大論曰。春三月。此謂發陳。天地俱生。萬物以榮。夜臥早起。廣步於庭。被髮緩形。以使志生。生而勿殺。予而勿奪。賞而勿罰。此春氣之應。養生之道也。逆之則傷肝。夏爲寒變。奉長者少。夏三月。此謂蕃秀。天地氣交。萬物華實。夜臥早起。無厭於日。使志無怒。使華英成秀。使氣得泄。若所愛在外。此夏氣之應。養長之道也。逆之則傷心。秋爲痎瘧。奉收者少。冬至重病。秋三月。此爲容年△。天氣以急，地氣以明。早臥早起。與鷄俱興。使志安甯。以緩秋刑。收斂神氣。使秋氣平。無外其志。使肺氣清。此秋氣之應。養收之道也。逆之則傷肺。冬爲飧泄。奉藏者少。冬三月。此謂閉藏。水冰地坼。無擾乎陽。早臥晚起。必待日光。使志若伏若匿，若有私意。若已有得。去寒就溫。無泄皮膚。使氣亟奪。此冬氣之應。養藏之道也。逆之則傷腎。春爲痿厥。奉生者少。

逆春氣則少陽不生。肝氣內變。逆夏氣則太陽不長。心氣內洞。逆秋氣則太陰不收。肺氣焦滿。逆冬氣。則少陰不藏。腎氣獨沉。夫陰陽四時者。萬物之終始也。死生之本也。逆之則災害生。從之則苛疾不起。是謂得道。道者。聖人行之。愚者佩之。從陰陽則生。逆之則死。從之則治。逆之則亂。反順爲逆。是謂內格。是故聖人不治已病治未病。不治已亂治未亂。此之謂也。夫病已成而後藥之。亂已成而後治之。譬猶渴而穿井。鬭而鑄兵。不亦晚乎。

身體之養生

善養生者。淸虛靜泰。少思寡欲。知名位之傷德。故忽而不營。非欲而强禁也。識厚味之害性。故棄而不顧。非貪而後抑也。外物以累心不存。神氣以守白獨著。曠然無憂慮。寗然無思慮。又守之以一。養之以和。和理自濟。同乎大順。然蒸以靈芝。潤以醴泉。晞以朝陽。和以五絃。無爲自得。體妙心玄。亡歡而後樂足。遺生而後身存。若此以往。庶可與羡門比壽。王喬爭年。

廣成子云。毋勞爾形。毋搖爾精。毋使爾思慮營營。乃可以長生。

飲食之衞生

飲食之宜。舉其大略。當候已饑而後食。食不厭熟嚼。仍候焦渴而引飲。飲不厭細呷。無待饑甚而後食。食不可太飽。或覺微渴而引飲。飲不欲太頻。漿不欲甘酸。肉無貪肥脆。食不厭精細。飲不厭溫熱。飯無令少於麵。菜常令稱於肉。肉不厭軟暖。菜不可生茹。五味無令勝穀味。肉味無令勝食氣。滋味欲淡而和。食時當謹其度。故得飲食常美。津液常甘。身輕而不倦。神清而少睡。胸府通暢而少噫。胃腕寬舒而不脹。省解帶摩腹之勞。免食藥耗氣之失。皆自前近效也。

居處之衛生

素問玄珠曰。起居不節。用力過度。則絡脈傷。傷陽則衄。傷寒則下。

養性之士。唾不至遠。行不疾步。耳不極聽。目不極視。坐不久處。立不至疲。臥不至厭。先寒而衣。先熱而解。

太上日用經曰。飲食餐完，禁口端坐。莫起邪念。世事俱忘。存神定意。眼不視物。耳不聽聲。息心內學。調息綿綿。呼吸自在。似有似無。心火下降。腎水上升。口中津生。靈眞附體。得至長生。與天齊壽。

孫眞人養生雜訣

人生四十以上。勿服瀉藥。常弭補藥。大佳。人有所怒。血氣未定。因以交合。令人發癰疽。遠行疲乏。來入房室。爲五勞虚損。少子。善養生者。常少思少念。少慾少事。少語少笑。少愁少樂。少喜少怒。少好少惡。此十二少者。養生之都契也。養性之道。常欲少勞。但莫太疲。及强所不能堪耳。且流水不腐。戸樞不蠹。以其運動故也。

二新法之衛生　天然衛生法

我國衛生之學。不講已久。以致傳染流行。各病無歲無之。所幸蒼天愛赤。仍以天然之法。助減傳染之症。如風雨寒熱。均能有減滅微蟲之功。蓋一經風雨淋漓。已將各微蟲。洗滌不少。推之春令發恙之微蟲。不能耐冬天之寒氣。至若歲時大熱。或日光普照。則微蟲之能害人身者。恒因之而死滅。此所謂天然之衛生也。夫一歲之間。必有疾病。沿門闔境相同之一時。吳又可先生謂之非其時而有其氣。其實皆應時發生之微蟲爲之也。故僅恃天然之衛生。吾人之處塵寰間。實不免危險。則因時防患之方。安可不講乎。

空氣之衛生

天空之氣。爲人類動植物呼吸之所必需。其在人也。尤爲改換血質之原料。是氣也。充塞於天地之間。所在皆有。雖堅如金石。氣亦潛入其間。世界凡有空位。氣必充焉。視不可見。聽不得聞。而氣之充周自若。素問寶命全形篇所云。天地合氣。命之曰人。見其烏烏。見其稷稷者。是也。據西人考察。空氣內含輕淡養炭。並些須別氣。互合而成。在動物中。尤爲需要。死生係之。呼吸賴之。人身血脈運行。由肺過心。分布四體。復返於肺。出肺者爲鮮血。色豔紅。流行遍身。復返於肺。爲舊血。色瘀黑。須賴吸入之清氣。吐出炭氣。方復爲鮮血。時刻如是。方存生命。我國脩養家。有吐故納新之法。正謂此也。空氣爲人身切要之品。大缺必死。少乏必傷。睡房船艙。多人擁擠。則空氣混濁。身體便覺不安。或眼花頭暈。或胸悶作嘔。卽其據也。倘再多時少吸空中清氣。則肺病生。而血質不活。若清氣斷絕。則百體隨之而壞。是以欲免身體之患害者。於空氣之衞生。尤不可不講。

空氣中之清淨者。固能養人。而其雜有混濁者。尤足害人。今試觀日光之下。窗隙簾罅之間。其浮游往來。飛揚若微塵者。何物乎。則空氣中之雜質也。吾人一日口鼻呼吸中。其含有此雜質者。實居多數。如係腐物灰塵。便足致人疾病。況一有穢毒微蟲。則禍尤慘酷。時疫流傳。其苗實基於此。每見疫症盛行之際。人家或問疾。或吊喪。所沾之病。往往與病者死者相同。此非由空氣混雜中之傳染乎。氣非清潔。無論如何雜質。皆能致病。故知吾人居處。須天氣清。養氣盛。便能壓制微蟲。而免受其害。西國創立醫院。必擇郊外清幽雅潔之地。正爲此耳。

地土之衛生

衛生家之所謂土者。非僅指泥土而言。凡地球上或沙或石或山。皆土也。其分別處有形式高低平坦。及潔淨污穢之不同。所以擇地建屋。不可不講究該地之土。是否潔淨。或鬆或實。或水多。或鬆沙。最爲切要。若土鬆氣可藏。水可入。若水多地必溼。若鬆沙太多。水氣可入。微虫即從此而生。微虫既生長於其中。別種生物。尋微虫而食。日久死生必多。變爲穢物質。則成不潔之土矣。且土最易生賤物。如毒苦蒿草。易招微虫聚於其中。由賤物微蟲之多。生死物亦必多屯聚。最易霉爛。化出臭味。變成穢氣。若屢聞之。便足生病。而有害衞生。故瓦礫堆積之地。人工塡平之鬆土。穢土築成之屋地。爲害最烈。因此土已變汚穢。不潔之質。多在其中。易招微蟲麕集其內。加以不潔微蟲之來侵。發生惡氣。冲起屋房。運入屋內。呼吸間一吸此毒入肺。終能遺害。故不如不用此地爲妙。且不但立地建屋。宜擇潔淨之土。卽砂泥磚瓦灰木石各料。亦宜擇潔淨之質。可免穢氣發生之患。

屋宇之衞生

屋宇之爲用。人盡知之。獨至關於衞生事件。則未大明瞭者。實居多數。我國舊俗。但憑地脈建築。兼取用羅經。以定方向。意以爲風水有關丁財福壽。而於最重要之空氣及水土漠然不講。此則大謬也。夫人之飲食居處。在屋內之時間最久。必須建造得宜。方有益於衞生。何謂得宜。一須納太陽之光。而不至熱度過高。二須能接清氣入戶。俾清新空氣時常改換，則令人心曠神怡。三須擇方向材料。令風日清和。雅潔有致。最妙者乃山水休嘉。園林清趣。足令居住之人。精神爽快爲好。切不可貪龍脈而失好方向也。我國地居溫帶。方向宜取東南爲上。西南最不合。若長向東方，。該屋由辰至午。日光直照。難免熱度過多。向西則日光由午後直照。至入暮乃已。暑天每多熱氣熏蒸。如向北。則少得日光照耀。如正南則得日光太多。常由上午九點鐘至夕陽乃息。若在東南方向。則日出始照。午後便息。故四向相較。以東南方爲最宜。緣該向雖值蘊隆。而涼颸一至。暑氛全消。且統計一年中。正南風入戶無多時。獨東南風爲多。乃知東南方向尤勝西南也。至北向。則日光太少。薰風解慍無期。夏時熱度加增。寒時朔風凛烈。良可畏也。能知氣候與屋宇相關。不但令人壯健。即疾恙亦可少除。

水之衛生

飛潛動植。非水不生。而在人爲尤重。查水乃由輕養二氣。互合而成。始由日之熱力。吸引地面上山川湖海江河池沼諸水氣。上升空中成雲。遇寒冷空氣。凝結水氣。又遇大風撼簸。乃墜散爲雨。注於地面。爲井泉所自出。吾人日用飲食。一日而不可離。然必取無雜質無微蟲無毒氣無異味。方無損於人身。餘則供盥濯滌器洒帚沐浴等用而已。凡欲檢水之合用與否。有非眼目口鼻所能辨別者。故西人必以顯微鏡窺察之。惜我華人失衞生之道。以致疫癘霍亂痢疾蟲積等症。流行徧處。皆由水之傳染而來也。或者因此遂以雨爲最清潔之水。不思未雨時。炭氣微蟲毒物。散漫空中。雨初下墜時有沾洽牽混於內。其不潔也可知。必待滂沱大雨二三點鐘後。垢穢滌蕩無餘。方足爲至潔之水。若夫井泉。則必須清冽流行。滔滔不竭。查無礦質方合用。是乃所謂地脈泉也。彼夫淺掘土面。渾如溝洫。穢污溷聚。色黃濁。味鹹澀。此等水用之盥濯洒掃。尙恐不宜。况供人之飲食。而有不傳染成病耶。然則以何水爲最合。曰最好大雨後之雨水。及實十之泉水。或用甑蒸出之汽水。庶乎近焉。玆將不宜飲食之水。逐條列下。

(一)久停貯不流通之死水。如池塘湖水。壅滯溝洫。與積聚罕汲之井水。切不宜飲食。

（二）經田園種植或礦場機器廠製造局流出之穢水。概不宜食。

（三）近墳墓或畜牧之所。或貯藏或流過之臭水。皆不宜飲食。

（四）泥皮淺井之水。多收納溝渠穢水。每有毒質。食久多傷人。

（五）雖深井如有異味。宜細心考察。防有礦質。故不宜食。

（六）近廚廁陰翳渠道之井水。亦不宜食。

（七）存貯日久之水。因有吸力。凡空中微蟲炭氣。皆可吸入。若人飲之。最易生病。切不可食。

（八）如水喉或乾或滿。空氣藏喉內。亦能令自來水不潔。亟應隨時考究。且水喉多係鉛質造成。鉛能化混入水。變爲鉛毒。更當詳察。

可供飲食之水列下。

（一）地脈水如考究無礦質者可飲。若鐵質些少不妨。但不宜以之泡茶。必變黑色。水內若有礦質。常飲之令人肚痛腹疾。因礦質中有小尖

硬利角微屑。能刷傷腸胃內皮。且礦質每有信石硫黃諸毒物。服之均能傷生。不可不愼、

(二)長流水如瀑布山溪清水。淸淨河水。自漂力足以化去汚濁。仍須用沙漏隔過。方爲萬全。

(三)大雨後之水。

(四)沙漏水。卽西人所製隔沙漏隔過之水。

(五)用機汽甑出之蒸水。宜防炭氣太多。及鉛質鐵質爲要。

辨水質四法

(一)水質不淸冽。知含泥質。

(二)水味鹹澀。必有鹽質或灰質。

(三)水雖淸潔。而味不輕淡。必含雜質

(四)水有酸味者。定含礦質。或腐壞生物。或阿摩尼亞。以顯微鏡窺之可見。

驗水法有三要

(一)欲驗水有無灰礦等質。先以盆盛水。和肥皂校勻。少停。若水面起有硬皮鏡面一層。則知有灰礦質也。

(二)若取水在貯樽中。三四天無變色。無生濁。無異味。可爲合用之水。

(三)水有可疑之處。或色不美。或味酸鹹。宜用沙隔淨。倘經沙漏。其可疑之點仍存。則水不可飲。沙漏有數種。曰炭精。曰散沙。曰蠣枝。近日新造之沙漏尤適用。

論食品之有關於衛生

人之生長。莫不資於食品。如機器然。一乏煤燃燒。便不靈動。人若無食。血則不足。初尚能借肌肉筋骨之血。以助行動。久則筋弱肉瘦。難以生存。食品之有關於衛生。不綦重耶。雖然。徒知食而不知審察。小則微恙發生。大則百病叢集。凡腸胃病概由飲食不宜。有以召之也。腸胃之功用若何。自幼至長之變更若何。人都習焉不察。不思人自困地一聲而後。便知飲食。初尚未有牙齒。不能消化米肉。僅賴乳類以養生。至六七月後。漸生小牙。乃能食米漿。然其消化力尚未全備。近世醫學家立法。準於一年方可食粥。若未有牙齒。强進米肉。作殘忍不合養育小兒之法論。我國育兒。初生牙齒。便與以食。所以發生腸胃病。而泄瀉恆多。是不可不加意也。吾人自少至長。飲食須有定期。尤須有節制。方不失衛生養身之益。若徒恣口腹一時之欲。不計腸胃消化與否。抑或及時不食。飢餓過度。必致釀成胃病。作痛作嘔作脹。發生噫腐。然則飲食亦安可不愼乎。愼飲食矣。而食品之有益於人身。如何關係。尤不可不講。

茲將人身備有之質料分列如左。

炭氣十二分　輕氣九分　養氣七十二分　硫質一分　燐質一分　灰質一分

鹽質　蘇打　硝質　鐵質　鈣質（即石灰質）　骨質　合共一百分

以上所分之質。乃化學家細察而知。由各質和合而成者。

第一節 乳之原質

人之初生。飲食在乳。吸乳中之精質。方能發生智慧。玆再將乳中應有之質。略分於下。

人乳		牛乳	
水	八八	水	八七
膠質	三	膠質	四零六
油質	三	油質	三零五
甜質	五	甜質	四零二
灰質及別微質	一	灰質及別微質	一
合共一百分		合共一百分	

乳之爲用於嬰孩。最爲有益。比漸長。尤以他物品爲宜。老人用乳以助糧食尤佳。但須純乳。倘有雜質或變味變色。飲之則有害於衞生。

第二節 論穀米原質

假如米八兩內含　膠質五錢　油質五分　漿質六兩一錢　水並別微質一兩一錢五分

米爲吾華人日食所不可缺。若烹之不熟。則質勒而難消化。故必須煑透爲妥。熟飯不可久存。一變酸味。質便腐壞。微蟲必滋生其中。勿食爲要。

第三節　論魚肉之原質

魚有肥瘦之分。肥則油質多。瘦則油質少。略分如下。

	肥魚	瘦魚
膠質	一八分	一八分
油質	六分	二分
鹹質燐質少許		一分
水質	七二分	七九分

凡食魚須取及時而肥壯者。方有益於人身。

凡魚蝦必須於生活時烹煑而食。則鮮甜美味。大能益人。

凡魚蝦本質腐壞者。食之常多嘔瀉。難免疾患。

第四節 論畜肉

肉類不熟者不食。不易消化者不食。肉不新鮮者不食。染病之畜不宜食。自死肉尤不可食。

茲將牛羊鹿猪各肉原質比較如左。

	猪	牛	羊	鹿
膠質	一八	一七	一八	一九
油質	二二	六	六	四
水質	五九	七六	七五	七六
灰粉雜質	一	一	一	一

以上各項壹百份

凡油質多之肉。易生積滯。須煮極熟爲妥。

食猪肉之油。尤易積滯。以其難消化也。天氣炎熱時多食之。令人覺熱而多汗。隆冬天寒。食之能稍加溫煖。歐州人夏天少食猪肉。謂其品性喜穢。每食不擇美劣。且夏天微蟲發生最盛。猪多食穢。最易發生傳染病。故以少食爲佳。

用顯微鏡考察猪肉。謂其藏匿微蟲於肉絲。甚至一兩肉中。常能尋出三四千微虫。若略炒而食之。間有微蟲未死者。常能生長於人腹中。且此蟲非一百二十度之熱。不能令其盡死。若一兩肉微虫如此之多。雖藉柴炭煮熟該肉。萬一或存一二微虫未死。卽爲人害。而爲起病之原。望衞生家於煮肉時。切宜加意。

牛羊肉亦有微虫。惟較猪肉則減少。羊肉油多。仍於寒天食之爲有益。

鷄，鴨，鷄蛋，臘肉，其原質之比較如左。

	臘肉	鷄	鴨	蛋
膠質	九	一九	六	一二
油質	七四	三	五	一
灰粉及雜質	三	一	一	一

水質　一四　七七　八八　八六

以上每項各一百分。

鷄肉與鴨肉不相同者。膠質多寡之分。鴨肉多油。甜質略少。鷄肉精液倍多。於人身最有補益。食雞肉者。以幼嫩爲佳。若久畜之雞。則肌肉堅。骨節硬。雞蛋以半生半熟爲易消化。若煑至熟時。入胃須五六點鐘。方能化淨。

雞鴨有疾病者。不宜宰食。當擇其精壯肥雄者爲上。其氣味亦必鮮甘。六七月食雞肉者。亦恆生病。緣夏天時微蟲毒物蚯蚓蜈蚣等。雞最喜吃。且遍搜田宇之蟲類而食之。其腹中未免多藏虫類毒氣。人宰雞而食。每沾其毒而不自覺。疾恙隨以發生。故嗜雞者。宜審察此義。

鳥雀之肉。食之亦有益。但必審其是否因火藥鎗砲毒箭射之。慮傷處隱伏毒質也。鳥雀肉腐壞。微蟲卽便發生。食之宜慎。

第五節 論酒

酒之爲用。少飲能行血。多則行血過度。心房用力急速。逐漸腦部貯血過多。遂失却靈覺。而名之曰醉酒。若少飲之。可助周身運動血脈之益。惟嗜酒者。每受其害。讀小雅賓筵一章。可以知戒。

西人造酒。每用菓子汁釀成。如葡萄酒性純美味甘香。飲之益人。其酒中亦多養生之質。若威士忌沒蘭地類。酒性猛烈。不宜多飲。

我國售酒。如膏粱酒玫瑰露等類。近多雜以酒精。飲之過多。往往心停。或口角流涎而死。衛生家其無忽諸。

古之藥酒。以治病也。今則售藥酒者、動輒自誇補益。嗜之者。又如家常便飯。不思藥有偏性。皆能害人。何堪久飲。余生平最惡之。

第六節 論麵粉

麵粉，北人服之能强固。南人服之多積滯。以體質不同也。此粉漿質最多。每易變壞。酸味漸生。微蟲隨之而發。悞食則能生病。西醫近查麵粉中有微蟲數種。置顯微鏡中。頭脚爪牙。尖利無比。食之入腹。其爪牙最易刷損腸胃。凡諸變酸之米麵。不宜入口。各宜自愛。

第七節 論菓品

菓品成熟。其味最爲適口。飯後食之。有助胃消化之功。若飢時恣食菓品。最能傷人脾胃。凡食生菓。宜吸其原汁。不必呑渣。可免多食致生積滯。菓有香甜美味。鳥雀昆蟲。皆喜啄食。及腐壞質變。微蟲隨之發生。誤食此等菓品。亦易生病。衛生家宜於餐後少食熟菓。一可令口生香味。二可助胃汁消化之功。因熟菓每帶有少許酸質。能使胃中加增酸汁。以助胃得消化之益。

第八節 論瓜菜

瓜菜配齊得宜。服之可助胃以消化肉食。人若食肉不食瓜菜。則大腸常多結熱。大便亦因以乾燥。胃虧之人。肝燥之症。其腸胃津液絕少。不宜多食肉。須多食瓜菜。助生膽汁。以化油質。瓜菜有甜酸苦辣辛各味。和肉食之。最適口而有裨益。惟須齊極熟。勿使菜根堅質。入腹難化。致生後患。生瓜菜人每喜食。無非取其爽口。究竟無益。況若含有微蟲雜質。則霍亂吐瀉等症。常因之而發。不可不愼。

體育

體育之說。在近世以爲强健體質。爲衛生新發明之學理。而不知此卽古者舞勺舞象之遺法也。古人之學。聲音以悅其耳。采色以養其目。舞蹈以養其血脈。故孔子於興詩立禮之外。尤必以五聲八音。更唱迭和。而後爲德之成。蓋必如此方能血脈貫通。使體魄筋骸。得以聲爲律而身爲度。此乃所以涵養其品質。薰陶其德性。使之有體有用。造成健全大勇之國民。以服務於國家。稗益於社會。顧炎武先生云。天下興亡。匹夫有責。正謂其有此健全大勇之學問。方能當此艱鉅也。若僅以此爲强健體質。俾其膂力過人。乃烏獲孟賁之勇耳。於體育何所取義耶。

無已。請再進一解。能羆虎豹。其勇力之偉大。詎吾人之所能幾。而獸性未除。縱極威猛。適以長其獰暴。而爲殺身之階。故言體育者。非徒尚强武之精神也。必先有義勇之體魄。方能成强健之國民。從知道義未健全。徒恃血氣之勇者。非衞生家也。

嗜欲

嗜欲者。人生之所不能免。但須有節制。有調攝。方能合於衞生之常軌。若喜樂過度。寢食失時。皆伐性之斧斤也。昔仲長統云。王侯之宮。美女兼千。卿士之家侍妾數百。晝則以醇酒淋其骨髓。夜則以房屋輸其血氣。耳聽淫聲。目樂邪色。燕內不出。游外不返。王公得之於上。豪傑馳之於下。及至生產不時。孕育太早。或童孺而擅氣。或疾病而媾精。精氣薄惡。血脈不充。既出胞藏。養護無法。又蒸之以綿纊。爍之以五味。胎傷孩病。而脆未得堅。剛愎縱情欲。重重相生。病病相孕。國無良醫。醫無審術。姦佐其間。過謬常有。會有一疾。莫能自免。當今少百歲之人者。以所習不純正。不知衞生之調攝故也。

官能

抱朴子曰。人之一身。猶一國之象也。胸腹之位。猶宮室也。四肢之列。猶郊境也。骨節之分。猶百官也。神猶君也。血猶臣也。氣猶民也。知治身則能治國也。夫愛其民。所以安其國。惜其氣所以全其身。民散則國亡。氣竭則身死。死者不可生也。亡者不可存也。是以至人消未起之患。治未病之疾。愼之於未事之前者。不追於既逝之後。夫神難養而易危也。氣難清而易濁也。故能審威德。所以保社稷。割嗜欲所以固血氣。然後眞一存焉。精神守焉。百病却焉。年壽延焉。

按抱朴子此言。正素問聖人不治已病。治未病之說也。此與劉勰文心雕龍。所言元神宜葆。素氣資養。大旨悉同。可見我國所講之衞生。悉從固有之道德。自然之血氣着手。乃性與天道之學也。

人之有生。氣血而已。而氣血得諸有生之初。必賴後天之食品以繼續滋養之。而後人類得以生存。故素問曰。天食人以五氣。地食人以五味。喻嘉言曰。人身天眞之氣。全在胃口。爲其消化系所關。得吸取食物之精。輸送於各臟腑。而化氣生血也。則以言衞生。消化系尤爲重要。今試就消化之各官能。類列如左。

牙齒之衛生

口，食管，胃，小腸，大腸五者爲飲食滋養身體。變化渣滓出入之門戶。而牙齒尤爲首要。以其咀嚼食物。先當其衝也。故能保護牙齒使不蛀蝕。則食品入口。得以盡其功用。胃與腸因牙齒嚼物糜爛。消化力亦因之强盛。自然不致生病。故衛生家每注重保護牙齒。稍有銹壞。遂卽修補。以其爲飲食生命之所繫也。

不潔淨及破壞之牙齒。最爲生病大原因。以牙齒一經破壞。便有窟隙。微生物遂得以生殖於其間。等到牙齒嚼物時候。微生物卽與之混合而吞入於胃裏。此種微生物。一經入胃。便能發生胃酸。腐蝕胃之粘膜。而十二指腸與大小腸均受其害。以此見牙齒與胃腸。均有重大連帶之關繫。

牙齒之保護

吾人食物。每有細屑粘連於牙縫。不急去之。則爲剝蛀齒質之原因。衛生家每吃飯後必先刷齒。正以保護其牙齒也。縱不能膳後頻加洗刷。至少晚飯後亦須洗刷一次。洗齒之牙刷。其刷毫以軟而稀者爲佳。不宜太堅而密。慮日久傷其牙磁。稍有裂紋。則銹壞甚快。卽齒粉亦須擇其精細者。若有粗糙。切宜棄去。倘無此細粉、用淡鹽水洗齒亦甚佳。以食鹽亦能除其細菌也。

牙痛齦腫、半由齒質之侵蝕而來。俗云風火痛。此大誤也。此等症最易起骨槽風。倘微蟲吞咽。口臭胃敗。猶屬輕症。

咽喉之衛生

咽喉之官能。分氣管食管二種。呼吸則啓。咽吞則閉。故食物時如因笑談之故。零星食屑。偶墜入於氣管。立生咳嗽。鄉黨言孔子之衛生。所謂食不語者。見聖人一言一動。無不有深意所存也。咽喉爲呼吸飲食之孔道、在人身扼重要位置。病則發生危險。未病之先。欲加意防護。避免喉疾。須時常以淡鹽湯或淡硼砂水漱口。又常常洗齒。并養成勿開口呼吸之習慣。庶免爲微生物所侵害。然不過衛生之法當如是。能否發生效力。尙未敢必。因近歲喉疫盛行。咽喉之病候、若白喉單雙蛾喉癀鎖喉風喉疔等不下數十種。最易觸患。且一病有一病之治法。精於喉科者確有轉危爲安。所投必效之良法。西法除白喉有實驗外。餘症絕少見效。奉勸病家。若遇喉症。切宜請我國著名喉科治之。方免危險。諺云走馬看咽喉。言其症甚急。不堪久纏。以致蔓延難愈。變成種種不治之逆症也。

音管之位置

音管者。位於喉根氣管之間。爲發音器。此管係軟骨所成。有甲狀骨一。指環骨一。金塔骨二。管之上端。附於舌根骨。其管有會厭軟骨爲蓋。此蓋呼吸則啓。嚥食則閉。故食管雖居音管之後。而物屑自不至墮落於音管中也。

音帶　金塔骨係微細小管。藏於甲狀骨之後。緊附於金塔骨與甲狀骨之間。有白色筋二。橫布音管之內。名曰音帶。音帶隨微細之肌肉動作。而寬緊粗細自如。卽聲音之高下抑揚。遂得假肺氣之力。而一一發揚於外。司轄音帶之肌肉。最關重要。稍不靈動。則音帶寬弛。遂有阻塞音管之患矣。

聲音之雅俗。而人品即於此分。故應對果抑揚得體。則措辭之腴妙。自足動人。辭輯辭懌。且足爲萬民式度。則音節之衛生。殊不可不講也。夫聲音之發。關於吉凶榮辱。爲往來酬酢所不可缺。苟肺氣不舒。營養不宜。則呼吸器中有痰沫之阻隔。其聲必嘶澀不揚。而不足以動衆。至若粗厲遲鈍。品斯下矣。故研究衛生者。必須呼吸得宜。營養適當。以舒肺氣。自無聲帶失常之慮矣。

聲音之嘶啞。在新學家。每以爲聲管發炎。而不知確由肺傷風熱。痰唾稠粘而起。若用清肅風熱之品。疏肺氣以潤其喉。俾粘痰易於咯出。未有不愈者。葉天士生蘆根薄荷瓜蔞牛蒡冬瓜子白茅根甘草之屬。輕煎服之。往往獲效。惟肺癆病音啞。爲最難治。方書雖有通聲煎等法。試用諸多無效。

胃之衛生

經曰。胃爲水穀之海。傷寒論曰。陽明爲中土。萬物所歸。可見胃之容納食物。爲水穀歸宿之處也。然胃中空虛無物。則必知飢。可知其以消化爲職也。

胃中之消化。由胃液而來。我國醫者謂之胃陰。而其變化食物。究有分辨。故不能食有二病。一爲胃陽不足。卽胃中熱力減少。不能於食時分泌液體。以致不能食。內經謂之精無俾。言精卽言胃液也。一爲胃陰不足。因食時液體減少。不足以敷分泌。故不能食。宜用酸甘發生胃液。以助其消化者是也。

胃液由胃粘膜中多數之腺。分泌而出。其狀與清水自地中湧出同。故又名之爲胃汁。胃汁含有鹽酸二質。而須有一定之量。其量適度。則胃自健康。消化亦良。若其量一乖常度。一或過多(卽胃陽不足)或較少。(卽胃陰不足)失生理上之平均。則消化力弱。而噯腐脹痛之病情。每從此而起。

胃液之功用。在以鹽酸化物。故食品中若有微生物。多爲胃汁所殺滅。以保存其健康之身體。但若飲酒至醉。或食物過多。則此少量之胃液。不足以資分布。胃遂失去殺滅害人諸微生物之功用。以此知善於衛生者。一切暴飲暴食。最宜切戒。

小腸之衛生

素問云。小腸者受盛之官。化物出焉。何以謂受盛之官。以新學說證之。卽飲食入胃。經五小時卽輸送入腸內者是也。胃既以消化爲職。則化物又何以專責諸小腸。依近世醫學剖驗。以胃之受食。僅能腐作稀糜。精液尚未吸收。渣滓尚未分泌。必須遞入小腸。始有吸直收食物精液之管。以變化而生血。據此說。則內經化物出焉一語。在古聖人對於胃腸之消化。分別已極明澈。特古人立說至精至簡。非有歐西之剖割以爲證明。後學尙無從認識。從知小腸既有此大功用。則腸中消化諸液體。自當參互攷證。庶於化物之原委。愈見明瞭。而愈以見內經立說之精。

腸消化液中之最要者爲膵臟。舊譯本謂之甜肉經。我國身體學無此。而以消化屬諸脾。究之甜肉經卽附屬於脾。以司消化之作用。其中有消化米豆諸澱粉質之成分。有消化肉類諸蛋白質之成分。又有分解脂肪之成分。膽汁在腸中。與腸液無顯著之作用。僅能補助甜肉汁之消化力而已。然膽汁亦有一種之奇能。乃刺激腸管。使其蠕動以助其消化。而吸收諸精液。非徒以輸送食物之渣滓已也。

吸收物品諸精液。其作用若何。蓋以其所化諸液體通過腸之粘膜。乃入血管及水脈管中。分送於全身之各部。而爲維持生命之本也。吾人旣有此腸胃。以吸收食物之精華以爲安全身命之根本。則對於保護胃腸之法。自刻不容緩。一，堅硬之物不宜食。二，飲料不宜太多。以致胃腸化物之液體。不足敷用。三，有毒及變質之物。尤不可食。恐腸胃一潰爛。則吸收之機能廢絕。而日用消耗之補給亦微。必陷於肢體瘦削之狀態。而馴至於危亡。

我國醫者。每言六腑以通爲補。胃腸卽腑也。飲食入胃。吸收機能甚微。故必傳送於腸。而吸力始充足。第營養分吸收之量。總有一定。其不能全數吸收者。則必藉運動官能。以排泄於體外。助胃腸運動。以促其排泄。此正所謂以通爲補也。運動官能之實驗若何。乃由腸中受膽汁之刺激。於是腸壁發生一種巧妙之蠕動。蜿蜒曲折。一步推進一步。使穢物先輸入於大腸。以排泄而爲出路。倘此腐敗物仍舊積胃腸。則穢惡之氣上干。或頭痛或精神不爽。或熱度過高。種種諸障害。必接踵而起。故胃腸之衛生。在吾人固一日而不可缺也。

大腸之衛生

素問云。大腸者傳導之官。變化出焉。此變化二字。指食物至大腸時。變成固形之穢糞而言也。飲食入胃。其初稀薄如糜。至小腸則液體被其吸收。及至大腸終部。乃消化而排出。神農本經謂小便能自還神化。謂其仍化爲小便也。孟子且比化者一語。指死者言。糞穢至大腸。已成死質無用之物。必排泄以使其外出。此卽素問大腸傳導之官變化出焉二句之意義也。

變化二字。不僅俗子未曉。卽醫師亦多不注意。不思變化卽排泄之義。吾人大便每日必排泄一次。方能保身體之健康。蓋排泄者。對營養而言。有營養必須有排泄。否則大便不通。腐敗物實有害於身體。衛生家不應漠然視之也。

究之大腸之衞生。宜常謀通利大便。俾一日排泄一次。有一定之規則。反是則宜多服飲料。以養成每日上厠一次之習慣。　吃鴉片之人。大便多日一次。於衞生甚不合。故往往氣體羸弱。　血虛之人。其腸液亦少。故大便數日一次。宜多服養血劑。以謀通利大便之習慣。

論肝膽

素問云。肝者將軍之官。謀慮出焉。又曰。膽者中正之官。決斷出焉。內經此言。頗難索解。然披腹心。輸肝膽。語出史記。漢書路溫舒傳。亦言大將軍受命武帝。服肱漢室。披肝膽。決大計。蜀志云。趙子龍一身是膽。唐詩亦云。身大不及膽。可見以肝膽爲謀慮決斷。已成昔賢習用之名詞。歷來注內經者。隨文敷衍。於所以然之處。亦難明瞭。今以西學證之。於理似亦可通。西說云肝於製出膽液外。更有其他之作用。例如當消化時。入於肝之血液中。若含糖質太多、肝能將多餘之糖質。暫時貯存。待消化作用畢。再將此糖質分布各處。與養氣合。以放出熱力。使全體熱度。不致因乏食而低降。是其總攬消化血液保護體溫之全局。已有絕大之計畫。則素問所謂將軍之官。謀慮出焉。借喻之精。殊非後賢所及。況更有謀慮決斷之實際處。西說云血液中若有雜質。肝能除去之。假如食物中有金類毒質。入於胃之血液。一進肝囘管入於肝中時。肝能將此毒質扣留之。是其揚淸激濁。儼與將軍之除暴安良。同其性格。則素問此言。其罕譬而喻者。誠爲不磨之論。合信氏全體新論云。肝與膽同其體用。謀慮決斷。正體用相同之處也。

肝以製造膽汁也。其功用能將由血液所製出之膽汁。導入膽囊中。俾多數之血液。在肝中經過。故肝中常滿血液。色亦常紅。此則素問所謂肝臟血者。亦可借證而明。

肝膽之衛生

多飲酒者其肝必結硬。甚至肝漏血液。而成臌脹。故善衛生者飲酒恆未敢過量。論語所謂不爲酒困。卽此理也。

頭暈耳鳴。肝風上升。由肝血燥。致肝氣逆而上攻頂巔也。此際乃過勞陽升、之候。衞生家之平心和氣。卽所以制肝逆也。

頭暈一症。恆因肝膽之氣上逆。其爲病必兩脇作脹不舒。以少陽經氣行身之側。環耳前後。直達頂巓故也。第非肝陰不充。肝陽不藏。則膽氣亦不至上僭。遇此者惟養津潛陽。可以理之。

怒氣傷肝。此醫者常有之名詞。而其所以然之故未悉也。嘉約翰內科。謂因腦系受病。致連累及肝盈血。恆覺胃弱不舒。向左臥則牽扯不安。向右則稍快。因憂愁驚懼過度而患此者。雖無牽扯不舒。而皮漸黃。無精神。脈緩尿濁。往往兼見。且與膽病之發黃疸。甚易混亂。因其病狀相同故也。醫學家謂宜常運動。愼飲食。戒惱怒。卽爲免病之法。魯論形容聖人之儀節。曰子之燕居。申申如也。夭夭如也。是何等氣象。衞生家最宜取法。

論心與血之關係

素問云。心之合脈也。其榮血也。可見心爲百脈之主。握全身血液循環之總司。其有門有戶。卽血管之出入處也。試將手按在胸膛前略左。便覺肌肉裏有跳動。此卽心之跳動。以逼血行於遍身也。人自有生以來。此跳動無一刻之停。以時表計之。每一瞥眼。心跳七十五次。血之經過心房者。約計一百五十兩。中人之體。以重量一百斤爲率。共有血二十斤。以每脈一動。行血一兩六錢除之。則脈動二百至。而全身之血。運行一周。爲時僅三分鐘耳。據此則靈樞所謂一日一夜。營衛之氣五十周於身。及一呼一吸。脈行三寸。周身之脈九十六丈二尺者。皆不足信。古人立言。大都有揣測處。此亦其一也。惟心與血之運行不息。此則自周秦以前。已極明晰。素問又云心主血。卽其據也。

心與血之衞生

血由飲食之各物品化成。盡人而知。倘若所用之食物不潔。血必因之受病。所以若要血清潔壯健。必須用清潔易消化之食物。俾脾胃輸精化血。以入於心。則心得所養。而循環不窮矣。

有養心之法。還須要識得害心之物。何謂最有害於心之物。則菸草，酒，茶茗是也。菸草中含尼可淸。其毒本能殺人。吃菸煙者吸其毒入肺。則肺受其障礙。幸吃時用火燃燒。雖有毒尙無大害。然往往肺燥痰升。染受菸毒。肺既有此毒質。則呼吸中化血入心。安能潔淨。自然由此血管分散而及於全體。不但身體不安。卽腦神經亦受其害。且肺中得菸草之氣。每煎熬肺液。以化爲頑痰。最宜戒吸。

酒性入腦。又善入肝。故善飲酒者。往往頭痛而肝亦結硬。然其劇烈之氣。心肺首當其衝。故飲酒之人。類多痰多咳嗽。在神經衰耗者。更易引血衝腦。而有中風諸危證。至血管之受其衝激。更不待言。從知飲酒宜於適可而止。過多則心肺腦諸多患害。或惑覺肺熱。或馴致肺癆。十人中總有一二三。至中風尤危險萬狀。言衞生者其鑒諸。

茶以淡爲主。可可咖啡。皆有刺激神經之效力。多服恆令人不寐。至茶茗麵尋常日用所服食。然多飲濃茶日久。亦屬有弊。考本草云。茶苦寒下行。能上淸頭目。冷廬醫話。謂宜飲淡者爲佳。緣過濃則亦有刺激性。而恆起心跳。且能使心力常弱。苟跳動過急。則咽喉或將閉塞。欲望天君泰然。百體從令。難矣哉。

心力衰弱之人。患心跳尤覺難堪。曾有人於大怒之後。忽然猝死。憂思太過者亦然。是則養心之法。尤當急講

吾人從高跌下。氣血亂則精神爲之昏耗。此時切勿扶起。慮身體搖動。則血行愈促。而心體爲之不安。病變亦速。須緩一二刻。俟其心氣稍安。方可扶起而免生他變。

人身以氣血爲本。若血管受傷。致血流如注。危亡即在頃刻。宜通曉止血各方法。無論或刀傷。或其他各器傷。血既噴出。就要先將血管壓住。以止其血。法用大銀一錠。就傷口緊緊紮住。可令血不流出。或用一條手巾或布子。將一塊有鷄蛋大之硬物。包在手巾中。就這條手巾挪紮。緊捆在受傷之肢體上。則那塊硬物。亦緊按在傷口上近傷處。自然把血管壓住。而血自止。紮畢。方趕緊請醫生調治。免致流血太多。以致危險。

血之總論

英合信氏云。宇宙之內。一切生類。凡有脊骨者。血色皆紅。固人所共知。目所共睹。惟血中有微妙之物。則目力所不能見。西國以顯微鏡窺之。見血中有一物。一爲明汁。一爲粒子。粒子者其形圓扁如輪。中空而赤。內貯紅液。浮游於明汁之中。名曰血輪。精壯之人。血輪多。故血色濃而赤。虛弱者血輪少。故血色淡而稀。假定以千分血計之。壯者血輪得一百四十分。明汁得八百六十分。若人漸弱。血輪漸少。弱甚者血輪只得二三十分。餘皆明汁。明汁之內。又有數物。一爲蛋清。一爲肉絲。一爲肥脂。一爲鹵物。一爲鉄銹。比如明汁千分。大約蛋清得七八十分。肉絲得三四分。肥脂得二三分。鹵物得六七分。鉄銹約一分之間。皆能用法取出。確鑿有據。

璜按合信氏此說。於血中所含之質。至爲明晰。得顯微鏡之功用也。但其中所云血輪。即血之精華。所謂明汁。即血之液體。凡血之得以循環周身。皆賴此明汁以融和血輪。俾血之精華。不致凝結。方能運匯流行於微絲血管之中。而無處不到。血輪多者。其面色必光彩。血輪小者。其面色必皖白。而究其所以化血之原。則在於元氣。所謂氣能生血也。血不能自運行。必藉氣以運行。氣血自和。則身體自然健壯。人之一呼一吸。卽爲推促血運之大原。故氣在血先。爲問心房逼血發出。脈至跳動。則周身百脈齊應。何物爲之乎。則氣爲之也。無此氣則心房何以能開闔。周身脈管。何以能流行貫通。血輪明汁何以能和勻正等。人身之紫血。何以得空氣而能化爲淸血。從知氣與血爲人身最寶貴之物。缺一不可也。西醫於血中各質。辨析精矣。而所以生血運血之原因。尙未能澈底曉悟。不過物質文明之學耳。以言衛生。抑末也。夫太和元氣。流行四時。此天地之氣化。而人身應之。孔子之繫易也。曰夫大人者與天地合其德。與四時合其序。素問云。必先歲氣。毋伐天和。蓋言天地萬物。本吾一體。中和位育之功。正衛生學登峯造極之處。莊子曰。曲士不可以語道。拘於墟也。願世之言衛生者。體念及之。

論肺

靈蘭祕典云。肺者相傅之官。治節出焉。此相傅有二義。人身之氣。與天氣通。有天氣而後肺之呼吸。得以改良血質。卽治節所自出。此其一義也。心主血。肺主氣。心房受病。則肺爲之喘促不寧。是心爲君主。肺輔相之以佐君行令也、刺禁論以父母比心肺。曰膈肓之上。中有父母。以心肺互相爲用。故尊爲父母。刺禁論比之父母。而祕典比之君相。其尊一。此又一義也。

易曰。天地絪縕。萬物化醇。此絪縕之氣。卽天地之生氣也。惟天地有是氣。乃能化醇萬物。雖蟲魚草木。亦必有是氣。乃能以生以育。朱子曰、氣以成形。卽此理也。惟我國僅言氣。而西國則就天氣之中。分而爲二。一曰養氣。二曰淡氣。第養氣少而淡氣多。以百分計之。養氣得二十有一。淡氣得七十有九。必互相調和。始能養育萬物。故合此淡養而言之。又謂之生氣。肺司呼吸。必須有是絪縕之生氣。以改換血質。而吾人乃得以生以育。此所以爲治節所自出也。治節者調節也。肺惟有此調節機能。故能吐故納新。以養成精純之血質。故者何。炭氣也。新者何。生氣也。生氣能養人。故又謂之養氣。吾人血液流通全體。其精者化爲骨肉。其不合用者必由血而輸送於外。故血分清血紫血二種。而紫血又含有炭氣在內。脈書以一呼一吸合爲一息。西人謂呼者吐炭氣。吸者接生氣。是說也。與我國道書所言吐故納新。不謀而合。而其由肺之呼吸。以供給血液之交換。其作用當無少異。此卽治節出焉之義也。　肺既有此呼吸以司治節。則排除廢料。以成養化之功。必惟呼吸是賴。而呼吸之官能有三。曰鼻，曰喉，曰氣管。　鼻以司嗅。故能嗅各物之臭味。而呼吸之氣。與肺相通。則塵埃與細菌傳入亦易。是鼻之衛生。亦不可不講。今約舉如後。

一宜調節空氣　過寒過熱之空氣。於鼻各組織。最易發生刺激。故呼吸時候。於天氣之過冷過熱。宜加愼重。

二宜呼吸清氣　囂塵湫隘暨臭穢之區。空氣不潔。不但有害呼吸器官。並且易生疾病。宜設法避免之。

三宜隔離病人　凡傳染病多由呼吸觸患而來。不但疫症流行。不宜接近。

卽與肺癆病人對話時。亦宜相隔較遠。以免傳染。

氣管與喉之衛生　氣管位於食管前部。上與喉接。下達胸腔。分左右兩氣管。以達左右肺部。其功用以司空氣出入。及使食管擴張。則其接觸於微生物。不知凡幾。此微生物入於其中。若身體健康之人。雖有細菌。亦能抵抗。若在孱弱之時。抵抗力弱。則微生物亦最易患。如流行性咳嗽及喉疫是也。氣管咽喉既有是患。則衛生之方法。尤爲首要。茲分述如下。

一起居宜愼　起居不愼。則氣管易於傷風。而發生咳嗽。咳嗽流行之時。凡化痰清肺諸食品。若蘿蔔菉豆等類宜常服之。

一嬉笑宜戒　食飲時恣情嬉笑。食物容易誤入氣管。以致咳嗽。其至肺臟亦受其害。而爲肺病猝死之原因。故食時嬉笑宜戒。

一宜戒口吸　鼻司呼吸。賴有鼻中細毛及粘膜。故微生物不能爲害。若用口呼吸。則細菌塵埃。易入氣管。不但肺臟易受疾患。且爲起喉痛之原因。所以用口呼吸。最宜切戒

一預防喉疫　咽喉爲飲食之道路。此處有病。最易傷生。諺云走馬看咽喉。卽此理也。若喉疫盛行。愼勿與病人接近。且時常以蘿蔔撖欖代茶。可免喉疫。宜速延著名喉科治之。

經又云。皮毛者肺之合也。是不但肺之呼吸。能吐炭氣外出。卽皮毛亦隨呼吸以排泄穢氣外出。此所以保體溫之常度也。人但知肺能排泄血中之炭氣。而不知皮膚亦能排泄血中之穢氣。吾人皮膚出汗。不專在出氣力之時。與天熱之運動。卽安靜時與寒冷時。亦常出汗。但甚少。且遂出遂乾。以此竟不知不覺耳。

皮膚之衛生

皮膚有內皮外皮二層。且有毛孔。能泄肌肉中之穢氣。并有新陳代謝之作用。試觀洗濯時。水面浮有皮屑。卽其據也。最妙莫如冷水浴。璜自十餘歲時喜洗冷水。屆今已行之五十餘年。皮膚未嘗一次發瘡。可知冷水浴有强健皮膚之效果。且有改換肌肉中血質之功能。　世人每好溫水浴。謂其能使皮膚鬆快。但必須助以好肥皂。以化除皮膚上帶油之膠類。若徒用溫水。效力較微。

皮膚又有分泌油脂汗腺之作用。又能變形成爲毛髮及爪甲。其隨呼吸以排泄廢物。又與肺同。故素問有云皮毛者肺之合也。可知古人於肺與皮膚之機能。已極明澈。惟其功用與肺同。故能保護身體。呼吸炭養氣。調節體溫。感覺物體之溫冷與疼痛等。從知皮膚不徒與肺有特別之關繫。卽血管神經亦有天然之妙用。今且言皮膚之衛生法。

皮膚之衛生。首重洗浴。蓋不洗浴。則汗臭油垢及塵埃等。易於阻塞汗孔，致肌肉中之廢料。仍存留在身體上。而爲種種之病原。古人於沐浴之盤。銘之曰苟日新。日日新。又日新。不徒洗滌汚穢。寓有衛生妙用。且有涵濡德性之遺意在。衛生家最宜取法。皮膚之衛生。其次重在運動。運動所以強健身體也。易曰天行健。君子以自強不息。孔子曰逝者如斯夫。不舍晝夜。大造往過來續。無一息之停。君子卽取之以爲身心之借鏡。故運動不徒使身體强健。血脈貫通。增加皮膚功能。亦卽天地之大道所存。吾人之修省所係。論語於聖人之一言一動。必詳誌之以爲法。矍相之射。投壺之歌。此卽古人之運動。以養其身體也。今之體育。猶此意耳。 皮膚之衛生。尤次莫若衣服。傳曰衣服附在吾身。可知衣服於皮膚。最爲密切。皮膚時常排泄汚穢。其接觸汚穢。卽衣服也。詩曰薄汚我私。薄澣我衣。卽清潔衣服之意也。夫衣服不清潔。卽發生蟣虱。而皮膚大受其害。然清潔矣。而不以寒暖爲增減。過少則令體溫放散。過多亦令皮膚抵抗力柔弱。均非所以保護身體也。觀鄉黨一篇。當暑有絺綌之製。禦寒有狐絡之居。卽此可悟衣服衛生之大法。

肺之衛生

徐靈胎云。肺爲嬌藏。一味誤投。卽能受害。可見肺之受病最烈也。肺之功用。在循環機關。所吸收之一切廢科。由肺而排泄於外。在腹中處最高之位置。在呼吸握重要之位置。則衛生大法。尤爲緊切。茲規定如左。

一，不宜吸受灰塵　肺體最爲潔淨。灰塵一接觸其間。卽入肺而生病。且灰塵含有傳染之物。接受之則爲肺癆之媒介。

二，不宜緊束衣服　肺體之漲縮。乃自然之功用。能大漲大縮。以舒肺氣。尤佳。若緊束衣服。使肺藏不能發育。則肺受壓迫而百病叢生。

三，不宜接近病人　患疫之病人其病室恆有微生物飛揚其間。肺司呼吸。最難避免。試觀探問病家之人。多染同一之疾病。卽此可見。

四，不宜欹斜坐立　坐立姿勢。如不正直。則胸部發生畸形。肺藏不得擴張。呼吸殊覺不便。暫時尙無大礙。若時常欹斜。輕則感受咳嗽。重則因空氣較少。於改換血質不能充量。遂蘊毒於血中。而發生咳血各症。故坐立姿勢。宜力?正直。

五，不宜多食煙酒　煙酒均有麻醉性。易於刺激肺藏。且心與腦往往受其大害。衛生家總以不吸煙不飲酒爲合。

論肺癆之原因

胸膈不正。肺部狭窄。至不能改換血中之毒穢。其於易成癆。既如上述。胸部正矣。而或空氣不潔。微生物之由口鼻咽喉而入者。不知凡幾。微論色慾過度營養不良者最易染受。卽身體健康之人。或因身體過勞。精神疲乏。抵抗力少。一染此菌。在肺中滋生發育。卽足以引起肺癆之病因。病菌在肺內。初僅小部份。後必輾轉而侵襲於他部。日起日重。馴致不救。病菌若滋生在頸項。多起瘰癧。設滋生在骨節。就成爲骨流疽。其患害實不可殫述。我國醫家。不知瘰癧病等卽屬肺癆。亦一缺點也。

肺癆之病狀

肺癆之狀態。不必一定咳嗽。初患時類多不知不覺。迨知爲肺病。已屬於第二期。較重時而始求醫。諸多費手。故與其求治法於肺病已成之後。不如察病態於肺癆將成之先。今且言肺癆諸病狀。一咳嗽　二吐痰　三胃口不佳不思飲食　四身體漸漸羸瘦　五不耐考慮動作容易疲乏　六下半天發熱身體極疲倦　七盜汗自汗夜間爲甚　八行動易發喘　九吐血　十胸痛

肺癆之預防

肺癆之病。近世醫學家。莫不謂由病癆人任意吐痰。乾而成屑。就攙雜在塵埃中飛揚。有時爲風所扇。或舟車經過。鼓動播揚。微生物合塵埃飛在空中。一由平人之口鼻中吸入。遂起肺癆。千篇一律。以此爲傳染之大原因。文明各國。遂有禁止在道路咯痰。以免傳染。而爲撲滅癆菌之要務。夫肺癆由痰穢微生物之傳染。確有是事。禁止咯痰。未嘗不是。然無論何病。必有其起因。其首先患癆之病人。究竟伊誰所傳染。僅以此痰菌之播揚爲主因。洵非根本之論。徐靈胎云。傷風不醒變成癆。至言也。又肺瘻日久。氣血衰弱。咳而上氣。亦多成癆。色慾過度。精髓枯竭。一患外感。咳嗽帶血。往往成癆。若能依法調治。使其重轉輕。而輕轉愈。則患癆之人日減。傳染亦因之大減。加之禁止咯痰以弭傳染。方爲撲滅癆菌之實際。否則防無可防。欲肺癆之不潛滋暗長。其可得耶。

依新學說。謂癆病之微生物。在幽暗潮溼溫煖之處。發生最快。所以人若住在幽暗潮溼。空氣不流動的房屋。最易發生癆病。是說亦不盡然。夫癆病以市鎮爲多。鄉村山林則絕少。試觀鄉居之人。房屋短小。幽暗潮溼。觸目皆是。甚且窗戶蔽塞。惟恐不密。空氣絕不流通。何以患癆者甚少。市鎮則洋樓大厦。光綫充足。空氣易於流通。絕不幽暗潮溼。何以癆症獨多。此何以故。竊謂市鎮之人。雖居宅爽朗。毫不幽暗潮溼。然嗜慾日深。飲食嬌養過甚。厚味生痰。慾火煎熬。痰穢亦愈固結。加以舟車經過。塵埃四起。空氣愈流通。而灰塵隨空氣播揚。愈無所不達。微生物因得隨人呼吸。以發生癆病。西人之禁止咯痰。以防傳染。正爲此故。若鄉村房屋。雖然幽暗潮溼。然村居者飲食甚淡。嗜慾甚少。早睡早起。耕作田園。常與日光接近。血質優良。山林風景。又極休嘉。所以癆症較少。此理已爲凡有醫學智識者所公認。第當疫癘盛行之際。則此等村屋。殊多未合。尤不可不注意也。

傳染之痰沫

肺癆之成立。不必盡由於傳染。而由痰沫之傳染。以發生肺癆者。實指不勝屈。吾人對於肺癆病者之咳嗽或談論。慮空氣中之噴霧。有時含此細沫之毒質以爲媒介。則呼吸間應自遮掩口鼻。以免染受。卽罹此肺癆病者。亦應自行留意。於咳唾期間。稍以巾掩口。以防他人受病。此近世所謂公德心。亦卽所謂忠恕之道也。況益人卽以益己。咳唾細沫。落在手巾中。無論何時。均可消毒洗淨。則此等微菌。不至再吸入。而使他肺受病。庶免於蔓延。而至不可救。

劇烈之運動爲肺病所忌

我國青年。步武西人。每謂運動可以强健身體。而不知太過亦能爲患。夫輕舉妄動。猛急奮進。最善傷肺。每見吹號角者諸多咯血。競走鬬力。恆患吐血。蓋用力過猛。則肺管多爆裂。而種種血病。遂因之而起。故運動雖爲有益衛生。而亦當有規則。以調勻其呼吸。俾不至耗力而傷肺。古人以樂導和。於五聲十二律。具有節奏。而總其大成。則曰舞蹈所以養其血脈。是何等用意。衛生家最宜體察。

運籌決策之士。操奇計贏之人。雖其智謀較高。其膂力恆憂不足。漢高祖之言曰。吾甯鬬智不鬬力。蓋自知其膂力遠遜於項羽也。爲國民者欲擔宇宙之大任。決國家之大計。非智謀不可。而欲養成文武全器。如岳少保之精忠報國。又非有智謀而兼膂力不可。是必取聰穎過人之輩。加意體育。使其爲有規則之運動。庶幾體質較優。奇謀百出。可儲爲國家有用之人材。若夫智慧早發。胸部平坦。頸項過長。此乃肺癆之體質。其傳染肺病恆易。急宜從事體育。作有益之運動。庶望血脈調勻。本元鞏固。否則肌肉瘦削。體魄不良一染癆病。爲害最烈。可畏之甚也。

肺癆之治法

肺癆之治法。至今萬國尚無特效之方藥。惟以日光療法空氣療法最爲通行。茲錄如下。

一，患癆病者。宜多得清氣。若能晝夜常在戶外行動更好。只要不淋雨雪。不觸暴風。不晒炎日。若在樹下或晒臺或涼亭。均可憩息。近日光處尤佳。因與病人有大益。且日光尤爲肺癆病人之良藥。

一，患癆病者。宜擇地勢較高之處。因該處空氣壓力較薄。呼吸較低處爲快。卽血脈之行於皮膚肺臟者。亦較易流通。體內熱氣。較易外泄。水蒸氣之外騰。較爲豐富。最合肺癆病人療養所。

一，宜屏一切憂慮。病人旣患癆病。不必憂愁抑鬱。總以看破世事。令身心愉快爲佳。因此可以舒展肺氣。怡性陶情。收却病延年之效也。若能淸心寡欲。兼學坐禪以通禪理。尤爲治病之妙訣。

一，宜謹愼保護胃腸　肺癆之人。宜多食滋養料。若牛乳半生熟鷄蛋。水菓。皆佳珍也。蔬菜類尤宜常服。如菠陵菜紅蘿蔔蓮藕等、最能淸養肺體。食之每有大益。乾咳而聲不淸亮者尤宜。至如猪肉能生痰。糕餅能燥肺而性頗滯。蝦蟹能動血且起痼疾。須忌之。

一，宜常靜臥休息以養神機　肺癆之調養。固以運動爲佳。若上氣或咳血。則稍一行動。肺氣喘促。咳血亦隨之而起。須多休息。多睡眠。以安肺氣。而養神機。倘身體不發熱。肺氣不上逆。痰中不帶血。便須有適合之運動。但勿過度。俾態度從容則有益。

一，宜常洒掃以免塵灰飛揚　患肺癆之人。每不無咯痰在地上。有痰穢切宜用火酒焚之。以殺其毒。否則痰唾一乾。與塵灰混雜。難免細菌不再侵入。且掃除塵穢。不宜乾掃。須先灑以水。或以木屑灑溼鋪地。然後掃除。方可無礙。

一，服藥宜延富於學識之醫師　肺癆雖由於細菌。而氣體則有異。有無夾雜之症。宜延醫師治之。不宜任意用藥。

腎

素問云。腎者作强之官。伎巧出焉。又曰。動搖不能。腎將憊矣。可知腎氣强則機能活動。一或生病。則腰背痛而身體爲之委靡不振。此作張二字之意義也。腎在腰腔後方。左右各一。其上下兩端凸起。中間部份凹入。此凹入處名曰腎門。血管和神經。從此門出入。輸尿管亦從此門輸出。其巧妙伎能有三。一爲强固骨髓。素問云。腎主骨。又曰。骨者髓之府。是骨與腦髓。皆屬腎所主。故頭痛巔疾。過在少陰巨陽。由腎不能强固之病也。一爲吸收血之精華以復歸於血管。蓋人身有左右二腎。每一腎有兩大血管。一以引血入腎裏。一係由腎裏以引血外出。其爲血之精華。則仍歸血管。其渣滓則流入膀胱。以爲小便。方書所以言腎爲水臟也。一則具分泌之作用。人身血液。從大動脈綫流通於腎臟。經腎之無數微血管及細尿管。合成分泌作用。即將血液中的鹽類水分和廢物等。滲入細尿管。再由輸尿管流入膀胱。迨積尿充滿。遂得排泄於外。其官能至爲精妙。倘腎一患病。不能將血中穢物排出。其人精神立卽昏冒。西醫所以有尿毒入血之說也。是則腎之衛生。不綦重乎。玆略述如下。

一，運動宜有節　運動固能衛生。而運動過劇烈。轉有害於衛生。以腎臟一被更動位置。或發膿。或嘔悶發熱。或小便下血。爲患殊深。欲保護腎之功用者。對於運動跳高。宜加愼重。

一，食鹽宜有制　鹽爲人身成分之不可缺。以血之成分。必須有鹽質也。但過食亦能生病。方書云鹽走腎。腎病無多食鹽。至言也。至腎水腫則尤大忌。中東西醫學家俱同此說。

一，辛烈不宜多食　胡椒薑桂芥末。都能消爍腎陰。以少食爲主。卽煙酒亦多礙腎。防腎受煙酒之害而萎縮也。有腎病者仍以戒食爲要。

一，宜多飲淨水　腎爲水臟。以濾清血中之穢物。排泄使由小便而出也。故多飲淨水。可以助其濾清之作用。

箇人之衛生

國家者個人之積也。個人能保持其健康。推之人人皆能保持其健康。則以之臨國家大事。決國家大計。悉惟吾人是賴。詩稱赳赳武夫。公侯干城。卽是此義。顧亭林先生曰。天下興亡。匹夫有責。言雖個人。而於國家之興亡。當有責任心也。吾人一身。既關繫國家如此之大。則吾身之安危。悉屬國家之安危。而凡所以保持其健康。以謀民族之强盛者。悉惟吾身是賴。則對於個人之衞生。其由家而國。由國而天下者。殊有直接之關繫。玆且先言個人衞生之方法。

衞生之方法。至爲繁瑣。而其要在有規則可循。禮記內則一篇。凡鷄鳴盥漱。與大飲食居處之微。無不畢載。雖不言衞生。而規則自可倣效。今再分別言之。

一，飲食宜以濃淡得中。富於滋養者爲合宜。尤須有一定不易之時間。

二，衣服以修短合度。厚薄適體爲主。尤當隨寒暑轉移勿使風寒易於侵襲。

三，工作以勤勞爲主旨。但勿用筋力及精神過度。致有遇勞陽升之病。

四，運動以强固筋肉。涵養德性爲主。不宜過於劇烈。致心肺腎受其損害。

五，居處以明窗淨几空氣流通爲主。尤須安詳恭敬。力除驕傲。爲根本之要圖。

六，娛樂以陶情養性爲主。總期精神愉快。不緬越於道德行爲爲主旨。

以上六端。舉其大者。若夫睡眠有一定之時間。清潔有養成之習慣。則又衞生學尋常日用。大略相同之點。亦須加以注意。

起居之衛生

魯論言子之燕居。又曰居不容。見爲人離不得起居也。孟子言平旦之氣。又曰鷄鳴而起。內則言鷄初鳴咸盥漱。見古人臥必早起。而早起必有早起之衛生也。據近世衛生家所言。以早起之人。能飽受一種新鮮的朝氣。好似花含露魚得水一樣。可以療疾。可以健身。可以養成清晰的腦筋。可以陶治縝密的思慮。此與孟子所言平旦之氣。毫無差異。但聖賢從學問之修養言。此則從衛生之修養言。乃其不同之點耳。究之。衛生卽學問也。人若能從事於平旦之衛生。則精神活潑。不但身體康强。卽心思亦必有過人之處。但必持之以恆。守之以固。養成早起自修諸習慣。到了志氣淸明。四體不言而喻。是乃所謂孳孳爲善。舜之徒也。從知早起之衛生。其有關於聖賢之學問。爲不少矣。

作息之衛生

日出而作。日入而息。此帝堯之民之衞生也。藏焉修焉。息焉游焉。此禮記教人之衞生也。吾人操作過勞。則精神爲之困倦。略一休息。略一睡眠。遂卽復其康健之常。故或作或止。而衞生之方法。卽寓乎其中。茲特分析如次。

語云。勞則善心生。逸則淫心生。是操勞爲吾人所必不可少之事。從古聖人御世。一則曰不敢自暇自逸。再則曰日昃不遑暇食。卽以楚莊王申儆其民。亦曰民生在勤。勤則不匱。見操作二字。爲個人謀事業。卽所以爲生民謀福利也。況操作可使精神健旺。血氣流通。而壽命亦因之保固。其爲衞生。孰大於是。是說也。證之周書無逸一篇而可信矣。周公之作無逸也。曰昔在中宗。治民祇懼。不敢荒寧。其在高宗。舊勞於外。不敢荒寧。嘉靖殷邦。是二君者。享國皆久。亦越後王。生則逸。生則逸。不聞小人之勞。惟耽樂之從。自時厥後。亦罔或克壽。或六年。或四三年。從知勤勞則血脈貫通。享年必永。逸豫則神情頹喪。福命不長。君子所其無逸。卽此理也。要之人生操作。爲事業精神所表現。最爲需要。倘或筋力不堪。至於委靡不振。毫無的興趣。亦非衛生之法。如此則節勞尤爲首務。

藏修息游。二者互用。息亦非好閑之謂也。古人流連風景。童冠與偕。卽一浴一風一詠。無不有人欲盡處。天理流行之妙用。大學所謂定而后能靜。靜而后能安。以見靜則心力愉快。態度安閒。以之處事。自見精詳。有宋濂洛關閩諸理學家。無不從靜字入手。故曰惟靜故明。可見古人雖休息期間。而聖賢危微之心理。堯舞君民之氣象。無不往來於胸中。忙裏偸閒。鬧中取靜。且每臨大事有靜氣。是何等學問。學者試細心體會便得。

公衆之衛生

個人之衛生。家庭之事也。公衆之衛生。社會之事也。無公衆之衛生。縱一家庭間淸潔消毒。事無不舉。到疫癘盛行期間。終必受累。可知衛生斷非個人所能爲力。近世交通便捷。鉄路輪船。往來如織。雖數萬里之遙。傳染病蔓延甚易。則對於公衆衛生，其必加意嚴防。周密設備。以保衛人民之安全者。尤刻不容緩。所以公衆衛生者。乃以進人民於健康。謀社會之福利，而地方得以繁榮。强種强國。得以發達。莫不有直接之關係。則此等衛生之事業，範圍最廣，裨益最多。且衛生與不衛生之間。其關於國家之榮辱。民族之盛衰。影響甚大。是不可不特別注意也。

衛生之事業。在繁榮市鎮。若清潔街衢。疏通溝路。改建廁所。開拓公園。規畫菜市。防疫注射。取締市售食物。暨旅社剪髮店。屠宰場等。俱設備周至。燦然可觀。惟醫院之創設。檢疫之規則。尙屬雛形。而未有大規模之設立。蓋因風土起居之不同。人民習慣之顯異。醫學家治療傳染病之成效。又彰彰可紀。加以親屬之觀念太重。孝第二字。久已浹肌膚而淪骨髓。誰無父母。誰無兄弟。偶罹疾疫。而謂其必離家庭。而入於傳染病院。實不無阻礙難行之處。況近世疫癘。至酷毒者莫若鼠疫。而早服活血改毒膏。恆十愈八九。霍亂病頃刻云亡。而此症確由飲食傳染。璜遇霍亂盛行時。每勸告人家。凡食物須過煑勿冷食。筷子及碗碟。須用開水洗。以紙拭淨。然後飲食。

從未有患此等症者。猩紅熱痲疹。西醫頗畏之。然用開透法。令熱毒盡泄於皮膚。不治者絕少。天花痘近因牛痘盛行。傳染者頗少。卽或有之。順症固免用藥。危症逆症。依種痘新書保赤全書治之。多可得愈。病家每視爲尋常。無何等驚人之處也。赤痢在東西醫。亦畏其傳染。而我國則不論其爲阿米巴痢與非阿米巴痢。但審症施治。或瀉或溫。或用黃芩湯白頭翁湯加鴉膽子以殺痢疾菌。每應手取效。卽以白喉變症最速。溼熱病（卽腸窒扶斯）病期較久。然善治者如操左券。有此原因及習慣。故隔離病人之法令。督促亦往往困難。究之上工不治已病治未病。清潔道路。消除病菌。正治未病之方法也。至於病後如何防護。載在後疾病衛生中。茲不贅。

市鎮之設備。既如上述。雖傳染病院限於習慣。尙未普遍。究尙無礙。最好各地方長官。宜邀富商大賈。共謀創設一完善之病院。淸潔消毒。仿用西法治療設備。則中法經驗較富。經費亦較省。擇能委任。必大收效果。近歲國醫學校。各地方多有設立。再數年兼通中西之醫務人員。必風起雲湧。舉凡防疫治療各方法。必日臻完備。拭目俟之可耳。市鎮之衞生。既日臻於完善。次要者莫如鄉村之衞生。以我國目前。農村破産。農民之經濟。大覺困難。廚房廁所毫無整理。住屋諸多蕪穢。偶有疾病。求神問佛。一染疫癘。死者載途。徒付諸無可如何之數。情形殊堪憫惻。似宜於鄉村人衆較繁殖之處。多設衞生分局。並附設農民醫院於局中。以省經費。請 國府令飭地方長官。召集農村家長。集資剏設。以各地方學校畢業醫員任之。蓋舊時醫學家。思想太舊。於公衆衞生大法。未嘗理會。何從整理。若醫校畢業。則衞生事件。均有傳授。自能竭力宣傳。俾大衆公曉。且農民醫院。既附設其中。辦事人員。可以兼職。經費亦可大可小。依照農村經濟。逐漸進行。以次推廣。自屬輕而易舉。茲擬訂辦法。以供採擇。

衞生局務可分三科 第一科。局長兼醫員一人。 宣傳股一人。 文牘兼庶務一人。會計由文牘兼職。 宣傳股每月舉行一次。但衞生運動屬義務職。

第一科任清潔之調查及清道各事宜 第三科任防疫及調查死亡各事宜。並於村外設病室一所。以隔離病人。　以上三科。皆統轄於局長。隨鄉村之財力以爲斟酌損益。各科辦事規則。由局長另訂之。倘設施未能完善。農民醫院。則斷不可少。

農民醫院組織法　農民醫院。雖不必如市鎭設置之完備。但當視其財力如何。經濟較裕者。規模力求美備。惟辰下鄉村經濟。大都困難。外觀無庸壯麗。不妨就舊式房屋。略爲改造。總以合於衛生爲要。院內的組織。宜以國醫任之。經費較省。計可分董事一部。醫務一部。藥務一部。　董事部屬義務職。部員無定額。凡籌款及應興應革之事宜屬之。醫務部可設院長一人。凡關於醫務及改進各事皆屬之。設文牘兼會計一人。凡屬於來往公文及收費暨病人入院出院與院內進出概屬之。每三月或四月。須報告於董事部。藥務部設院丁一人。看護一人。院丁任院中之雜務。及採藥煎藥諸事務。看護以報告病狀。凡病人之熱度及分泌物若何。與夫病人之飲食寒暖的保護概屬之。

傳染病室須另設於村外。不宜與尋常雜病。混合一處。

再如財力不能𢍉設醫院。則醫局診察所。不可不設。醫局不妨合數村爲之。因此項診療所。凡有三益。一，交通不便之地方。凡有疾病。醫藥諸多缺乏。有診察所便可救濟。二，可以援助無力療病之貧民。三，風氣閉塞之鄉村藉此可以灌輸衛生常識。綜上三端。辦理尚有困難之點。一則醫師最重。非有學識有經驗者。倘效力不著。萬難起鄉村之信用。其經驗宏富。聲譽較隆者。在市鎭尙日不暇給。欲令其在鄉村任此艱鉅。勢必不能。此則無可如何之事也。一則我國以農立國。農務較發達。蒔料亦須充足。茅坑偏設。蚊類繁生。熱瘧傳染。毫無已時。而大糞主義。幾遍全國。何能消毒。何能清潔。救濟之法。在家屋力求潔淨。在晩間則鄉村燻蚊法，亦能消毒。所以尙無大害。若論衛生各方法。以施之鄉村。尙未能推行盡利也。再鄉村治療所。每年於春秋二季。宜兼種洋痘。洋痘之益。各鄉村均已通曉。但每人只種一次。於免痘尙無大效力。總以三年種一次爲佳。

市鎭鄉於公共衛生應調査之事務

一，調查關於飲食店諸衛生事件。鄉村小店。蒼蠅畢集。爲霍亂媒介。益宜注意。

二，調查關於道路河渠淸潔事件。鄉村潭窟。泥滷穢積。宜速整理。以糞其田。可免臭氣薰蒸。

三，調查關於旅店，浴室，戲園，游藝場，公園，剪髮店，諸衛生事件。

四，關於沿途販賣飲食品的調查。暨病牛病猪自死肉應取締事件。

五，其他各家各戶應辦之衛生。凡宣傳演講暨掃除糞穢各事件。

微生物之檢驗

莊子以塵埃爲野馬。可知飛塵中雜有活體之微生物。國於蝸之角。蠻觸鬭爭。伏尸百萬。可見微生物發育之繁盛。雖然。此猶昔人之寓言也。近世西洋以顯微鏡檢查微生物。硅學新編一書。靡不窮形盡相。我國醫者無此學職。對於傳染病之檢查及預防之方法。竟付缺如。以致海上之檢疫權。不得不全部讓諸習西醫者之手。此國醫之恥也。乃者國醫專校及醫學院。各省林立。

此傳染病菌之檢查。及消毒法諸試驗。確宜兼教授此科。以立衞生之基礎。雖日人渡邊熙有云。用仲景法治病。不必從事於殺菌。而病菌自然消滅。然爲治病言。非爲衞生言也。若以言衞生。則檢驗所之設施。凡醫學家固應有此常識也。

防疫

疫癘盛行。城市間傳染最易。以其人口繁多。房屋密布。一旦發生時疫。加以汽車人力車由街衢中行駛。塵土飛揚。種種足爲疫癘媒介。就中尤以傳染肺癆較疫病爲害更烈。是不可不加意防護也。防護之法。舊分霍亂，鼠疫，白喉，天花痘。赤痢，小腸熱。猩紅熱、肺炎，腦膜炎等。究之。霍亂固易死人。能慎重飲食。則撲滅自易。白喉我國喉科治法甚佳。死者亦頗少。鼠疫近雖較有治法。而此種毒菌。壞人最速。腦膜炎亦屬急性之傳染病。是四者皆爲疫病中最危最急之症。切宜以隔離病人。爲防疫之要務。若夫天花痘，痲疹。（重者卽猩紅熱）凡屬小兒。均不能免。精於此道者。最能轉危爲安。且順症亦頗多。但以愼風寒爲調理之第一方法。西人遇此症。仍主通風消毒。以至痘痲二毒。因感受風寒。壅遏於腹中而不得出。每每致死。猶之疔瘡最忌開刀。一開刀則走黃而毒愈熾。死者接踵。是二者均爲西醫治療最謬誤之點。名爲衞生。實則傷生。確不可從。若夫赤痢，肺炎，小腸熱。多隨氣候而發。依我國治法。多可得愈。傳染亦無何等之蔓延。惟小腸熱治不如法。告斃者多。是則衞生局醫學家所宜注意。似防疫當以霍亂，腦炎，鼠疫，白喉，小腸熱五者爲重。至天花痘，痲疹，赤痢，肺炎。乃尋常之病症。愈期亦速。預防之法。洋痘甚佳。痲疹，赤痢　肺炎。在氣候盛行期間。卽交通不便之處。亦多發生。殊屬防無可防。玆擬公衆之防疫方法如左。

一，凡遇霍亂，鼠疫，白喉，腦膜炎，小腸熱、發生期間。當以隔離病人。實行消毒爲首要。

二，以清潔食料爲要點。凡水料牛乳冷物。概宜注意清潔。其不合衞生者。衞生局醫學家均得隨時整理。加以干涉。至肉類不潔。尤宜時時檢查。

三，滅除害蟲。蒼蠅最善傳染疫症。已爲大衆所公認。宜隨時撲滅。蚊蟲爲發生惡性瘧之主因。不易捕滅。能逐日排除污水。則爲消滅蚊種之唯一方法。老鼠周身之蚤虱。爲傳播疫症之主因。宜設法消滅之。

公布防疫條例之參酌

國府十七年。由內政部公布防疫條例。凡屬國民。均宜奉行遵守。固不待言。然思古者太史有輶軒之採。風詩亦云先民有言。詢於芻蕘。况衞生關繫重大。凡全國國民有共同參預之責任。茲謹略擄所見。以備採擇。

本條例傳染病第一條。

一，傷寒。傷寒爲六經一定之病情。無所謂傳染病也。今試以三陽經最表面一層言之。中風症用桂枝湯。傷寒症用麻黃湯。果切中病情。一二劑可愈。以三陰症最盡處言之。厥陰經爲病。消渴。氣上撞心。飢而不欲食。食則吐蚘。除藏厥一症不治外。用烏梅丸一二劑可愈。從未見此等病有沿門闔境相同者。何得列於急性傳染病中。近世習西醫者。均以小腸熱爲傷寒症。異常錯誤。急宜改正。

二，斑疹傷風　斑疹乃四時雜感化熱兼見之外候。夾氣候之穢毒爲多。徐靈胎所謂胃熱而肌肉發斑者是也。與傷風在表。肺熱而皮膚發疹者不同。若輕微之風疹症。無關痛癢。傷風二字。似應删去。

三，赤痢　危症甚少。輕者一二天可愈。重者或兩三星期，或月餘可愈。每起於夏秋之交。卽有傳染。亦不甚蔓延。近日醫志賀謂有阿米巴原蟲爲病。然檢查糞穢。百人中有此蟲者。僅十人患痢。且多時愈時作。成休息痢。謂之急性傳染病。似有未合。

四，天花痘　周秦以前無此症。至漢馬伏波征武陵蠻。軍人傳染。謂之虜瘡患此病者終其身有免疫性。其出痘有一定時期。三日發熱。三日見點。三日起脹。三日灌漿。三日收靨。共十五天卽脫險。我國專科。治此最爲老練。無何等之危急。卽有危症。恆於見點起脹期間。卽可察出。此症雖屬急性傳染病。然近世洋痘盛行。患之者甚少。病家小兒患此。並不驚惶。順症且不藥自愈。是天花痘到此時期。殆將絕跡。奉勸爲父母者。每三年須令兒童種痘一次。亦防疫之要道也。

五，鼠疫。

六，霍亂。

七，白喉。

八，流行性腦脊髓膜炎。

以上四症。確係急性傳染病。傷人最速。則設立病院。隔離病舍。實屬萬不容緩之舉。凡衛生局醫學家遇此等症。切宜注意。 若夫傷寒範圍甚廣。斷不宜列諸傳染病中。以致防疫進行。諸多窒礙。天花痘痲疹若依歐西防疫方法進行。必夭枉無數。因此等症。我國治法。最精最備。醫術不同。風氣不同。似不能不變通辦法。以期推行盡利。未諗世之講究衛生者以爲然否。

婦女之衛生

昔孔子刪詩而首關雎。孫思邈作千金方。以婦科居首。良以閨門爲起化之原。婦女爲種族繁榮所繫也。禮記云。妻者齊也。原屬男女平等之稱。後人不知此意。僅以嬌姿豔冶。爲娛樂之具。嬌養性成。馴至固有之智能。不克與男子同等。社會國家之貧弱。此亦一大原因也。近則國家社會。知强健婦女身體之必要。毅然除纏足之風。國府且畀女子以參政權。要使男女共負國民之責。使民族得以復興。國家得以强盛。則婦女之衛生。在今日尤爲首務。茲特分別如下。

女子在幼冲期。便要養成清潔之習慣。口腔宜常洗滌。衣服宜常整潔。飲食宜有準則。起居宜有定時。外陰部宜常以溫水洗濯。以免蟯蟲潛滋暗長。成童尤宜稍習勤勞。把外界的事物。化爲自己的智識。不獨身心活潑。得日進於健康。卽意識亦日漸豐富。以之讀書習藝。自可涵養德性。增廣技能。一洗從前多愁善感之惡習。此卽吾人提高婦女生活之要點也。

月經爲女子自然之生理。爲人種胚胎所自始。此時洗身宜用熱水。使月癸不至凝滯。以發生痛經諸病害。經來時身體微感不適。宜食富於滋養。兼易消化之物品。精神亦不宜過勞。以免損及腦力。　尋常經病。每每食慾不振。或耳鳴。或頭痛眩暈。或衝逆嘔吐。此血液不足之故。養血鎭衝。可以愈之。

妊孕之衛生

妊孕至二三月。每每發起嘔吐。俗名惡阻。輕者僅阻礙飲食。重者並血液亦多吐出。最易害身體之健康。用紫蘇葉五分黃連四分竹茹四錢煎湯服之。極效。　妊婦患痢。最爲危險。兼發熱者每致小產。卽不服藥亦恆小產。醫者治痢藥品。並不妨胎。竟屢流產。可知其流產非醫之過。病情每易致此也。患熱病熱瘧者亦然。醫者遇此。切宜特別注意。　孕婦飲食後。行動宜以緩和爲主。疾趨跳走。均所不宜。至衣服之宜寬大。居住之宜清潔。所不待言。

臨產之衛生

孕期至二百八十日。便須分娩。此時產室宜光亮。空氣宜流通。產婦所用器具。凡接觸於生殖器者。均須嚴重消毒。緣產時陰戶分裂。創傷處細菌易於侵襲。恆因發熱而浸成蓐勞。所以關於消毒各方法。均宜設備。

產後之衛生

胎兒分娩後。產婦宜扶之使靜坐片刻。兼服補身諸湯藥。以滋養氣血。如當歸補血湯等類。身體宜正臥二三日。不可時時轉側。一以防空氣襲入子宮。一因子宮收縮。不宜側臥。如側臥亦須左右互換。因正在子宮收縮期。不可偏在子宮一面。乃以防子宮之傾側也、 兒既分娩。產婦外陰部必有創傷。倘瘀血積聚。小腹必苦痛。宜以黑仙查一二兩合赤糖煎湯服之。立能止痛。且可消除惡露。以免子宮後日之潰爛。屢試屢驗之法也、 產婦經十餘日。倘子宮或有潰爛。其惡露必發生惡臭。須防大出血等危險。宜速延醫治之。飲食以易消化及富於滋養者爲合。若豬肝，綫麵。牛乳，薄米粥。鷄蛋等皆宜。食量多少。尤須合度。總視產婦胃部之消化力若何以爲斷。

嬰兒之衛生

嬰兒安能衛生。必賴父母之維持調護。方其呱呱墮地。最重惟在剪斷臍帶。倘斷臍未得法。撮口臍風等病。即隨之而起。剪臍帶之法如何。須將臍帶離腹約長一寸許。先行紮緊方可下剪。剪後敷以煆硼砂粉。再將已消毒紗布包裹。俟六七日臍帶即自脫落。此時切宜愼風寒爲要。

嬰兒初生。宜以硼砂水洗淨口腔。進乳時乳母乳頭尤宜用鹽水洗滌。以免鵝口等患。授乳以生母之乳爲最佳。每次授乳。亦須有一定之規則。不宜乘其啼哭即與以乳。以致消化不良。發生腸胃等病。

嬰兒偶受風寒外感。不宜遽與以藥。因其臟腑嬌嫩。不能受藥之刺激。爲乳母者宜抱之使近已身。令兒體溫煖。濈濈微汗則諸凡外感。不藥自除。

嬰兒滿週歲後即宜斷乳。而斷乳期間。須在春末秋初。於氣候較宜。若夏季則不宜斷乳。因夏月伏陰在內。慮腸胃消化不良。或至發生他病。

嬰兒皮膚。最易發生塵垢。宜兩三日洗澡一次。洗澡宜輕擦。以不損皮膚爲要。風日晴和時。尤宜常在戶外行動。使其飽吸空氣。以改良血質。而養成漸能忍耐風寒之習慣。

兒童之衛生

小兒至六七歲時。精神已漸活潑。身體亦漸健全。在此期間。最善嬉戲運動。而嬉戲運動。貴有規則。約舉如下

一小兒最喜玩具。而玩具色澤鮮豔者。所含之毒質愈多此項玩物不宜給小兒戲弄因小兒品性。每一玩物到手。動輒置諸口中。爲父母者急宜勸導制止。兒童在游戲時期。手足衣服。不避污穢。且周身汗出。卽面部亦諸多塵垢。故手足頭面。宜時常洗澡。卽衣服亦宜時常更換。務要養成清潔之習慣。

殺菌之方法

微生物最忌日光。衣服器具。以常晒曝爲要。每歲立夏後。尤宜注意。疫症初發生時房室內以硫黃燻之但熏時衣服布疋。宜收藏嚴密。用石炭酸和水洒地。尤爲便當。如要用本國藥。可取膽礬一磅。生石灰一磅。水二斗許溶和成液卽可施用。

螞蟻爲傳疫之媒介。室內如有蟻跡蟻穴發見。用明礬和水洒室內。蟻自滅跡。蟻穴以石炭酸水洒之。蟻便消滅。

飛蠅　蠅最穢惡。尤宜撲滅。近人用蠅紙蠅廚以殺蠅。亦良法也。

疾病之衛生

衛生可以卻病。可以除疫。此世界所公認也。然讀我國松峯說疫。及西國歐氏內科學。則疫病有古有而今無者。有古無而今有者。有原因未明。無從檢查其病情之從何而起者。故以言衛生。謂爲愼疾則有之。謂其盡可卻病。則未之前聞也。況據德國哲學家康德所述。謂有德醫二人。吞菌甚多。毫不爲病。日醫度邊熙。亦謂用仲景法。一退其熱。不必殺菌。而病菌自然消滅。故近世西醫之有識者。亦云病菌之傷人。必先有特殊之氣候。不適於人體。而又適於病菌之繁殖。則又以氣候爲本。病菌爲標。是則疾病之衛生。其必以氣候爲標準。彰彰明甚。

春溫．夏熱，秋暑，冬寒。此氣候病也。人日在氣交之中。斷不能出乎四時支配之外。故身體偶不適合。而疾病卽隨之而起。所以春天易患風溫咳嗽。夏天易於傷暑霍亂。秋天易病瘧痢伏暑。冬天易染寒疾或冬溫。吾人既染受時感。一切油膩食品。宜先戒絕。衣服務取寒煖適中。除怕冷期間。及痲疹等病。應愼風寒外。病室概宜通風。俾得吸取新鮮空氣。以舒肺氣而改良血質。則時感等病。較易痊愈。醫家用對症療法。亦較有效力。至傳染病。經醫家審症屬實。凡飲食便溺呼吸器用。均宜詳愼處理。不獨防其傳染他人。卽病者自身。亦得因清潔消毒。而減輕病累。若夫病室須時常洒掃。且不許多人叢雜。又不許在病室吸煙及燒炭煎茶。以致炭氣與空氣渾雜不潔。我國病家拘於情誼。凡親戚探病。及家屬照料。動輒在牀前擁擠多人。至爲害事。

病人之被褥。宜以柔軟者爲佳。凡欲其睡臥穩適。則精神易於恢復也。每日安睡前。被褥上如有物屑。應速除去。以免受穢氣之侵襲。

病人之衣服。以寬博者爲合用。慮身體一束縛。則精神或感不適。且汗孔之排泄穢氣於體外者。恆易潮溼而有不良之感覺。其沾染汗液者。尤易發生酸臭。至二便之穢汚衣褲。尤宜立卽更換。洗以開水。洗後再向日光中曝晒。自能消毒。

病人之藥物。最宜愼重。若一日爲延數醫。方藥什投。錯亂無序。病雖輕亦多不治。近歲西法盛行。病家往往中西互用。何者爲病變。何者爲藥物副作用。每有難於確斷之處。奉勸病家。對於治法之或中或西。切宜專一。若中西藥品亂投。壞事尤速。

病人之食品。取易消化者爲佳。所用的碗碟筷匙。必須另備。稀粥須煑極爛。鷄蛋亦宜半生半熟。方易消化。凡一切食物湯藥。服時不宜過熱。以防口舌受其灼痛。至次數用量及宜忌。亦須聽醫生囑咐。方能合於病理之衞生。

論今日宜速行禁煙運動以助 政府進行

肺爲嬌藏。一吸炭氣。則能受病。微論鴉片大毒。能痲醉腦筋。敗壞血質。使人精神疲倦。釀成懶惰之習慣。卽煙草內含尼可清。吸其煙日久。恆至肺燥痰升。發生咳嗽。甚至成癆。余自髫齡時。卽畏之如酖。屆今年老。尙能氣體發達。康健逾恆。雖操勞過度。亦不甚苦。以此足證不吃煙之大益也。各煙雖能刺激腦部。尙無大害。獨至吃食鴉片。不但身體羸弱。疏懶不仁。甚至人格墮落。罔顧廉恥。失歡於父母。見嫉於妻孥。浪費田宅者有之。骨肉乖離。出賣子女者又有之。卽幸而先人遺產。尙可支持。而呼吸中樞痲痺。對於消化系。飲食易滯。有便祕的困苦。對於生殖器。精氣淺薄。易致男子陽痿。女子不孕。凡諸弊患。皆足以亡國滅種而有餘。吾人何苦爭相嗜吸。以致敗其名。喪其身。直接每傾其家。間接卽以弱其國。傷心慘目。固未有如此之甚也。今者 國民政府爲民除害。禁煙文告。三令五申。近更毅然督促。嚴厲進行。奈禁者自禁。販者自販。吃者自吸。此何以故。緣一入黑籍。身名俱壞。雖至觸狀刑罪而有所不辭。吾人試思一入牢獄。不徒煙癮發生。呻吟牀席。且父母兄弟妻子。亦因之脫離。甚至自身職業。亦隨之停歇。卽幸而出獄。名譽一經破產。縱有薄技片長。人亦以其觸犯刑律。而多所唾棄。以敗家辱身之具。視爲酣嬉娛樂之場。窮其害不至舉家老少無所仰給。不轉爲餓殍而不止。念及此而不驚心動魄。廢然思返。抑復成何人類耶。

禁煙運動。在我國今日。較諸清潔衛生尤爲切要。凡我人民。一覩黑籍之慘狀。切宜互相勸勉。俾早戒絕。則强種卽以强國。不特人民之幸。亦卽國家之幸也。

論衛生宜先禁娼妓

我國家庭禮教。風氣休嘉。男女之際。防範綦嚴。是以染花柳毒者絕少。近則通商市肆。妓館林立。楊梅天泡。淋毒。一經傳染。不徒身受其苦。且貽害及其子孫。對於人民種族之盛衰。關繫甚大。各地方長官。其未深明治體者。不惟不加禁止。反徵收稅則。美其名曰花捐。是官署只圖一方之利益。而不顧人民受花柳毒之慘害。與飲酖止渴何異。凡我人民。急宜痛戒。須知圖片刻之歡娛。卽貽終身以無窮之患害。甚且生子不育。或育而不壽。豈非自招滅種之禍。近雖六零六注射。名爲特效藥。然僅能壓毒。而未能消毒。

不數年或眼目失明。或發瘡蝶。或發喉蝶而致死。即或不死。亦多瘡風作痛。牀席呻吟。何苦以貴重之軀。而邀此無可解免之疾痛。念及此而不急自痛絕者非人情也。

跋

衛生學者。非徒以保身體之健康。尤須涵養吾人之德性。乃近觀衛生各書。多偏於西洋學說。而於我國固有之國粹。略焉弗詳。不思我國經史子集所言有關於衛生者不少。家嚴奉　中央國醫館命。剏設國醫專門學校。所編纂之衛生講義。多融會中東西學說。及諸子百家磨練而成。而注重於道德之衛生。此書出以之作學校課本。於世道人心不無裨益。敢以告世之言衛生者。

男樹萱謹誌

中華民國七十四年七月台一版

衛生學講義

平裝一冊基價二元五角正

撰述者 吳錫璜

發行人 高本釗

發行及印刷所 新文豐出版股份有限公司

公司：臺北市雙園街九十六號
電話：三〇六〇七五七・三〇八八六二四
門市部：臺北市羅斯福路一段二十號八樓
電話：三四一五二九三・三四一五二九四
台北郵政三六四三信箱
登記證：局版臺業字第〇六四九號
郵政劃撥：〇一〇〇四四二一六號

傳染

《麻疹专科讲义》引言

《麻疹专科讲义》为私立厦门国医专门学校教材之一，吴瑞甫撰。此讲义系吴瑞甫结合自身临床经验，以清代闽北儿科名医邓乐天《保赤指南车》中有关麻疹的论述为蓝本，并摘录《种痘新书》《麻疹活人书》等历代医家的麻科著作编写。全书不分章节，无目录，内容包含麻疹的预防、病因、症状、诊断、治疗方法、饮食起居禁忌、用药禁忌等。强调分辨麻疹在不同阶段的基本特征和各种变化，治疗时根据不同阶段针对用药，如麻初发热用升麻葛根汤，麻出作喘急用三拗汤，提出“宜清不宜补”、不可过用寒凉药的基本治疗原则。现仅存1934年厦门国医专门学校油印本，全一册，封皮题“传染”二字，卷首有吴瑞甫所撰序言，版心题“麻疹讲义”“麻疹专科讲义”“麻疹科讲义”等，且前后纸质、字迹不相一致由此推测整本讲义并非一次性印刷而成。本书以1934年油印本为底本影印。

治麻疹專科緒言　吳瑞甫

余年十四歲時。先君子以醫為世業。囑讀岐黃家言。俾世代承蔭。胡傳勿替。謹誌之不敢忘。因麻痘兩科。未得要領。遂習業於大田縣楊氏。見其察症治法。悉本種痘新書。時先君子適閱是書。續輯又待考。以該書本版多殊。問難考證家魯魚諸多訂正。居年餘。而診察遵循八法。頗覺明瞭。獨惜此書於麻疹一門。多未完備。後得吾閩鄧旒先生麻科讀之。細徵精切。一字一珠。蓋痳疹活人書。麻疹泉成等。皆不及也。余細讀是書。於治麻各法。頗能舉其大要。竊謂麻初見点。以出盡為吉。其不吉者。出未盡故也。欲其出盡。非重加發散不可。麻後以火清為吉。其不吉者。火未清故也。欲其火清。非重用寒涼不可。緣麻乃火毒。出麻時有一分未透。即麻後必留一分之火。以發生他症。與其治之於麻後。不若治之於麻前。當其見点時。咳嗽眼赤。流淚噴嚔。審知確係麻。而非痘，儘可用麻葛大加發散。痘懼發散，麻不懼焉。發散透，則痲必盡透。痲出透，則裏自無熱，必然理也。又方書每以鼻扇鼻乾，胸高氣喘為不治。不知此病若在痲後，用清肺解毒，頻灌之，亦有愈者。若在見麻時期，切須發散。蓋麻發透至手足，方能轉危為安，但有延至七八日，始發透者，亦可以常法論也。倘用輕劑以治重症，亦鮮能有效。此又本集中所見不到之處，用特揭出，以為治痲症之難治者，為先機之導。

歲在甲戌十一月書於廈國醫專校

論痲

疹雖胎毒，卻因時令不正，男女傳染而成也。其發也，與痘相類。其變也，比痘非輕。蓋毒起於脾，熱流於肺，始終之變，惟腎無症。臟腑之傷，肺則尤甚。閉門閉途，不如路守尋經。湯湯止沸，不如灶內抽薪。初時發熱，亦似傷寒，自出淚而不止，鼻流涕而不乾，咳嗽太急，煩燥難安，以火照之。隱隱皮膚之下。以手摸之。磊磊肌肉之間。其形若疥。其色如丹。隨出隨沒。乍隱乍見。根窠若腫兮。麻而兼癮。皮膚如赤兮。疹而夾斑。似錦而明兮。十有九活。如煤而黑兮。百無一生。疹毒最重。治法不同。微汗常出。毒勢越而不留。清便自調。邪氣行而無壅。滯。腠理或鬱兮。即當解散。腸胃閉結兮。急與疏通。苟不慮終而慎始。恐變患而為凶。其衄不必憂。邪從衄解。其痢不必止。毒以痢懸。所喜身上清涼。可畏喉中腫疼。餟水不休。法在生津養血。飲食欲減。方須救胃和中。出之若遲。發表為貴。出之太遠。解毒為宜。毋伐天和。當視歲氣。寒風凜凜。毒氣鬱而不行。火日炎炎。邪氣乘而作厲。或施溫補。勿助其邪。當用清涼。休傷其胃。制其過。必得其平。驅其邪。勿傷其正。或寒或熱。藥性之陰陽各殊。為實為虛。人品之强弱有異。其麻既出。調理甚難。坐臥欲煖。飲食宜淡。風寒若受兮。為腫為熱。鹹酸一不禁兮。為咳為喘。穢若觸兮。發痒寒若搏分。没消。便帶膿血分。腸胃夾熱。咳多痰涎分。華蓋傷寒。口爛唇瘡。心脾之火未退。毛焦髮槁。營衛之液將枯。苟不明於臨症。何以稱為折肱。

又論

痧痘淫火之毒。自臟發為痘。自腑發為痧。痧屬陽者氣。故下出上没而不漿。痘屬陰者血。故宜温補以助膿。二者相去經遠。豈可以治痘之方而治痧哉。蓋痧毒激烈。一發即蒸於臟腑。肺主皮毛。故發之初。鼻流清涕。咳嗽噴嚏。音啞咽疼。見症獨多。而所以異於傷寒者。祇有眼胞畧腫。目淚洋汪。面腫腮赤。是以知為痧耳。其初發也。最忌風寒。及食辛熱之物。生冷之菓。用藥必須疏散。使之易出。首尾以滋陰養血為主。若潮熱往來。二便不秘。飲食如常。精神清爽。身潤澤而有汗。唇下紫而自榮。舌無黄白之苔。口無腥臭之氣。此其內毒最輕。知其症之必順。不須用藥費心。若或鼻衄吐血。此毒從血解。嘔吐毒攻胃管。泄瀉莫作虛看。腹疼痛多屬內熱。驚譫語心經火旺。不畏瘡之稠密。惟喜色之紅活。故麻色明潤。雖一片成毯不怕。若瘡來紫黑。雖稀疏不密難治。是以紅色者輕。紫色者險。青色者則不治之症。蓋血活則清。毒壅則血熱。轉黑則毒凝血死。又安能活乎。治此之法。如黑來焦紫。必以清熱為主。亢以涼血為先。人雖甚弱。不可妄投補劑。不過以解毒中用人參畧扶元氣。此痳雖熱症。又不可因热症而過用寒涼。以致耗其元神。此治痳之法宜清不宜補也。

免疹丹

生下小兒至三朝。或五朝。臍帶脫落。取致新瓦上。用炭火四圍燒至將盡為度。將臍取起。放地上。以瓦盞蓋之。令其存性。研為細末。須將明透硃砂。亦研極細。用水飛過。再用戥秤之。假如臍帶五分。則入硃砂弍分五厘。減半而已。用生地黃當歸身煎濃汁一二蜆殼。調和前二味。抹兒上腭。及乳母乳上。令兒吮之。自辰至晚。药已吮盡。次日大便遺下污穢濁垢之物。則終身永無瘡疹。兼除百病。此方最靈。大有奇驗。

麻科忌药

凡出麻比於出痘似輕。然疹家禁忌比痘尤甚。悞食魚肉。必定重出。悞食酸鹹。則勞嗽不止。悞食五辛。則驚熱不除。冒感風寒。則生麻瘡惡瘡。終身受害。極宜慎之。

一麻前後。忌諸肉魚酒雞鴨之類。恐惹終身咳嗽。只宜用老雞精。漫火煮爛。淡食可也。

一麻忌服升麻人參半夏白朮等劑。此理固然。但不可執。如小兒有病之後。元氣不足。陰血虛損。更或泄瀉無度。脾土有傷。白朮亦宜少用。此參蘇飲內用人參。略詳其意。只臨用時。貴乎細審其當耳。

經驗麻症治法

麻出自六腑。發熱之初。增寒壯熱。鼻流清涕。身体疼痛。

嘔吐泄瀉。症候異的、宜參蘇飲去人參。蘇葛湯去砂仁、陳皮。若腹痛宜用厚被蓋之得汗自頭至足方散。漸漸衣被。則皮膚疏通。腠理開豁。而痲易出。即不出亦不可再汗。恐致亡陽之變。宜常以葱白湯服之。其痲自出。且張此。久無發搐之患。或痲出不快。內服解毒之劑。汗出不徹者。外以芫荽葱糟之類。絹包蒸熱。自頭面至遍身四肢。逐一摸擦。勿令見風。衣被溫厚。自然出快。切不可言。凡痲初出。多見於耳後、項上、腰眼及四肢為齊。與痘同。獨痲要頭面愈多為佳。

痲科首尾分治

一 痲發熱之初。既經表解。切忌風寒生冷瓜菓。如不戒、則皮膚閉塞。毒不能泄。遂變紫黑而死。倘遇此症。須服消毒飲散。或湯飲飲水。略服葱白湯少許。使出微汗。皮膚潤澤可也。最忌香鮮甘甜葷腥之物。恐惹泄出上行。

四

夏門國醫專門學校

一
痧泄瀉。須分新久、寒熱。傷食傷冷。若新瀉者胃苓
散加木香、木通。寒泄者十難救一。或傷食傷冷作寒
泄。四肢冷。不得已用理中湯止之。久瀉者宜六君湯
加肉菓之類。或豆蔻丸。或五倍子燒灰米飲調下澁
之。如再不止。用醒脾散一服神效。

痧初發熱譫語方

升麻葛根湯治痧初熱升麻少許、葛根、甘草、加蘇葉、葱、
白芍、心咳嗽加貝母去升麻、急喘換藿梗加陳皮、頭痛、
加川芎、腹痛加薑汁水煎熱服被蓋出汗汗後鮮紅潤
活再服即見
參蘇飲、治痧壯熱、痰咳身痛、陳皮、茯苓、桔梗、紫蘇、
乾葛、前胡、甘草、山查去人參半夏。
蘇葛湯治初發熱症候各分適用蘇葉葛根白芷
木通元參黃連連喬柴胡防丰黃芩
甘草各等分葱三根為引水煎服冬月無汗加麻

黃　熱甚加牛蒡

消毒散治痲已出或即出即沒作脹喘急牛蒡　殭蠶

貝母　防風　紫荊花　蟾酥　地龍　共為末每服

一錢竹葉煎湯調下

一芫荽糟治痲出不快。取芫荽切細片加葱白入酒糟。共

搗成餅蒸熱用絹袋包遍身摸擦即紅活出現最驗。

一痲症作喘鼻乾燥者宜白虎湯若痲後胃虛弱者切

忌白虎湯宜以清肺散治之。

積按此症仍用後三拗湯為第一。專用白虎須防冰毒。以

加麻黃為效。

白虎湯　知母　石膏　甘草

清肺飲　麥冬　茯苓　防風　牛蒡　桑皮　地皮

知母　甘草　水煎服

一痲出作喘急。宜用三拗湯。既出三日後作喘急。宜清

肺飲治之

三拗湯。麻黄、杏仁、甘草、加石膏治疹初出作喘不咳
又方。治麻沒後咳嗽作喘。麻黄、杏仁、北味、只實、
麥冬、咳嗽加蘇子、玄參、白芥子、
一麻初出。必要咳嗽。則腠理踈通。鼻血。則熱毒隨解泄。
一瀉則上下熱毒得通。嘔吐俱無妨。
麻本出自肺胃二經。故二經熱毒只宜以解毒為主。
六一散與至寶丹二者。乃麻科之禮門義路也。若夫
共血諸症。四物湯加黄芩黄連。大有奇功。如麻既出
之後。其有咳嗽。泄瀉。鼻血嘔吐者。前方不可過服。急
宜消毒飲最妙。
六一散。即益元散。飛過滑石六兩 甘草一兩 共研細末
四物湯。當歸、白芍、川芎、生地 加黄芩黄連
一麻欲出不出。隱隱不見者。危症也。急用消毒散加麻
黄山甲服之。麻出則無後患。如不出再服。總以開表
解毒為要。

消毒散。方見前。加麻黄、穿山甲。

一麻既出，而即没者，乃外感風寒，麻毒内攻。若不早治，爛胃而死。可用清毒飲熱服。如三日麻退後，或有風寒之症，更可用消毒散。

清毒飲。治痳毒内攻。牛蒡 黄芩 防风 連翹 玄参 桑皮 紅花子 甘草

一痳既出，已過三日，不能没者，乃内有實熱。宜四物湯進之。如口鼻出血，總屬心熱，加犀角解之。

四物湯。方見前。加通天犀角。

一麻凈身壯熱，口渴煩燥，漸至羸瘦，此熱積心肺。宜四物湯，加甘草、五味、知母、石羔、麦冬，水煎服。

一孕婦出麻，無論强弱，當以四物湯倍加條芩、艾葉。安胎清熱為主。如胎氣上冲，急用苧根艾葉煎湯，磨生絲糊服之。更以四物湯六劑進之立捷。

一麻正出，但得其色淡紅潤澤，雖不進飲食，亦不為害

蓋因熱毒表解內蘊實熱故不欲飲食明矣若疹退之後不食當進四物湯加六麯麥芽山查砂仁三劑自然飲食如常或有胃氣弱者生地少減

八論痲輕重辨症

時熱時退。無他症者輕。頭面不出者重。出透三日。而後漸收者輕。紅活潤澤。頭面均淨而多輕。赤紫疹點乾焦不潤者重。移熱大腸。變痢者重。黑點乾枯。一出即沒者死。鼻青糞黑者死。鼻扇口張。目無神光者死。胸高氣喘。心前扇動者死。

一痲發熱。眼白赤色。声啞喉腫。心煩口渴。腰腹疼痛。口鼻出血。人事不清。大小便秘。狂乱不安。舌苔黃黑。口氣腥臭。此名閉症。毒滯於中而不得出。將作內攻。急以清毒解表湯主之。若疹出可救。不出死

清毒解表湯 治毒閉痲不出 黃芩 升麻 荊芥 麻黃 連喬 知母 石膏 甘草 牛蒡 黃連

麥冬　防辛　吉更　蟬退　加無價散

無價散　取無病小兒糞陰乾。以罐盛貯。鹽泥封口　一分。以炭煨煆。取出存性研末。入冰片小許。

一癥出或挾斑疹。以四物湯加犀角紅花治之。

卜聯杏論麻心法

一．麻初發或三四五日而出。或六七八九日而出。間有半月而出者。其症作渴作瀉。咳嗽噴嚏。煩燥。眼胞浮腫。皆癥症也。初時不見麻路。不可遽表。宜畧清解。用甘桔湯利咽散主之。如見麻路。葛根湯加吉更防風葱白。如不出。加麻黃閉提腠理。自然即出。既出之後。可用防辛敗毒散主之。不可無表。恐防內伏。癥入者如珠如豆粒小者。如粟如黍。此等皆吉兆也

甘桔湯治麻声啞咽痛　甘草　吉更　各等分水煎服

利咽湯　治麻失声音　牛旁　防辛　玄參

防風敗毒散　防辛……荊芥　生地　炒芩　川連

[illegible]

桔梗 元參 甘草 連翹 升麻 牛蒡 炒柏
淡竹葉 各等分水煎服

加減葛根湯 乾葛 黃芩 連翹 生地 赤芍
防辛 荊芥 柴胡 木通 吉更 甘草 葱白三根
生薑一片 水煎服冬月加麻黃

凡麻至熱五日見形。宜用葛根湯加減。以後不可用升麻。
凡麻出如雲一片者。此毒發出。宜清涼解毒降火主之。
凡麻出、咳嗽不止。身熱作渴，煩躁不食。脈洪。宜黃連解毒湯加生地 地骨皮。

黃連解毒湯 黃連 黃芩 黃柏 梔子 加生地
地骨皮 各等分水煎服

凡麻發熱見形鼻衄者。乃心火上熏煩悶。其症無亨。宜升麻葛根湯加生地。炒梔仁。薄荷葉。以散心火鬱熱。減去升麻

升麻葛根湯。 葛根 白芍 甘艸 加生地 山枝仁
薄荷 各等分水煎服

凡疹初熱煩躁。或隱而不出者。宜升麻葛根湯。調辰砂益元散。或荊防敗毒散亦效。

凡疹出白色者。此血虛也。宜四物湯合升麻葛根湯主之。

凡疹出如粟收根急。心内熱。嗽咳不食。或痰中帶血。或氣喘。或煩躁。或舌有黃苔。青苔。唇焦。宜用涼膈散。

涼膈散 治麻諸般積熱連翹 梔仁 大黃 甘草 芥硝 黃芩 竹葉 薄荷 加灯心 炸各等分水煎服

凡麻一片紅。不高起。不顯亮。與肌肉平平者。此症必宜發表。表後仍不起者不治。

凡疹出氣喘。咳嗽不止者。用葶力散清金降火。大便閉者如炒牽牛。瀉者不敢用。

凡麻症面青。唇紅紫。煩悶大便閉塞。未出之初。宜大承氣湯下之。使毒大便經出。後用升麻葛根湯發餘毒

凡麻出小便赤澁。或淋。用五苓散去肉桂加葶力射干灯心同煎。調益元散。

風宅之指
須宜避

五苓散　猪苓　宅舍　茯苓　赤苓　蒼术　亭力子
射干　灯心　水煎調益元散。
凡麻出遲。遲延不收者。乃表实也。用石羔化癍湯加人參。
化癍湯　石羔　知母　牛蒡　連翹　升麻　地骨皮
淡竹葉　甘草　人參
凡麻出後。其皮膚或青或紫者。俱不妨。
凡麻上身熱。下身涼。此乃腸熱。下涼無患。
凡麻始終腹痛。皆毒所蘊。先期腹痛。宜發散。沒後腹痛。
宜山查一味煎水服

麻科八十一款治法

一避風寒

風寒始終宜避。然後一身得吉。倘不防避於未出之先。則皮乾燥。腠理閉塞。麻欲出不能。既出之後。亦宜謹慎。苟或有失。出必復沒。積毒於内。变症無窮。當沒之後。更不可失。恐餘毒未清。輕轉沒重。必欲二七後。熱退身涼。更無痰涎咳嗽。方弗忌也。戒之慎之。

君石山勝

梧 拗

二忌諸葷腥

葷腥油膩，麻症最忌。始終宜禁。必待二七之後，熱退身涼，痰嗽俱却，方可免忌。若夫乳母亦宜謹戒。蓋麻之為病，與傷寒無異。葷膩不禁，禍生不測。

三忌酸辣熱物

酸辣熱物，忌患麻小兒。每多嗜好。蓋麻屬火，火蘊於內，必思得飲，則必痰火暫快。為父母者切宜禁止，庶無後患。或懷溺愛之心，見其貪飲，輒以胡椒、茱萸作湯，或用醇酒、蔥蒜滚水之類，以順其欲，暫時無事。久則痰火益盛，致麻色紫黑，或二便閉結，或血痢腸頭露出，或爛牙疳，唇舌破，或喉中痰鳴，鼻翕，五竅出血，或大熱不止，致胃火益甚，飲食即吐，不能下咽。凡此均為辛辣熱湯所致。患麻者固當自戒，即乳母亦忌。倘不守戒，症變無窮。

四忌生冷

麻之發熱，必然口渴，喜飲冷水，但此最忌。蓋初作熱，其

痳疹講義

察，亦見。斯時正欲透表，飲食最宜温煖。如食生冷，則毛孔閉塞，毒焉得出，即透表之後，亦忌生冷。如柿子、西瓜、梨、橘、菱、藕之類，或畧可用，至於甘蔗、李子，切忌之。

五　乾渴

小兒唇紅如丹，發渴，二便澁結，此熱症也，治宜清凉之劑。若夫二便利，唇淡而渴，此先服凉藥過多，致傷中氣，宜用温中益氣湯。若漲瀉不食，作渴者，則爲敗症，不治。

六　熱有遠近

痳疹發熱，不比於痘，痘之熱，不過三五日即出。若痳之熱，近者三四五六日，遠則七八九十日，或經月經年者有之。又有乍寒乍熱，至於壯熱經日不退者，亦有之。初熱之間，必見外症，宜詳察之，慎毋恍惚。

七　壯熱

壯熱謂發大熱，而經日不退者，且如初熱時即發壯熱，直至出時而不减，其痳必重。若初發微熱，至出時即止。

之言也。間有疹出透，而壯熱不退者，宜急服涼解疏利之劑。其麻没後有壯熱不退者，總宜涼解為上。

八、作熱

作熱多端，有熱數日而止，過數日而復熱者；或有一日之間，辰熱午退，午熱而暮止者，皆為作熱。總而言之，均為熱毒未透故也。宜用疏解之劑。間亦有因大病之後，中氣虛甚，亦有如此。知醫者臨症最宜斟酌。其麻没後與未没把者，皆為毒未出盡，急用涼解分利。

九、微熱

微熱者，言熱輕而帶壯也。但在初時則吉，若正出時則凶。蓋熱不甚，則毒不透，麻不出。故當出之時，則宜壯熱吉。若見微熱，宜用疏托之劑。若疹没之後，微熱漸減者，毒輕而盡也。（不須服藥）

十、不熱

不熱者，謂身溫涼而無熱也。初時最忌，主麻證也。若正

　厦门国医专门学校

出時不熱者，此為逆候，急須疏托。若痳已出，反没後不熱者，其毒已盡，安逸無虞，不必再藥。

十一　潮熱

潮熱者，朝夕由然，痳之初出，必先如此，則吉。若出盡並没後見潮熱者，多屬氣虛血弱，治宜退陽滋陰。

十二　復熱

復熱者，謂熱已退，而復再熱，此必痳没熱退，見涼已過三五七日，仍復作熱，此係餘毒復還，治宜清涼和解為妙也。

十三　咳嗽

乾咳連聲，此本肺家火旺，正痳之為病，但先時最喜多咳，夫痳得咳，則毛孔開通，而出易透，若至出齊及没後，又以無咳為佳，倘遇此症，宜以清肺消痰降火為主。

十四 少咳

麻之為病，初時欲多咳為吉。倘咳少，當發散方中，多加半夏以動咳，則麻易出。夫麻科本忌半夏，若不咳，又宜倍之。

十五 出後咳嗽

麻之初熱二三日不咳者，至四五日有不咳者，及正出之時，反咳乾嗽連聲，俱難出透。必於方中，倍加半夏，以動痰嗽，則毛竅滑開，腠理通暢，自無難出之患。

十六 微汗

麻初出與未沒之際，但宜得潤微汗，則皮膚通暢，腠理開豁，而麻易透。但既有微汗，不宜過用升發之劑，否則禍生不測。

十七 大汗過多

汗多有二，有因火熱而發汗過多者，有因用升麻升發之劑，而發汗過多者。二者均宜慎之。恐汗過多，致有亡陽之虞，輕則難辨，既傷，重則多有不救。如遇隱黯不現者，權以大升發之劑，取其大汗，使毒從汗解。

十八無汗

無汗者。多因外感風寒太重。致皮膚乾燥。毛竅不開。而痲難出。多成內攻之症。且致腹脹疼痛。或發喘促。夏秋之時。暑微升發。春冬嚴寒。重為發散。使渾身常得微汗為妙。又有一症。因熱太極。鬱而無汗。亦致皮膚乾燥而不潤澤。多致難出。此等症候。往外必現唇舌破裂。二便澁結。昏沉狂熱。或腹內脹痛。發喘鼻齁鼾痰鳴等症。不分遲早。急用涼藥。降火清肺之劑。佐以升發可也。否則恐成敗症。然自始至終。必以得汗為主。若終無汗。痲雖沒後。必留餘毒。宜用寒涼可謂。

十九不透表

痲不透表。有因風寒致皮膚乾燥。毛竅聳然。當以疏托為主。有因火毒延熾。熱極不能透者。此等根腳頭粒混成一塊。而色紅紫。急以清熱解毒佐以升發可也。若因中氣斷喪。不能送毒於表者。此色隱隱膚燥。唇口淡白。二便如常不宜過用寒涼，只可分利為已。假使虛熱外熾，唇口雖紅，其色亦淡。此等症候，欲透不能，宜内清為要。但症既分，其形狀亦宜明辨。不透者，謂渾身麻點，隱於皮膚之間，欲出不能。古云：隱隱之疹，此候多凶。又有等症，胸腹腰背溫煖，只一二處見顆粒，深紅紫色，頭面之間漸見暫無。如此隱晦症候，不比前例，宜行涼藥，其後必多遲延時日，謹慎可保。

二十 出半身

麻發於陽，必以出透為吉。苟或上身出透，自頭至肩至胸至臍，顆粒多密，雖然紅活光潤，飲食如常，精神爽利，内必有伏，變幻莫測，凶可立待。倘或下身出，上身無，其害更速，醫者急須解毒清利為主，使其出透為吉。又有一種上身出透，自頭至臍下顆粒稀少，肥潤光澤，常有微汗，飲食如常，神清氣爽，麻色淡紅。此為毒輕，又當別論，不必過表，略用疏利之劑便效。

二十一 透表

痳症透表，自無後患。何為盡透，其顆粒尖大，離肉收根是也。又有一種顆粒細小，離肉收根者，二症俱為盡透。間有遍體紅腫，大塊之上，起有小粒，又有大塊之上，離地結成小塊，如痲毒紅腫模樣，粒平不尖，如此二候，雖然透表，其中必有留毒，後必多症，最宜臨症施方。

二十二　鼻乾無涕

鼻乾無涕，謂肺臟熱極，閉塞不通也。此症殊重，但後或暫有暫無，雖重可救。又有先無涕，其後熱退，鼻通而有者，有因外感熱氣，鼻塞乾燥無涕者。以上數症，皆要通利肺氣，則症雖凶而可治。若真鼻乾無涕者，鼻內無物而枯燥也，此候無救，臨症詳察，切切圖圖。

二十三　鼻多涕

鼻通多涕，肺氣順也。痳得肺脏平和，而鼻無阻塞，此吉候也。自始至終，總以涕多為易治。夫所謂涕多者，涕濃如常，非謂涕至此而宜多也。

二十四　噴嚏

噴嚏者，肺氣通。毒得解而無滯也。初熱未出之時。若得此症。必因外感而後得通。其症縱凶無虞。

二十五陽部希密

麻乃腑候。肺胃主之。多屬於火。先動陽氣。故麻之出。陽部宜多。陰部宜少。雖為陽部。頭乃众陽之宗。面乃諸陽之位。背亦屬陽。四肢外向皆為陽類。陽部多而透表者吉。反是勿宜。

二十六陰部希密

麻先陽腑。後入陰經。故陰部宜希少不宜密。雖是陰部。胸腹為陰。腰為陰。四肢内向皆陰。舉凡在中慨為陰。若陰部希而陽部密。或陽部透表。而陰部即不能盡透。皆為吉兆。有二部俱希者。此候毒輕。不药自愈。

二十七紫點

麻變紫色。内熱極矣。若得瑩浴潤澤。粒頭光聳者。可治。方須清凉解毒。佐以消痰定喘。若夫色紫帶赤。枯燥不潤。定無生理。間有一種見炉則紅活。不煖則枯焦。此為風寒所閉。治宜涼解兼發散之劑。其細思之。

二十八 鮮紅

鮮紅者其肉多熱。須有光活潤色。顆粒離肉皮膚瑩澤。其症則輕。若顆粒平坦不起、色無瑩活。其症殊重。宜急以清肺瀉火之劑。

二十九 淡紅

痲色淡紅。正所宜也。蓋以肺胃之毒本輕。其色圓淨正位。再淨粒頭高聳離肉。最為上吉。若粒低平而色焦燥。又因風寒外折。宜用疏解之劑。間有一種。其初發出粒頂不起。色帶淡紅。唇口俱赤。二便秘結。此乃毒火內鬱。太熱症也。急投清涼之劑。佐以疏托。否則越數日轉變紫黑。雖神劑又何益哉。

三十 粒頂帶焦

痲已透表。而頂粒焦者。色雖淡紅。皆為熱極。知醫者宜熟察之。有一種形小如疥。與痲相若。間亦焦頂。別為他症。仔細詳看。若果為痲頂頭焦硬急。宜清肺涼胃。之劑小便。如大便秘者。宜進清解之劑。更佐以涼血之藥。滋而潤之。倘便不通。方用亂氣湯進之。宜早治不可遲緩。否則袖手待斃。

三十一 粒紅膚白

粒紅。謂麻粒高聳潤澤。而色淡紅。膚白。因肺胃毒輕。而肌放白。其為上吉。不借湯丸。有因毒從血化。又有毒從汗解所致。毒輕皆若此。候醫症兩安。

三十二 色如膚白

麻初出色白如膚。但見粒頭高聳。此表虛所致。宜用溫煖之劑。但無感風寒。則過一二日。色自轉回紅活。古云。白疹溫煖而後減者此也。又有一種正出之時。而冒風寒。亦白如膚。第其間必見毛竅聳然。此症必用疏散之劑。解毒却風散寒。方得紅活。倘若失治。致毒未盡。变症多端。

三十三 如雲大片

麻出如雲大片。其形微起。但此症亦有數端。有大片紅腫而微離肉者。有紅腫大疙之間，見有小粒現於疙內。

以上二者。皆因火毒熱甚。固當分辨其內外。用大寒涼之劑。或分利之。慎毋延遲以致難挽。

三十四　似發癍肩

發癍之症。乃血有餘而氣不足。夫痲乃火與血分相為煎熬。是陽旺而血虛也。何以辨之。初發熱時見於皮膚。却有似於癍者。此實非癍。咎因風寒外感在表而成癮疹。治宜疏散之劑。內加清解。其癮自退。慎勿誤作斑。而用紫草紅花石羔等藥以致大便水泄不止。元氣下降。陷邪不能起發。呼嗟。其症危矣。

三十五　嘔吐

嘔吐者。胃臟火毒不發。致傷胃氣。治宜清熱解毒。少加疏散可也。沒後犯此症者。是餘留於胃脘。宜用清胃涼膈之藥。佐以分利之劑。兼用苓朮藿香之味以漸止之。若嘔吐已除。三味亦宜却去。不可過用。恐致燥害。

三十六　水瀉

水瀉者，其色必黃而有沫。小便赤澀。口渴唇燥。皆因肺胃熱甚。初熱未出之時見之。此火毒所致。正出之時見之。此毒氣得出。但二症俱不宜久。久則脾土有虧。麻毒難以透發。必致毒留為害。沒後恐成痢症而便紫血。方沒並沒後。得此症者。亦係留毒從泄而出。但不宜過多。若久不止。多成腫脹便血痢疾等症。又有自初至沒。水泄不止者。宜清涼利水之劑。佐以升提。

三十七 糞溏

麻症糞溏。理所宜然。蓋肺胃之火作。多致糞溏。毋得以常病為律。蓋麻本火候。倘使便閉。則火毒內作。疹出必險。是宜溏為正候。初出及既出見之。其疹縱有險可挽。正沒並沒後。見溏泄如黃褐。雖有痢症。必穩無虞。

三十八 吐蟲

麻候吐蚘。多見於疹沒並沒後之際。蓋因胃火上薰。以致火迫胃腕。飲食減。則蟲無所養。尋上而出。多則七八條。少則一二條。此却不妨。再不可吐多。致有後患也。

初热及見痲而吐者。此必胃敗無救。若期將出及正出之時而吐蚘者。此候胃中有热。腸上有痰。蚘不能安。故上行也。蚘蟲因無食而上者。能食則止。惟胃氣虛敗者不治。若至疹沒後。热退能食。總宜調脾養胃。庶無他变。

三十九　下蚘出

下蚘多見於沒後。蓋因上腸壮热。水穀難入。蚘不安於上。是以下降。從廣腸而出焉。此雖順症。待热退後不葯自愈。

四十　身冷

痘疹一端。治分兩徑。若痘家頭温足冷。是為逆症。然疹又當别論。蓋痲本自上焦主之。初時發热。始從頭次及足。故上热下冷無妨。再热及至足心。方為透表。痲浮出齊也。出透遍身。四肢宜温煖為佳。一冷則逆。凡痲沒後亦宜通身温煖如常。若夫寒冷及壮热。均為勿宜也。

四十一　難沒

痲出三日。應該收沒。間有五七日磊磊不沒者。為難沒也。多屬於熱。必然肌膚熱盛。手不可近。治宜解肌涼血之劑。佐以利水之需。若夫皮膚無點。但見其粒如雲舉垣不高。此為易沒而且來容也。宜略用解肌之味。如有內熱。只宜清涼。蓋內熱不除。必能沒盡。若點帶白燥之色。隱於皮間。似沒非沒。此必風寒所襲而不沒耳。非難沒也。宜用疏托佐以寒涼為妙。

四十二易沒

麻之易沒。必須出時頂尖齊聳紅活潤澤。此本毒輕。而表易透。肺無加咳。依期而沒。又有一種火毒。雖甚重施清解。肺胃火毒盡退。亦依期而沒也。然疹沒。必期三日為貴。或一二日忽然盡沒者。而皮無瘡痕形影。治者宜細詳之。

四十三沒早

沒早有三。一因正出未透。而冒風寒以致早沒者。一因誤食油膩以致肺臟不通。毛孔閉塞。而早沒者。二症均宜疏托。惟食油膩者。佐以山查神麯麥芽也。一因大病

夏羽劉醫專門學校

之餘。久病之後。而發痲者。中氣虛損。疹毒不能發越。而沒早者。一因初熱泄瀉。愈久亦致中虛。方出未盡而即沒者。二者亦宜疏托之劑。倘或毒滯。終難發盡。便須微而泄毒可也。急勿遲延。以致肺胃敗壞。悔無及矣。且沒早之候症。亦有三。未經三日。或一日二日。或半日而沒盡。肌膚燒處絕無形影。此須沒盡。未為全吉。其毒留閉於內。而未盡出。急宜消毒救之。庶可轉凶為吉。

四十四　沉睡

沉睡者。謂昏睡不醒。蓋痲本屬火。以靜安神。沉睡為妙。但此亦貴乎有時。若初發熱。及正出時。沉睡不吉。此是火鬱於內。必有後變。若不早治。則見壯熱狂燥等症。及正沒並沒後之際。而沉睡者。火毒盡消。志定神安則吉。夫痲疹初發出。宜發熱煩燥。沒後嗑睡肅靜。能食不渴。神精自如。是則為順。反則為逆。間有一等昏沉久睡。喚醒不知人事。掐不知痛。又有昏睡不醒。二症俱難療治。不必費心。如此沉睡二字。最宜臨症審察。

四十五眼闭

经曰。闭目今無魂。蓋兒病見眼闭者。多湿不吉。然麻疹正没。及没後。而闭者。此脾经火盛。故致兩目終日闭之。都又非睡熟。則即應。宜除上焦之熱。兼以清利之剂。火退而目自開也。

四十六口瘡

口瘡者。脾有積熱也。麻症多見於正没及没後。縲因餘毒未尽。留热於胃。大便燥结。小便赤澀。治宜清利心脾之火。兼滑大腸。若瀉二便通利。火則下降。其毒自消。再以清金散吹之。其散搽在母乳上。令兒吮之。若乳母有热。其药母子俱飲更效。

四十七牙疳

经曰。齦宣臭露。必是牙疳。此足陽明留火上冲。非若口瘡。滿口唇舌。黄赤白爛。而齦則不爛。此候常血出口臭。牙麻腐爛。其毒最重。急宜清解養血。佐以潤大腸之需。外以神金散塗之。遲則不治。

四十八　唇舌破裂

唇舌破裂。乃心脾火盛。上蒸於口。色有紅黑之辨。治當首尾之分。若初熱時。其色紅赤。此火稍輕。斯時毒尚未出。若得火輕血活。內能托出。口能嚼物。斯為可治。藥用寒涼加以疏托。若紫黑枯燥。而血不活者。難救。或毒已出。當正浸及浸後。而唇舌破裂。此係心脾二經已絕者。必無生理也。

四十九　舌苔

舌者。心之苗也。麻本屬火。氣逮於心。舌固有苔。其色三樣。有黃有白有黑。但白苔微熱。黃苔熱甚。俱為可救。黑苔者。火水未濟。心已枯竭。往實心機。此係無分首尾。總以清熱疏利為要也。

五十　唇燥

唇燥主脾熱。而其熱有三。唇白而燥。其熱尚微。唇紅赤而燥。其熱壯甚。唇紫黑而燥者。其熱極。津液枯竭。急以大涼清利之劑投症治之也。

五十一 衄血

鼻之衄血。乃內熱狂甚。邪火沸騰。血從肺胃上溢於鼻。名曰衄血。夫麻本於肺胃。未出之先。得以候者。則毒得解。非錯經妄行可比。但不可止。倘出齊並後。仍有此者。當以清瀉肺火。佐以涼血之味。蓋血止。則衄自退也。

五十二 鼻扇

鼻扇者。肺將絕也。兼得喘急痰鳴。神丹何濟。却或咽清無喘。精神如常。聲音嘹亮。十可救一。進以潤肺消痰為上。

五十三 齁䶎

麻出肺胃。若咽喉中齁䶎而鳴。此本痰火因毒火內結之極。不能發越。若見之於未出已出之先。治以清痰清肺降火為主。十救一二。若見於正沒及沒後者。為毒火傳裏。多難解釋。此症宜防之於前。莫待臨時驚心怯胆。

五十四 咽啞

麻本屬火。肺胃之傳。音啞正所宜也。夫治麻不比於治瘂咽啞者。多吉無凶。治法。亦宜清肺降火消痰。

三十五 腹痛

麻毒内攻。閉而不出。腹中作痛。若見於初熱正出之時。治以疏托之劑。發出其毒。而痛自止。若見於正沒之時。此外所感。若未盡沒者。宜疏托。佐以清解。使毒復出。其痛自除。如全沒而無形影者。治宜清涼解毒。佐以却風之味。少許。使毒内消。其痛如失。

三十六 發喘

喘之為病。痰火所致。氣逆於喉。胸脇飽脹。坐臥不安。治法宜分虛實。強則易治。弱則難調。若大便溏泄。小便清利。唇白肌羸。身不壯熱。皆為虛症。定喘方中。不過用實、半夏、蘇子、甘草、桔梗、陳皮、茯苓之類。多難取效。若夫大便堅結。小便短赤。治宜桔梗、甘草、陳皮、蘇子、瓜蔞、枳殼、杏仁、桑皮、苓連、天麦二冬之類。多易取效。此症宜於大便時辨之。

三十七 失[illegible]

痲家咬牙不比於痘。須分寒熱。痲之咬牙多屬於熱。謂此為陷於陰也。故致發渴手足俱熱喜飲冷水。治宜滋陰降火。其病自愈。若遇喜熱湯手足稍冷。此候難治。若誤服椒姜辛甜之物。袖手待斃多致下血喉痛痰鳴而死。

五十八口臭

凡口臭不堪聞者。其症因肺胃敗爛也。不治。若原有此症者。又當别論宜清胃降火為急。

五十九吐沫

吐沫者。吐多清涕而有白沫也。亦係胃火旺盛。治宜降火為主。

六十吐痰

吐痰有二。有吐白涎而帶泡者。有吐濃痰而成塊者。此皆肺胃之火而作也。俱宜清肺化痰降火為急。但化痰清莫可用半夏南星諸般燥劑。宜用天花粉貝母之類。清肺降火及門冬杏仁桑皮甘草桔梗芩連之類。臨施裁之。

六十一　發搐

麻疹發搐。與尋常不同。必喉中有痰鳴者方是。須分時候而定吉凶。若見於發熱及初出未透之期則為吉兆。宜治以疏散之劑。并加清涼見效。若抽搐發於已出甚正沒及沒後之際。俱為不祥。治宜清涼清痰清上焦之火兼利小便可活。

六十二　氣促

氣促者肺熱未清也。但詳治法。因時發宜。麻家初熱氣促。治宜疏托。若當正沒並沒後。宜降心火瀉肺氣。有痰加以消痰之味。

六十三　痢疾

此候之發。始終須分調治。當別毋浮混施。如見於正沒與沒後。治宜解毒、涼血、行滯之味。兼以疏風。若見於初熱未出並正出之時。宜疏托為君。行滯為臣。解毒為使。細心詳察審。更有食積痢者。則消食化氣之劑。若見咳劑帶紫黑。如癰膿。如屋漏水。如鷄冠色。氣喘煩渴壯熱發狂禁口不食、俱為不治。

六十四　譫語狂言

內蘊邪熱攢於心肺。精神懞朧。故發譫語。治者宜分別前後。初熱未出與出時。明知毒火內攻。邪未得透。治宜疏托。佐以清涼分利。使麻盡出。前症自除。若見於已出正沒並沒後。當以清涼解毒。佐以分利涼血劑品。使火退毒清。速早治之。慎勿遲延。

六十五　眼胞紅爛多淚

此候因麻沒時不避風寒。或被烟侵。遂致目赤爛眩。而常流淚。速宜疏解。若失不治。則終身受害。

六十六　四肢身體冰冷

麻家見此。本是逆症。蓋有一說。先吉後凶。初出正出時。內毒未解。可救。若正沒及沒後。肢體冷者。此皆脾胃關敗。氣血大虛。毒出未盡。定作黃泉之客。先後始以八珍湯服之。

六十七胃腸膨脹

肺家热甚鬱结胸堂。故致腸脹。多見於痲正沒及沒後。此乃肺经敗坏难作長命之人。

六十八大便闭

痲發於肺胃。热傳於大腸。廣腸津竭。故致堅硬燥澁。而肛门不通。夫痲之為病。大便宜滑而黃褐。則吉。而反不通。大非所宜。此候無論先後。當以通利清涼為要。速不可遲。若久色变紫黑。神丹無用。初出之際。宜微潤之。不敢通利。若正沒及沒後。則宜大用通潤之劑。微滑數遍。則有生理。

六十九小便赤澁

心有積热。毒遺膀胱。小水不通。故溲赤澁。痲家初热及正出之時。是為正候。若痲正沒及沒後之際。見之。仍內有热毒。不消散。治宜通利小便。服後仍闭。必因脾病。经曰。一脾受病。九竅不通。須大便燥结所致。大便得通。而小便自利焉。

七十 麻癬

麻癬之瘢痕於疥瘡。多起於麻後之機。蓋因近生水太早。或沐浴太早。必待過日之後。敢用荊防艾葉之類。煎湯浴洗。但患生水而發者。亦宜早治。倘至經年。則成麻癩。一生受害。

七十一 懷孕

古云，胎遇内熱。則墮。今麻候本屬於火。腹中焉有不熱。若發熱，及初出正出之期。疎托方中。佐以清涼。若已出及沒後。須觀其顏色之紅淡。辨勢之重輕。或用寒涼之味。佐以疏散。切勿用實脾行氣溫燒之劑。犯之恐致胎墮之變。

七十二 下食

麻本出於脾胃。上焦之病。火毒内發。胃受其制。焉得下食。若見於初熱未出之先。治宜疏風解毒。痲得出透。自能飲食。若痲正沒及沒後。胃中仍有內熱。不能下食。治宜清肺和胃。使火退毒消。自尋飲食。然痲之不食。乃是吉兆。須飢半月。亦無防礙。

七十三　調養當分四時

古語云蓋痲露痘。言須近理。而當者亦宜量其天時。察其寒暑。避如春冬之令。最宜謹慎。牖窗密佈。床被重遮。雖痘亦然。假如夏後秋前。亦豈可拘凝其言哉。炎天土燥。犯之者多。致焦紫。必變不救。蓋夏秋之月。只宜避風。單衣裌被。清茶淡飯而已。

七十四　外發有時

痲家初熱。未出之先。既用升發疏托之劑。正宜透表。不可誤用涼寒之味。恐滯氣凝血。皮毛不通。致痲不出。宜用温煖辛散之味。令疹易透。既出則不可。

七十五 凉血有時

麻用清凉。本其職也。然、亦貴乎因時得宜。麻如初熱[illegible]出之時。切不可用犯之。致麻難出。若正沒及沒後。則[illegible]用之。使毒易散消也。

七十六 補中

麻本屬火。肺胃實熱者多。虛寒者少。治宜寒涼疏散之劑為要。然古方亦有、補益之說者。何也。此蓋先服寒涼過多。而脾胃傷損。故致麻沒之後。多致嘔吐泄瀉。甚者唇白。身冷畏寒。或酌其輕重。而用補中之劑。如四君湯加蔻仁、蓮肉、砂仁、藿香、陳皮之類。佐以清涼。加芩、連、微炒。而用之。夫既用補。又佐以涼。何為。誠恐中氣實。而麻火復作。故用之。若嘔吐泄瀉之極者。亦當用此。輕則不宜。

七十七 眼光如水

眼光如水者。蓋因肝腎極热。痲之未發及初热時。必見此症。方知為痲出之候。否則恐非痲也。

七十八 眼眵多淚

眼多眵淚者。蓋因肝脾火盛故也。無分前後。總以清降肝脾之火為需。

七十九 眼白珠帶紅赤

眼珠之白。其臟屬肺。今痲之發於初熱未出之時。而帶紅赤。正合本臟。若已出沒後。仍然如前。此則热毒未盡。治宜清肺瀉火。

八十 胎痲

生下小兒。未彌月而出痲者。有週歲而出者。皆為胎痲。

俗云未出痘先出痧。謂有胎痳者即隨熱而出。隨熱而沒。此乃風寒所湊。治宜疏風解表之劑。又有經久難沒。亦因風熱壅盛。或經水太早。速宜疏解。不若正痳熱久方沒。雖然胎痳禁忌。亦多子母俱要謹避風寒。忌食煎灼油葷之類。犯者必變。

八十一 痳沒出毒

痳至六七日。稍受風寒。未禁葷腥。致痳。四肢面部。略有影點。一現即沒。不能透出。所以毒遏於內。腹角忽起紅腫。似毒非毒。似癰非癰。初用玉樞丹使洗數次。繼用活命飲。後用參、芪、逯、术、蟬退、木通之類。托出大毒。起頂出膿。外用敷藥膏藥自愈。不可專謂痳喜清涼。所當見鮮毒也。

治痳問答捷方

一问曰，麻出何以知其受於肺胃二經。答曰肺主一身皮毛。相德之官。胃主納水穀之海。所以初出宜發散解表。先清胃經火毒。如不思飲食。必胃火壅滞。一發散則麻從表出。假用参蘇飲不出奈何。答曰，以三仙散散之則出。

参蘇飲，　治麻初熱發表方見前

三仙散，　治麻初出不快

紅花子，　牛旁子，　川山甲　水煎熱服，

二问曰，麻忌人参，半夏，升麻。而痘更用升麻，代参，芪，犀角，以補氣。斯何為辨。答曰麻出於六腑。最怕先動陽氣。多耗陰血。故不凝。所忌升麻，升動陽氣上冲。不敢内實。又不宜溫補。痘出於五臟。尋要内實。溫補而助膿。故宜升麻，代犀角。盖犀角地黄湯用升麻，以引生地。入陽明經也。

三問曰，麻初出咳嗽何以治之。答曰宜白虎湯，三物湯如不效。用五仙散主之。

白虎湯、方見前

三物湯、方見前

加味五仙散、治麻咳嗽不止

知母　貝母　桑皮　牙茶　款冬花　桔梗

共為末每服一錢

杏仁湯下

四问曰，麻疹發熱四五日。欲出不出。或作驚悸。吐瀉交攻。何以治之。答曰，此乃淫火之毒。内相攻搏。以致胃家受傷。因而作吐。胃脾相撥。故又作瀉。宜用濟生散，調服。萬無一失。

厦门國醫專門学校

痲疹講義 二十五

濟生散，治痲欲出不出而生卒症入口立效

紫草 梅蕊 鳳尾草 尉金 山甲 牛黄

退蟬 共為細末每服一錢麦冬湯下

五问曰，痲出一日。忽然盡沒，腹中作脹，喘急难安。其故奈何。答曰，出而又沒，乃外感風寒所觸，內傷生冷不調。腹中作脹。因痲毒內攻，喘急难安。是火蒸肺胃。急宜早治。遲則毒傳三經。必不救矣。又问何以治之。答曰，當服回生消毒散，使痲毒內解，庶無後患。

消毒散 治痲出忽沒作脹喘急

牛蒡 殭蚕 貝母 防風 紫荊花 蟾酥

地龍 共為末每服一錢，竹叶煎湯調下

倘再难出，外取池中浮萍，放鍋內微火炒热，用绢袋包好，將小兒遍身，按摸其痲，即出。

六問曰。麻服發散解毒之劑。仍不能出。而兼發疑。此症為何。答曰。服發散解毒麻不出而發癡者。乃心君火盛。而毒内作。當服通利之劑。名為壯内袪熱。使内熱一解。則麻易出。縱不出。亦不為害。宜服清寧散。

清寧散 即瀉青丸 大黄 山梔 羌活 川芎 防風 膽草 當歸 共為末白蜜水調服

七問曰。麻没後。作泄不食。發熱。多有難救。此症不解。答曰。麻後吐瀉不食。乃脾胃二經之症。脾虚則泄。胃弱則吐。當理脾安胃為主。不可遽用人參白朮。只宜六仙散主之。而熱不退。可徐用四物湯調治。若誤用人參白朮。則助虚氣上喘而死。

六仙散 治麻吐瀉不食發熱 烏梅 藕節 石斛 陳米 蓮肉 米仁 共為末每服三錢米湯送下

八問曰。麻後鼻乾黑燥。人事昏沉。兼作喘急咳嗽。多有用白虎湯而死者。何也。答曰。麻後鼻乾黑燥。乃火盛金衰。喘兼咳嗽。乃胃氣虛弱。初出乃白虎之症。麻後乃肺胃邪火。服之過傷胃氣。故死。但以清肺消毒飲服之。可保無虞。再若不應。可用復元散一二劑自安。

清肺消毒飲 治麻後作喘急鼻孔如烟煤 陳皮 荊芥

牛蒡 連召 桑皮 知母 貝母 茯苓

防風 桔梗 百合 甘草 各等分煎服

復元散 治麻鼻乾黑燥 貝母 桔梗 粟殼 百合

阿膠 枇杷葉 共為末每服一錢桑皮湯下

九問曰。麻後牙疳潰爛。多致不救。何以治之。答曰。麻後牙疳。乃失血之症。雖用藥藥。亦要明辨。夫牙疳有五不治。自外入內者不治。無膿血者不治。白色不治。牙落不治，口臭不治。除此五者。則有生理。宜服清毒飲。外擦牙疳散。

清毒飲 治麻毒内攻齦根潰爛

牛旁 黄芩 防風 紅花子 連翹 木通

桔梗 玄參 桑皮 甘草

走馬牙疳

硃砂 枯凡 赤石脂 鷄肶脛 五倍子 海螵蛸

寸香 水片 共為細末如速加

牛黄 珍珠 共研細末 先用栗殼煎水洗淨擦之

一方治牙疳 紅褐子燒灰 白梅燒灰 穀虫

人中白 上四六片 共為末用韭根煎湯洗淨

牙疳內用 枯凡 寸香 白礓灰 共為末用竹筒

吹牙上徐徐立效

十問曰，麻症有發斑通紅。而麻反不紅者。其中何故。

答曰，發斑者。乃毒火太熾。麻被斑所重，故不紅活。其道總出於胃。急宜治之。以清熱解毒。或用犀角化斑解毒湯。

治麻發斑　石羔　知母　玄參　枝子　防風　荊芥　連翹　黃芩　牛蒡　甘草

十一問曰，麻初出。四肢浮腫何以治之。

答曰，乃蘊熱流於四肢。以五加皮散主之。如不效。用木通散一二劑自愈。

五加皮散　治四肢浮腫　大腹皮　茯苓皮　五加皮　老姜皮　陳皮　各等分水煎服

木通散　治麻四肢浮腫　木通　地龍　通草　共為末每服五錢米湯送下

麻科捷訣

一麻初類傷寒。咳嗽熱甚。目赤類紅，一二日內出者輕必須解表。最忌寒風、葷腥厚味。犯之，恐生咳嗽、痰熱。致變驚搐。不可救治。初起吐瀉、變作者，順。乾嘔亂者，逆。欲出不現者危。

一麻既出，紅燥暗晦。此乃火盛毒熾。急用解毒湯，或四物湯去地黃，加紅花、黃芩，調六一散服效。

黃連解毒湯 方見前

四物湯 方見前

一麻既出三日以後，久而不沒。此乃內蘊實熱。宜用四物湯。如失血之症，加犀角磨汁。

一麻出如粟狀，紅如纍起。間有不出者，或只頭面有而四肢無者。此天行時氣，濕熱在脾。以致昏睡發熱，麻不出現。當以清風散服之。如不應，用小柴胡湯去半夏，加牛子、川芎、石羔之類。恐久變咳嗽難治。均是風寒熱未

痲痧科講義　二十八　厦門國醫專門學校

散之故。

消風清毒散　荊芥　甘草　陳皮　厚朴　殭蚕

蟬退　人參　茯苓　木香・羌活各一錢

共為末每服一錢白湯調下

小柴胡湯　柴胡　黄芩　人參　甘草　牛蒡

川芎　石羔　殭蚕　各等分水煎服

一痲沒後。有餘熱。用消毒飲、六一散、服之立效。

一痲後有潮熱不退。飲食不進。咳嗽痰渴等症。俱屬血熱。只宜四物湯。加減。渴加麦冬、花粉、或犀角汁。咳加瓜蔞霜、痰加貝母、等。切忌參、朮、半夏、之類。蓋痲屬陽血多虛耗。滋陰補血。其熱自除。此養陰退陽之義也。

一痲後牙根腐爛。臭血妄行。並諸失血之症。急宜四物湯、加茵陳、木通、枝子、犀角之類。以利小便。使熱血下行。

外用豆科種提丹，如法治之。不可遲也。如牙疳瘡白色者。為胃爛。此不治之症。或外用栗樹皮，煮水，洗。內用雄黃，五倍子，百草霜，枯凡，為末吹之。

一麻後遍身搔痒。因見風早所致。治宜消風散，主之。

一麻後鼻衄及失血症。用四物湯，加茅根。或有咳嗽，傳於肺胃。宜清肺飲。嘔吐則脾胃虛。宜平胃散，加黃連，治之。

一麻後痢者。或赤或白，用四物湯，重加白芍，當歸，再加大黃少許。微瀉數次。可用四物湯主之。赤痢加姜炒黃地榆。白痢加陳皮，白朮，茯苓，木香。小便赤澀，加木通，炒車前。血痢用黃連解毒湯，去枝仁，只殼，當歸。

凡麻後結喉。以甘草，防風湯，治之。

凡麻後餘毒發熱。宜黃連解毒湯，加地骨

皮，生地。
凡麻後發熱，遍身痛者。用黃連解毒湯，加升麻，干葛湯。加生地，炒梔仁，薄荷葉。大小便不利。
凡麻後，身大熱。口渴不食。唇裂眼腫。宜服涼膈散。通利數次。即效。
凡麻後，產婦無乳。用四物湯，加通草。
凡麻後咳嗽，失聲，發熱，喘急。用葶藶，加花粉，地骨皮。
凡麻出後，狂言。用淡竹湯，加辰砂，益元散。
凡麻後，身熱，不除。煩燥不食。此為腸熱。用涼膈散，主之。再有一說，小兒體弱，面黃唇白。舌苔白，小便清，調紋細而淡紅。脈浮遲而帶細。更兼身熱，虛煩不食。此必前服寒涼過多。致傷脾胃。可用四物湯，加解毒之劑。或用人參。全賴留人神而明之。切不可指鹿為馬。凡麻後泄瀉，或痢者。用四物湯，加吴萸炒川连，地骨皮。
吴萸炒川连（用萸于四两煮汁，再取正川连四两入锅内，漫火炒熱，再入吴于汁伴炒，俟乾為度。）
凡麻收之時。身上麻形。肌膚帶紫色，或青色，此内毒實熱。用大連喬飲。
凡麻收之時，後貧食無厭者。乃胃火盛，宜大連喬飲加燈心，枝仁，知母。
凡麻後，口中流涎不止。乃胃有熱，宜涼膈散，加大黃。虛弱者少用。
凡麻後，腹青唇紫。身熱不食者。乃火毒極盛。或瀉，或渴，或咳嗽，宜黃連解毒湯倍加枝仁，薄荷，地骨皮，一劑即愈。
凡麻後有咬牙者，當別虛實，或服涼劑過多，傷耗氣血。宜用四物湯加人參。實者只用解毒之味方可。
凡麻前後吐蛆。乃胃熱。不進穀飯所致。治

宜清肺解毒散為先。若痳後吐蚘。因胃虛弱。內無穀氣。故蚘不安。從上而出。治當理胃安蚘為急。遲則胃敗不治。宜七物散，加烏梅主之。若痳正沒，而吐蚘者。亦屬胃虛。當以理脾養胃為要。治用六仙散，久為敗症不治。

凡痳後自汗者。屬陽虛。若不急治多成痙病。切忌見風。宜四物湯，治陰抑陽。使內熱退。其汗自止。

凡痳後不食。而無自汗之症。俱作真虛甚為難治。若亂投藥餌。則傳變多端。收功難美。切勿依痳初出未沒。可用辛溫解散之，劑。如果脾熱。可用。瀉黃散，斟酌加減。

瀉黃散　火香　川梔　石羔　防風

甘艸　共為末，酒蜜調服

治痳諸方

治蘇散 治痲初熱未明症候

蘇葉 柴胡 黄芩 只殼 茯苓

陳皮 乾葛 半夏 桔梗 甘艸

姜葱引

又丸 治痲初熱及傷寒初起並宜

羌活 柴胡 獨活 升麻 茯苓

只殼 陳皮 川朴 半夏 蒼术

甘艸 桔梗 粉葛 蘇合油

川芎 白芍 前胡

共研末活水為丸梧子大青代為衣每服一錢滾湯送下

白虎湯 治痲喘急咳嗽鼻乾黑燥

石膏 知母 粳米 甘艸 水煎服

加減葛根湯 治痲發熱四五日方見點此方極穩

葛根 黄芩 麻黄 連翹 生地

赤芍 防風 荊芥 柴胡 木通

[illegible]

[illegible]
玄参 甘草 葱白三根 姜一片 水煎服
出微汗 夏秋吉痧黄色白
加减养胃汤 治痧出色白
生地 当归 红花 陈皮 甘草
姜一片 水煎服
加减竹茹汤 治痧吐泻不止
陈皮 柿蒂 山杏 竹茹 水煎服
平胃散 治痧呕吐腹痛
苍术 陈皮 厚朴 甘草 加炒川
黄连 各等分 水煎服
麦冬清肺汤 治痧咳嗽或出血或嗆汤水
麦冬 知母 贝母 黄芩 山查
杏仁 丹皮 陈皮 只壳 花粉
吉更 各等分 水煎服
加减清金降火汤 治痧出喘急
陈皮 麦冬 桑皮 生地 炮姜

花粉　貝母　枝子　石羔　亭歷
地皮　蘇子　黄芩　燈心引水煎服

解毒湯治麻熱甚火毒不退初出可用
黄芩　黄連　吉更　枝仁　木通
加地黄　犀角

茅花湯治麻鼻衄
犀角　丹皮　生地　茅花　桔殼
黄芩　連翹　枝子　黄連　歸尾
麥冬　甘草　燈心為引水煎服

加減四物湯治麻紅紫乾燥
當歸　白芍　川芎　生地黄　柴胡
黄芩　葛根　連翹　龍眼肉
水煎服

清涼飲治麻出乾燥紅紫黯晦
乾葛　紅花　生地　黄連　防風
連翹　黄芩　枝仁　玄參　木通

來之參升　丹參　三十二　廈門國醫專門學校

石羔 白芍 當遠 丹皮 燈心引
朮煎服若大便三四日不通加涼膈丸
利之。

加減清肌丸治麻後發熱
柴胡 黄芩 生地 白芍 當遠
地皮 茯苓 知母 竹葉為引
水煎服

加減清胃湯治麻口内生瘡
玄參 連喬 吉更 大杭冬 木通
生地 黄柏 陳皮 茯苓 花粉
甘艸 燈心 為引 冰煎服

加減防風拭毒湯治麻始終不用
黄芩 防風 荊芥 蟬退 生地
連喬 牛蒡 乾葛 柴胡 木通
薄荷 紫蘇 升麻 玄胡 葱白三根
羌活 氣喘去升麻加花粉只殼 喘甚加

瀉力不止。加石羔，麻黄。三日大便不通

加大黄。

加減黄芩赤芍湯治麻赤白痢疾　黄芩

白芍　黄連　當歸　只殼　梹榔

青皮　澤瀉　山查　甘草　槐花少許

燈心為引。水煎服。外加六一散

大連翹飲治麻後肌膚赤紫，蛋貪無厭等

症。連翹　荊芥　木通　麥冬　當歸

羌活　甘草　赤芍　防風　柴胡

牛蒡　枝子　黄芩　半夏　水煎服

援托丹治麻出忽後，小腹結成腫毒。人參

製黄芪　天生术　當歸　川芎　淮

山　肉桂　木通　加車前、赤芍。

附錄醫按

一小兒元氣虧弱。毒盛火熾。麻出復沒。目

閉無魂。口不能言。請余往診。余曰，此毒陷

麻疹專輯——三十二　夏日園主人專用箋

内攻，不能療美。其父母哀告，再三求賜一方。余思非參蓮湯，不可。曰，如必欲治，須用人參五錢，川蓮五錢，若減分厘，斷難取效。其家果依余言。參、連各五錢，全煎一碗。與服。奈不能進藥。以茶匙灌入口中。即從口角溺出。余曰，藥雖難進、亦有三分之一嚥下。宜畧緩之。再徐徐灌下。及至半夜，其藥惟色行、乃能吞藥。服完。至次日天明。其眼方前。口音能言。仍用前方與服痊愈。蓋非連之多。不能解其毒。非參之重。不能扶其元。此重藥、而救重病之效也。

一小兒痲後。熱痰壅盛、咳、嗽喘急。胸膈高起。心扇音啞。痰鳴。請余往視。余先用通關散。少許吹入鼻孔。須臾噴嚏、流涕吐出痰涎。再用鎮驚丸。其心漸不扇。痰乃不鳴。其後用，

黃芪　歸身　白芍　前胡　連喬

牛子　香豉　陳皮　黃芩　花粉
貝母　桔梗　荊芥　知母　甘草
生地　等分為末一服即愈　以上二條
俱錄古籍

鄧氏經驗醫案

一小兒四齡五月天氣出麻疹初時發熱
未分症候請余往診體寒壯熱甚脈洪緊
予以蘇葛湯一劑咳嗽太急目淚洋汪鼻
涕涕流次日頭面耳後兩項現出麻形如
粟倍豐紅活非常予曰此候正順不必過
劑至日晡忽然四肢冰冷面青煩燥嘔水
無休汗出如雨予見之心驚疑異急以八
珍湯一劑至夜半手足溫煖汗收口潤至
第四日早以小柴胡湯加川芎牛子殭蚕
一劑須臾遍身出透至勇泉形若硃砂紅
活光彩神意安靜病家個個心安出透三

日至第七日頭面將靨精神自如至午忽然寒戰目閉口張亂喊譫語遍身痲疹盡沒此係胃感風寒以致毒鬱於內本該絕候急用雄鷄芝麻膏將背上一齊塗三寸香為度即解下須臾四肢溫煖其麻復出通紅精神爽利百病皆除至第八日頭面收沒第九日沒至足心收齊始以四物加減療至一月痊愈。

雄鷄芝麻膏　鄧氏自製　川連　罗　川朴　拿

妖面亦　細辛　小吳萸三分　升麻亦　人中黃

芝麻子半升　古文錢三四十文

其製法先將麻子半升仝古錢放鍋內用文武火炒不經手待煙色將變麻子炒焦取起揀去銅錢不用將麻子用紙鋪地上去火性再和前七味藥共研成膏提塗雄鷄一隻不去毛當背脊膀胛去臟留血將

藥膏敷入雞內。乘熱氣敷在病人背上。應刻諸症退解。麻出即快。此法最驗。但不可久。以點時香為度。一小兒十一歲。天行麻疹。初時發熱。大瀉三日。麻欲出不出。隱沈不起。慘黯焦頂。煩燥作渴。用疏解之劑。佐以川甲、殭蚕、升托之味。更不能出。以致鼻黑如煤。牙齒變色。煩悶不安。大熱譫語。形容頓改。急用四物湯加天麦二冬、洋參、慈姑、人中黄、黄芩、花粉、牛子、倍加川連、一劑畧善。再服二劑。唇潤鼻涕。精神清爽。只咽啞無音。再加山豆根分、一劑痊安。原來此子、先已大瀉。元氣虧損。不能送毒。固難出透。用此方使毒內解。正是灶內抽薪之理。

一小兒六齡。平素身體卑弱。天行麻疹。初時不熱。大吐。水漿不入。初用疏解之劑。入口即吐。未能下咽。如此二日，仍用四物湯加川連汁炙萸于參，一劑。其吐即止。腹內作脹。痲不出現，噯水無休。服疏托之劑，不應。遲延一日。以致咬牙昏悶。讝語大熱，遍身發出黑點，似癍非癍。此症甚危。予用消毒散，不應。又用清寧散，亦未見效。再用雄鷄芫痲膏一敷。其黑點盡無。四肢透表。痲出朗現。形如雲暈，紅活光潤。身熱如火。口鼻乾燥。仍用四物湯加花粉、麦冬、天冬、蓮房、梨乾、洋參、山根、知母、炒芩，一劑。即刻唇潤。涕淚交流。其熱漸除。出透三日，漸沒。不思飲食。大便秘結。目閉頻渴。進一綠豆湯，加生大黃。畧瀉一度。其脈右関沉實。左関浮大。舌苔黃。予用蜜導法。大便即通。仍用前方四物[illegible]、加減。連服數劑。舌苔轉白。飲食漸進。身熱即除。

雄鷄膏方見前

閩同安吳錫璜瑞甫氏撰述
男樹萱姪孫慶福仝校

四時感症講義

新文豐出版公司印行

《四时感症讲义》引言

《四时感症讲义》为私立厦门国医专门学校教材之一。由吴瑞甫撰于1934年，其子吴树萱、侄孙吴庆福校对整理。卷首有吴氏本人及门生陈影鹤、李礼臣序言各一篇，吴瑞甫撰绪言一篇，书尾有参校门人姓氏一览表。全书分上下两卷，共33篇，以《黄帝内经》《难经》《伤寒论》为理论基础，分别论述湿温、湿热、泻痢、疟疾、伏暑、秋燥、冬温等四时病症，参考各家注解，并附吴氏临床实践心得。本书系评注类讲稿，先后援引吴鞠通、喻嘉言、王士雄、陆九芝、叶天士、薛生白、雷少逸、何廉臣等医家论著二百余条，共鸣处赞同之，存疑处商榷之，创新处发明之。本书采用1977年台湾新文丰出版公司影印本为底本影印。

閩同安吳錫璜瑞甫氏撰述
男樹萱姪孫慶福仝校

四時感症講義

新文豐出版公司印行

吴瑞甫先生玉照

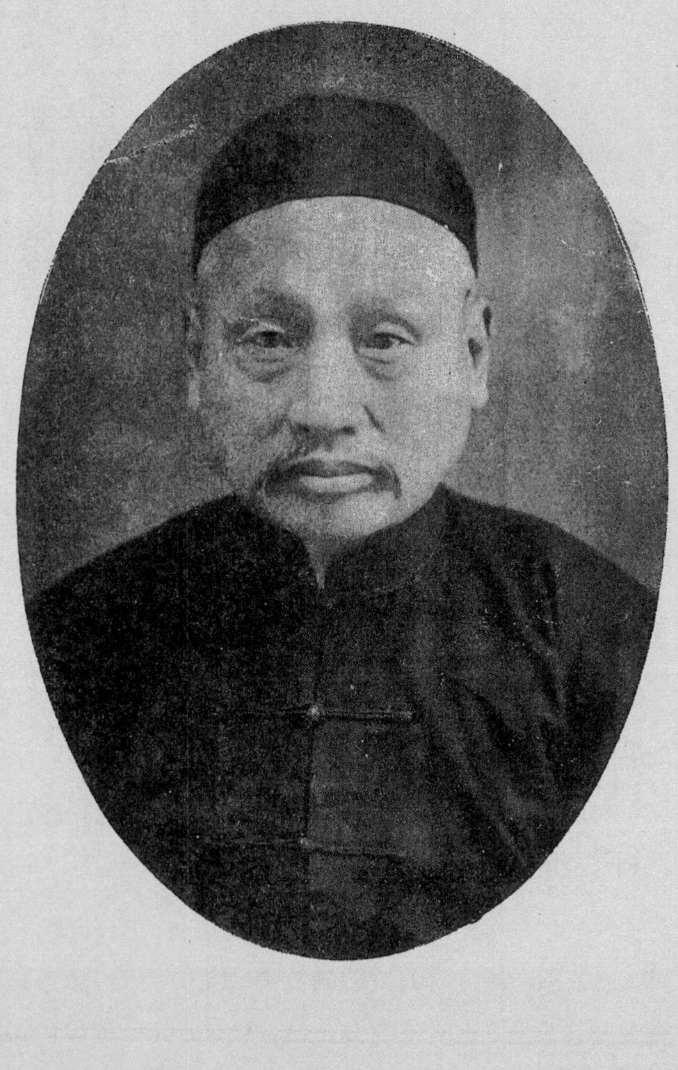

陳序一

四序愆期寒暑不正則民殃於疫讀淮南子書者類能言之關尹子曰五行流轉造化有魂有神是故天不能冬蘭夏菊地不能洛橘汶貉則又有氣候之變水土之差而爲醫者所當講肄及之也天地間一微塵耳微塵隨空氣簸揚微生物即溷雜其中而爲疾病所自始人以一身蜉蝣於天地偶觸毒癘之微生物則疾病由此而起此之謂病因而微生物化生根於氣候爲病沿門闔境靡不相同凡瘧痢春溫痲痘濕溫秋暑皆然以此知微生物既由氣候而生則氣候乃握重要之病原而爲我國最精最微之學理日人渡邊熙所以云用仲景法不必從事殺菌而病菌自然消滅良以微生菌既由氣候而來則參氣候之變正以擷天地之精遂爲探原之治療此吾人根據六氣以處方所以確能愈病而自能消滅黴菌之原理也吾師　吴瑞甫先生有見及此以感冒症四時悉備實氣候使然故其書不名溫熱而名時感症以溫熱僅就熱之輕重言若時感症則寒暑災祲不得其正者皆得分門别類該括無遺且以見歐西風土氣候與我國不同有風土之氣候病而以遠隔數萬里之醫術治之其不能推行盡利斷然無

疑此則吾師作四時感症之大旨也　受業陳影鶴謹誌

李序二

自氣交變論有氣化政令變易災眚諸說可知歲運太過不及均爲時病所從出自五常政大論有委和伏明卑監從革涸流發生赫曦敦阜堅成流衍諸名稱可知六氣五類相制勝卽爲四時病機所由來人身呼吸之氣與天地通卽病情亦隨氣候而發所以春夏秋冬氣候失和而沿門闔境相同諸病卽接踵而起自非達精光之論通大聖之業未能曉其所以然之故也近世習西醫者動以玄虛相詬病卽號稱國醫者不能從天人合一處著想徒知拾外人牙慧信口雌黃從未有深刻之識認則惑之甚也禮臣聞父老言吳師　瑞甫先生自弱冠卽善治溫熱所著中西溫熱串解久爲醫林所宗尚曩者奉　中館命剏設廈門國醫專校所著四時感症講義經先生登堂講解儼如日星之明禮臣從學有年本此以治四時感冒諸證往往獲效以知先生學力之深閱歷之富也　先生勤勤勉勉手不釋卷生平治病腸熱膽絕堅類半癡嗚呼其於醫學殆有宿根者歟　民國二十五年六月受業李禮臣謹誌

四時感症講義目錄

四時感症講義

閩同安吳錫璜瑞甫氏撰述
男樹萱姪孫慶福仝校

緒言

自禮記月令有四時行令不常。則民殃於疫之說。可知寒暑灾祥不得其正。卽爲時感之原因。自西洋醫學。有改換水土之議。可知水土不合。雖用對症療法。終無切實之治驗。故不特時令有乖。易於感受疾病。卽山嵐瘴氣。南北異宜。一方有一方之疾病。乃氣候風土使然。近世各大醫學家。所以對於溫熱溫毒疫癘。多所發明也。夫四序愆期。卽爲感症之所自作。穀菓非其時而種植。尙無蕃秀之望。此無他。氣候爲之也。鼠化鴽也。爵化蛤也。雉爲蜃也。鶡旦之不鳴也。其隨四時之氣化而變幻如是。其他若登穀。若登麥。若登黍。皆不能有乖於時令。故易曰。天地儲精。萬物化生。宋朱晦菴曰。天以陰陽五行。化生萬物。氣以成形。可見我國所謂陰陽五行。其初皆以氣言。至有形質可見。猶屬第二問題。攷天元紀大論云。黃帝曰。天有五行御五位以生寒暑燥濕風。張隱菴曰。天有五行。丹黅蒼素玄之五氣也。五位五方之位。地之五行也。寒暑燥濕風天之六氣也。蓋天地之五氣。經於十干之分。十干之氣。以化地之五行。地之五行。以生天之六氣。此卽我國醫者言六氣之所自祖。故孔子曰。天何言哉。四時行焉。百物生焉。曰行曰生。何非先有氣而後有形乎。鬼俞區曰。五運陰陽者。天地之道也。萬物之綱紀。變化之父母。生殺之本始。神明之府也。故物生謂之化。物極謂之變。陰陽不測謂之神。神化無方謂之聖。其言陰陽五行。何等確切。孔子之繫易也。曰一陰一陽之謂道。又曰知變化之道者。其知神之所爲乎。其以陰陽五行而謂之道。謂之神者。言其體用兼賅。無所不備也。經曰道生智。玄生神。又曰神在天爲風。在地爲木。在天爲熱。在地爲火。在天爲濕。在地爲土。在天爲燥。在地爲金。在天爲寒。在地爲水。故在天爲氣。在地成形。形氣相感。化生萬物。惟其由生而化。故萬類無能出陰陽五行之外。惟其由道而神。故衆妙無能越陰陽五行之理。其在易曰。成性存存。道義之門。中庸曰。萬物並育而不相害。道並行而不相悖。謂之育謂之行者。道爲之也。氣爲之也。從知品類雖萬殊。而得天地真元之氣則一。故素問曰。六合之內。其氣九州九竅。言天地之氣。彌滿六合。人非此氣。無由以生以育。我國謂之真元。西人謂之空氣。其理一也。天地數五。火熱居三。可見天地間熱多於寒。火倍於水。而人之病化。即可類推。我國治外感病。必溯源於六氣者。乃至精至微之學。非粗心人所能領悟也。西醫晚出。於四時雜感。專注重於形質之學。故顯微鏡之檢查病菌。至爲詳悉。不知病菌亦隨時令而發生。試觀痲疹瘟疹。多發於春間。霍亂多起於炎夏。痢疾多在夏秋之交。濕熱症多在秋冬之交。其病證類多沿門闔境相同。則其病菌之由四時不正之氣而生。昭然若揭。東醫渡邊熙學於德國者也。其言曰。傷寒雜感。但依仲景之三陰三陽治法。寒熱一退。不必從事於殺菌。而病菌自然消滅。可見我國醫學。乃從天時氣候精研而出。溯其源探其微。爲理足方效之學。殺菌之治法。猶落第二問題。故知西人之拘拘於形質。其治法實不及我國遠甚。今試以實驗言之。我國四時雜感。無不發熱。辨症紛繁。大率隨氣候以爲施治。而方土次之。就診察論。南北尚且異治。何論其他。故春溫夏熱秋暑冬溫。有確定之認識。卽有確定之治療。成效彰彰可紀。今乃以萬里外氣候不同。起居飲食不同之認病大法。謂可以施諸我國。且以舶來品之退熱藥。其功用甚劇烈。若安知拜林阿斯匹靈之類。寥寥無幾。不過五六種。而一概熱病。無症不用。竊恐治病斷無如此簡單。況劇烈藥發汗過甚。大率心停。以華人血質薄弱。能否任受。所不敢知。我國四時雜感言伏邪爲多。在氣宜淸氣。在血宜淸血。在營宜淸營透氣。其間又有五兼十夾之分。寒疫熱疫之異。自不得徧舉溫熱二字印定後人耳目。茲特訂爲四時雜感講義。先溯源於內經。次，總論風寒暑濕燥火。及在表在裏之辨。三，分別四時病機。庶學者見病知源。臨症時可無炫惑之慮。是則璜所私心冀幸者耳。

中華民國廿三年二月　　日閩同安吳錫璜瑞甫氏序於廈門國醫專門學校

四時感症講義卷上

閩同安吳錫璜瑞甫氏撰述
男樹萱姪孫慶福仝校

詳論內經伏氣化熱大意

靈樞論疾診尺篇曰。冬傷於寒。春生癉熱。癉熱者。黃熱也。爾雅釋詁。癉釋謂勞。癉熱二字。自靈樞後。再見於前漢書。謂南方暑濕。近夏癉熱。師古注以爲黃病之稱。歷來醫書。均以身體發黃。謂濕熱病。其實亦不盡然。以璜四十餘年之閱歷。知諸凡伏氣病。必非一二劑清熱可以透解。古人久病謂勞。熱病羈留日久。則其血質必薄。眼白睛顏面及皮膚。每有淡黃之狀。至久熱更無論矣。是癉熱者。必兼濕熱勞熱二義。方能圓到。此語我國醫學家。自漢至今未能悟出。茲特闡之。

素問生氣通天論曰。冬傷於寒。春必病溫。歷來西洋醫。每謂冬月寒邪。無至春始發之理。不思痘疹尚有隱伏終身者。況冬春爲時未久耶。此節古人以伏邪立論。殊爲確當。

金匱眞言論曰。藏於精者春不病溫。據吳鞠通謂冬時天氣應寒。陽不潛藏。

如春日之發泄。甚至桃李反花之類。是說也。與素問經文。語意未合。蓋真言論明謂夫精者身之本也。故藏於精者春不病溫。是以人身言。非以天氣言也。宜正之。

柳寶詒曰。喻西昌尙論後篇。專論伏氣發溫之病。分爲三例。以冬傷於寒。春必病溫爲一例。謂寒邪之伏於肌膚者。以冬不藏精。春必病溫爲一例。謂寒邪之伏於骨髓者。以冬不藏精。冬傷於寒爲一例。謂內外均受邪。如傷寒兩感之證。以此三例。鼎立三綱分途施治。恰與傷寒論之太陽病之風傷衞。寒傷營。風寒兩傷營衞之三例。前後相符。此喻氏得意之筆也。蓋喻氏天才超越。筆力淸卓。每有議論。無不力破餘地。而有意爲文。每每虛立門面。創議論以助我波瀾。在作文則爲高手。而說理則未必皆能精確矣。卽如伏氣發溫之病。惟冬傷於寒故病溫。惟冬不藏精故受寒。其所受之寒。無不伏於少陰。斷無伏於肌膚之理。其腎氣未至大虛者。倘能鼓邪外達則由少陰而達太陽。病勢淺而輕。若腎虛不能托邪。則伏於藏而不得外出。病卽深而重。

同此邪同此病。證有輕重。而理原一貫。無三綱之可分也。學者須分別觀之。

素問熱論篇曰。今夫熱病者皆傷寒之類也。又曰凡病傷寒而成溫者。先夏至日者爲病溫。後夏至日者爲病暑。暑當與汗皆出勿止。

柳寶詒曰伏氣發溫。隨時而變。熱之輕者曰溫。熱之重者曰暑。夏至後曰小暑大暑。冬至後曰小寒大寒。寒暑二字。相爲對待。內經所稱暑與熱本無分別。觀篇首云熱病者皆傷寒之類也。其義可見。至仲景始以夏月暴感之熱邪。名曰暍病。正以別於伏氣外發之熱病也。況伏氣隨時外發。亦必兼挾時令之邪。如春令兼風。夏令兼暑。理所必至。是其所以異名者。固不第因乎熱之徵甚矣。又曰經言凡病傷寒。是傷寒不必專在於冬時。即三時感寒。亦能鬱化爲溫也。其稱夏至後爲病暑。則暑即溫之變名。尤不可指爲另是一邪。而此獨分別言之者。因伏氣發於夏至以後。其治病略有不同。蓋溫病忌汗。恐其傷陰。若時交長夏。則汗出必多。而邪氣亦隨汗而出。又未可以汗多而遽止之也。

璜按傷寒中風。宜發汗不宜多汗。故仲師桂枝湯下垂戒云。但取皮膚漐漐。微似有汗者佳。不可令如水淋漓。若如水淋漓。病必不除。溫熱暑熱則不其然。蓋緣熱症必須汗多。津液方能暢達。熱邪乃有出路。一因表虛。故以微汗爲主。一因裏熱。汗多而熱乃透解。故熱病論云。暑當與汗皆出勿止。內經此言。已示人以治諸凡熱病。不易者之定法。凡溫病熱病溫瘧秋暑。汗多者愈期較速。其遷延至六七日。肌燥無汗者。每多神氣不安。危機立至。奈近世習洋派醫者。一遇熱症。每慮多汗。則其心力衰弱。不思溫病忌汗。澌醫吳鞠通已有是說。蓋因溫病伏熱在內。不宜辛溫發汗。更助其熱。若用辛涼透汗。或養津透汗。則此汗乃臟真通暢。藉以解邪外出。又何心力衰弱之有。每見洋派醫用退熱藥發汗。往往心停。嗚呼。此乃彼國退熱藥。發汗過於劇烈使然。藥之咎。非汗之咎。倘用我國之辛涼透汗。或養津透汗。已立法於無過之地。曾見有心停心弱諸弊害耶。

靈樞邪氣臟腑病形篇。岐伯曰。虛邪之中人也洒淅動形。正邪之中人也微。先見於色。不知於身。若有若無。若亡若存。有形無形。莫知其情。

璜按此言天地之氣。中人於不覺。而爲伏邪之所自出也。虛邪以八正之虛風言。正邪以天之六氣言。何謂八正。四立二至二分者是也。何謂八正之虛風。攷靈樞九宮八風篇云。從其所居之鄉來爲實風。生生長養萬物。從其衝後來爲虛風。在傷人者。是虛風。乃指天氣之風主殺主害。內經所謂避虛氣如避矢石者是也。虛風何以主殺害。蓋從衝犯之方而來。如太乙居子。風從南方來。火反衝水也。太乙居卯。風從西方來。金來犯木也。言太乙指北極洒淅動形者。即素問言病不已。令人洒洒時寒之意。正邪之中人也微。言天有此六氣。人亦有此六氣。一或有偏。是謂正邪。正邪中人。隱伏在臟腑中。最爲微渺。時或見於色診。而在病未發見之初。若有若無。若存若亡。有形無形。莫知其情。形容六氣之偏。蘊藏爲病。在人身本有此氣。故其化爲六淫。病情未顯。猶然莫可測識。病形篇此條。已將伏氣病情。曲曲道出。奈近世習洋派醫。偶沾西說。故許先聖先賢緒論。靡所不至。不思相隔數萬里外。語言文字。兩相懸絕。且謂潛伏期不應如許多日。不知我國對於感冒症。所言者六氣耳。六氣本在人臟腑中。特一有所偏。遂成客氣而爲患。未病之先。若有若無。若存若亡。必欲以實體考驗。即起先聖王於今日。當亦謂此氣必非器具之所能測量。故曰有形無形。莫知其情。見此六氣本人身所自有。即潛伏期甚久。倘未經發見。終無有得其情狀者。其描寫伏氣之病由。不啻燃犀之照。彼拘拘於形質之末者。亦烏足以語此。

素問八正神明論。岐伯曰。正邪者身形若用力。汗出腠理開。逢虛風。其中人也微。故莫知其情。莫見其形。

柳寶詒曰。此與靈樞病形篇。言冬時寒邪。所以能久伏不覺之故。凡風從時令王方來者爲正邪。從冲後來者爲虛邪。冬以寒爲正邪。故中於人也。令人不覺。近人有疑邪正不並立。不能久伏不發者。曷不取此兩經文。細意釋之。璜按八正虛風。語近支離附會。此乃時代性之言論。殊不必拘。

靈樞論疾診尺篇。岐伯曰。尺膚熱甚。脉盛躁者。病溫也。其脉盛而滑者病且出也。

吳鞠通曰經之辨溫病分明如是。何世人悉謂傷寒。而悉以三足陰經溫法治之哉。尺膚熱甚火燥精也。脉盛躁。精被火煎沸也。脉盛而滑。邪機向外也。

素問病人氣象論曰。人一呼脈三動。一吸脉三動而躁。尺熱曰病溫。尺不熱脈滑曰病風。脈澀曰閉。

吳鞠通曰。呼吸俱三動。是六七至脈矣。而氣象又急躁。若尺部肌膚熱。則爲病溫。蓋溫病必傷金水二藏之津液。尺之脈屬腎。尺之穴屬肺也。此處肌肉熱。故知爲病溫。其不熱而脈兼滑者。則爲病風。風之傷人陽先受之。尺爲陰故不熱。如脈動躁而兼澀。是氣有餘而血不足。病則爲痺矣。

柳寶詒曰。尺膚熱。熱在陰也。尺熱而脈數且躁。中有溫邪也。更兼盛滑。則熱邪已動有外出之象矣。此言伏溫而發之脈症也。

靈樞熱病篇曰。熱病不知所痛。耳聾不能自收。口乾。陽熱甚。陰頗有寒者。熱在骨髓死。不可治。

枷寶詒曰。此節不知所痛二句。形容伏溫初發。神情呆鈍。其狀如繪。陽熱甚者。其熱邪之浮於外者已甚也。陰頗有寒者。其寒邪之伏於陰者。尚未外透也。若此者其熱深在骨髓。故不可治。

壝按此乃陰精欲竭。熱邪直衝腦髓之象。伏溫初發。非必人人有此病狀。但因伏邪熱重。直衝神經。神經乃知覺之所自出。熱邪攪亂神經。故不知所痛。陰精乃腎氣所主。腎開竅於耳。陰精欲脫。故耳聾。神經病則知覺運動。皆不能自主。故手足不能自收持。口乾。陰液被灼也。陽熱甚者。見諸凡病狀。皆陽熱甚熾之徵也。陰頗有寒者。推原此病。因由寒邪伏於陰經也。熱在骨髓者。見熱邪爍其腎陰。經曰腎主骨。又曰腎生腦。伏邪銷爍腎陰而化熱。故曰熱在骨髓也。熱衝神經多猝死。故曰死不可治。吳鞠通謂此病陰精未至涸竭者。間可徼倖得生。此乃醫者活人無已之苦心。未可以其不治而遽棄之也。熱病篇又曰。熱病已得汗。而脈尚躁盛。此陰脈之極也死。其得汗而脈靜者生。
素問熱論篇。黃帝問曰。今夫熱病者。皆傷寒之類也。或愈或死。皆以六七日之間。其愈皆以十日以上者何也。不知其解。願問其故。岐伯對曰。巨陽者諸陽之屬也。其脈連於風府。故爲諸陽主氣也。人之傷於寒也。則爲病熱。熱雖甚不死。其兩感於寒而病者。必不免於死。帝曰願聞其狀。岐伯曰。傷寒一日巨陽受之。故頭項痛腰脊强。二日陽明受之。陽明主肉。其脈挾鼻絡於目。故身熱目痛。而鼻乾。不得臥也。三日少陽受之。少陽主膽。其脈循脇絡於耳。故胸脇痛而耳聾。三陽經絡皆受其病。而未入於藏者。故可汗而已。四日太陰受之。太陰脈布胃中。絡於嗌。故腹痛而嗌乾。五日少陰受之。少陰脈貫腎。絡於肺。繫舌本。故口燥舌乾而渴。六日厥陰受之。厥陰脈循陰器。而絡於肝。故煩滿而囊縮。三陰三陽五臟六腑皆受病。營衛不行。五臟不通。則死矣。其不兩感於寒者。七日巨陽病衰。頭痛少愈。八日陽明病衰。身熱少愈。九日少陽病衰。耳聾微聞。十日太陰病衰。腹減如故。

則思飲食。十一日少陰病衰。渴止不滿。舌乾。已而嚏。十二日厥陰病衰。囊縱。少腹微下。大氣皆去。病日已矣。帝曰治之奈何。岐伯曰。治之各通其藏。脈病日衰已矣。其未滿三日者。可汗而已。其滿三日。可泄而已。又帝曰。熱病已愈。時有所遺者何也。岐伯曰諸病遺者。熱甚而强食之。故有所遺也。若此者皆病已衰。而熱有所藏。因其穀氣相搏。兩熱相合。故有所遺也。帝曰治遺奈何。岐伯曰視其虛實。調其逆從。可使必已矣。帝曰。病熱當何禁之。岐伯曰病熱少愈。食肉則復。多食則遺。此其禁也。帝又曰。其病兩感於寒者。其脈應與其病形如何。岐伯曰。兩感於寒者。病一日則巨陽與少陰俱病。則頭痛口乾而煩滿。二日則陽明與太陰俱病。則腹滿身熱不欲食譫言。三日則少陽與厥陰俱病。則耳聾囊縮而厥。水漿不入不知人。六日死。帝曰。五藏已傷。六府不通。營衛不行。如是之後。三日乃死。何也。岐伯曰。陽明者十二經脈之長也。其血氣盛。故不知人。三日其氣乃盡。故死矣。又凡病傷寒而成溫者。先夏至日爲病溫。後夏至日爲病暑。暑當與汗出勿止。

柳寶詒曰熱論謂人受寒邪。其爲病必化熱。但隨時而發者爲傷寒。其病自外而入內。久伏而發者爲溫病。其病自內而達外。此論除篇末傷寒成溫一節。論及溫病外。其餘所論。都屬傷寒。惟所列六經形證。傷寒與溫病。初無二致。故備錄之。以爲臨證時分經認病之則。又曰凡傷寒化熱自表入裏。初起三日在三陽經者可汗。後三日在三陰經者可泄。故不至於死。其兩感者乃一藏一府。一陰一陽。同時俱病。來勢迅速。不及措手。勢必陰陽交絕。營衛不通。而不免於死矣。刺熱篇所論太陽之脈。與厥陰脈爭見者。死期不過三日一段。卽溫病中之兩感。與此節可以互證。又曰食肉則復一節。論病後食復。溫病亦與傷寒相同。又曰經言冬傷於寒春必病溫。是指冬邪春發者而言。此言凡病傷寒。則無冬夏。凡有伏氣。均可發爲溫病也。故夏至前後。異其時而同其病。曰溫曰暑。同其病而異其名也。又溫與暑病邪相同。而隨時異名。冬邪春發者。邪鬱化熱。由裏達外。邪隨汗去。多汗則傷陰。故汗多者。當止之。若至夏令。天時蒸熱。先已有汗。更有伏邪內動。汗泄愈多。但其汗之出也。邪機甫動。而汗即淋漓。若見汗多而遽止之。則邪機亦因之而窒矣。故特分別言之。而禁其止也。

刺熱論曰肝熱病者小便先黃。腹痛多臥。身熱。熱爭則狂言及驚。脇滿痛。手足躁。不得安臥。庚辛甚。甲乙大汗。氣逆則庚辛日死。刺足厥陰少陽。其逆則頭痛員員。脈引衝頭也。

吳鞠通曰。肝病小便先黃。小便先黃者。肝脈絡陰器。又肝主疏洩。肝病則失其疏洩之職。故小便先黃也。腹痛多臥。木病尅脾土也。熱爭邪熱盛而與正氣相爭也。狂言及驚。手厥陰心包病也。兩厥陰同氣。熱爭則手厥陰亦病也。脇滿痛。肝脈行身之兩旁。脇其要路也。手足躁不得安臥。肝主風。風淫四末。又木病必吸少陰腎中真陰。陰陽故騷擾不得安臥也。庚辛金日。尅木故甚。甲乙肝本旺時。故汗出而愈。氣逆謂病重而不順其可愈之理。故逢其不勝之日而死也。厥陰少陽並刺者。病在臟兼瀉其腑也。逆則頭痛以下。

肝主升。病極而上升之故。璜按諸熱而必言先者。謂先有此內熱。而後發見於外也。肝主疏泄。在生膽汁以助胃化穀。是膽汁之敷布。全賴肝以行其疏泄之令。膽汁黃。故小便先黃。肝之脈下環陰器。循少腹而上。肝熱故腹痛也。肝藏魂。肝魂傷故多臥。木火主氣。氣盛故身熱也。熱爭者外淫之邪。與內因之熱交爭。即陰陽應象論。所謂天之邪氣。感則害人五臟者是也。邪熱內爭。肝魂傷則狂言。肝主驚。其爲病也發爲驚駭。肝脈布脇肋。故脇滿痛。肝爲風臟。風淫末疾。故手足躁。人臥則血歸於肝。肝爲熱傷。致失其統血之權。故不得臥。其逆則頭痛員員。脈引衝頭者。員員爲周轉之象。言肝臟之熱。發於外。而與形熱相應。熱甚則上衝於頭。故頭痛而員轉也。吳鞠通此注尚有見不到處。茲特補之。

心熱病者先不樂。數日乃熱。熱爭則卒心痛。煩悶善嘔。頭痛面赤。無汗。壬癸甚。丙丁大汗。氣逆則壬癸死。刺手少陰太陽。

吳鞠通曰。心病先不樂者。心包名膻中。居心下代君用事。經謂膻中爲臣使之官。喜樂出焉。心病故不樂也。卒心痛。凡實痛皆邪正相爭。熱爭故卒然心痛也。煩悶。心主火。故煩。膻中氣不舒故悶。嘔肝病也。木火同氣。熱甚而肝病亦見也。且邪居膈上。多善嘔也。頭痛火升也。面赤火色也。無汗。汗爲心液。熱閉液乾。汗不得通也。

脾熱病者。先頭重頰痛煩心。顏青欲嘔。身熱。熱爭則腰痛不可俯仰。腹滿泄而頷痛。甲乙甚。戊己大汗。氣逆則甲乙死。刺足太陰陽明。

吳鞠通曰。脾病頭先重者。脾屬濕土。性重。經云濕之中人也。首如裹。故脾病頭先重也。頰少陽部也。土之與木。此負則彼勝。土病而木病亦見也。煩心。脾脈注心也。顏青欲嘔。亦木病也。

肺熱病者。先淅然厥起毫毛。惡風寒。舌上黃。身熱。熱爭則喘欬。痛走胸膺背。不得太息。頭痛不堪。汗出而寒。丙丁甚。庚辛大汗。氣逆則丙丁死。刺手太陰陽明。出血如大豆立已。

吳鞠通曰。肺病先惡風寒者。肺主氣。又主皮毛。肺病則氣膹鬱。不得捍衛皮毛也。舌上黃者。肺氣不化。則溼熱聚而爲黃苔也。（章虛谷曰。若外邪初感者。症非內熱。其苔必白）喘氣鬱極也。欬火尅金也。胸膺背之俯也。皆大氣主之。肺主大氣。肺氣鬱極故痛也。走者不定之詞。不得太息。熱閉肺臟也。頭痛不堪。亦大氣膹鬱。熱不得泄。直上衝腦也。鬱熱而腠開汗出。其熱暫泄則寒也。

璜按吳鞠通此注。尚有未盡穩妥之處。其云肺氣不化。濕熱聚爲黃苔。似屬牽扯之詞。今細繹原文。並無濕熱之病狀。不解濕熱二字從何而來。須知肺之脈起於中焦。下絡大腸。還循胃口。肺熱入胃。胃熱挾膽汁以上升。則舌苔自黃。試觀凡外感病。肺胃有熱者。其舌上皆有黃苔。可悟其理。若係濕熱。必兼有粘膩之象。須知之。

腎熱病者。先要痛胻痠。苦渴數飲。身熱。熱爭則項痛而强。胻寒且痠。足下熱不欲言。其逆則項痛員員澹澹然。戊己甚。壬癸大汗。氣逆則戊己死。刺足少陰太陽。

吳鞠通曰。腎病腰先痛者。腰爲腎之腑。又腎脈貫脊。會於督之長强穴。胻腎脈入跟中。以上腨內。太陽之脈。亦下貫腨內。腨卽胻也。痠熱鑠液也。苦渴數飲。腎主五液而惡燥。病熱則液傷而燥。故苦渴而飲水求救也。項太陽之脈。從巔入絡腦。還出別項下。腎病至於熱爭。臟病甚而移之腑。故項痛而强也。胻寒熱極爲寒也。足下熱腎脈從小指之下。衺趨足心涌泉穴。病甚而熱也。不欲言。有無可奈何之苦也。邪氣上逆。則項更痛。員員澹澹。一身不能自主。難以形狀之病也。

太陽之脈。色榮顴骨。熱病也。榮未交曰。今且得汗。待時而已。與厥陰脈爭見者。死期不過三日。其熱病內連腎。（章虛谷曰。此言外感與伏邪互病之證也。與熱病篇之兩感。同中有異。彼則內外同時受邪。內外俱病。故不免於死。此則外感先發。伏邪後發者。可生。若同發。則死期不過三日也。云太陽之脉者。謂邪受於太陽經脉。卽一日巨陽受之。頭項痛腰脊强者是也。色榮顴骨者。謂鮮榮之赤色。見於顴也。蓋顴者骨之本。骨者腎所主。腎藏之伏邪已動。故赤色循榮血。而見於顴也。榮未交今且得汗待時而已者。太陽與少陰爲表裏。太陽經脈外受之邪。與少陰營中伏熱之邪。尚未相交。且使得汗。先解外邪。所謂未滿三日可汗之是也。其內伏之邪後發。待藏氣旺時可已。如腎熱病。待壬癸日得大汗而已也。又如所云見赤色者。刺之。先治未病亦可也。倘與厥陰病證爭見。則腎肝皆有邪熱。內發其勢。必與太陽外邪連合。而不可解。故比之兩感病。死期更速也。蓋兩感病起於經。必待胃氣盡。六日方死。此則熱邪內連腎藏。本元卽絕。死期不過三日也。少陽之脈。色榮頰前。熱病也。榮未交曰。今且得汗。待時而已。與少陰脈爭見者。死期不過三日。

章虛谷曰。上言肝熱病者。左頰先赤。肝爲厥陰。膽爲少陽。相表裏者也。外邪受於少陽經脈。而肝藏伏熱之色。榮於頰前。若外內之邪。尚未相交。今且使其得汗。以解外邪。其內發之熱。可待藏氣旺時而已。若以少陰經脈病證爭見。則肝連腎熱。而內外邪勢必交合難解。死期不過三日也。大抵外內之邪。發有先後。而不交合尙可解救。故要緊在榮未交一句。下文病名陰陽交。亦卽榮已交之義也。經文止舉太陽少陽兩證。不及陽明太陰合病者。以陽明之府。可用攻瀉之法。不至必死。非同太陽少陰。少陽厥陰。其邪連合。而無出路。則必死也。

璜按此二條。章注似於色脈爭見處。尙未發揮其所以然之處。惟喻嘉言見解甚超。玆節錄之。嘉言於前條注云。凡人有病。其色必徵於面。而熱病尤彰。今久邪內伏。其春發溫。必始太陽經脈。紅赤熱色。先見兩顴。加以章飾熱之先徵也。榮飾之色。只顴骨一處。不交他處。病之淺者也。古經榮未交曰。今且得汗。待時而已。少需聽其自解。此真訣也。大凡溫熱自內出。經氣先傷。雖汗多未解。故云今且得汗。待時而已。至於與厥陰脈。爭見者死。太陽榮顴骨。少陽榮頰前。少陰榮頰後。少陰榮兩頤。謂太陽厥陰。陰陽同時並交榮飾。此纔名爭見。若只面呈一部。豈爭見乎。爭見赤紫晦滯。傳經勢重。己爲主死。青黑尅賊。十死不救矣。後一條云右頰前赤色未交他處。待汗而已。若兩頤黑色。與少陽赤色爭見則死也。少陰經敗甚必入腎。腎氣發露。泉之竭矣。無陰以守之矣。少陽相火少陰眞火。上下交焚。頃刻俱爲灰燼。誠刦灾也。傳經勢重。間有回天之手。至於腎內枯槁無救。頰頤紫黑。已見惡痕。縷縷不散。此獨陽無陰。如大火聚。安得紫府丹臺。援以少陰神水乎。

評熱病篇帝曰。有病溫者。汗出輒復熱。而脈躁疾不爲汗衰。狂言不能食。病名爲荷。岐伯曰名陰陽交。交者死也。（葉香巖曰交者陰液外泄。陽邪內陷也。章虛谷曰陰陽之氣本來相交而相生者。今因邪勢彌漫。外感陽分之邪。與內發陰分之邪。交合爲一。而本元正氣絕矣。故病名陰陽交。交者死。非陰陽正氣之相交也。下文明其所以然之理）。 人之所以汗出者。皆生於穀。穀生於精。今邪氣交爭於骨肉而得汗者。是邪却而精勝也。精勝則當能食而不復熱。復熱者邪氣也。汗出者精氣也。今汗出而輒復熱。是邪勝也。不能食者。精無俾也。病而留者。其壽可立而傾也。且天熱論曰。汗出而脈尚躁盛者死。今脈不與汗相應。此不勝其病也。其死明矣。狂言者是失志。失志者死。今見三死不見一生。雖愈必死也。

章虛谷曰汗生於穀。穀生於精者。謂由本元精氣。化水穀以生津液。發而爲汗。邪隨汗泄。則邪却而精勝也。精氣勝則當能食。以化水穀。其邪已泄則不復熱矣。乃復熱者邪氣未去也。其所出之汗。精氣走泄也。故汗出而輒復熱。是精却而邪勝也。所以不能食。精無俾也。俾者倚藉之謂。其病雖留連。其壽可立待而傾也。古論云汗出而脈躁盛者死。正謂其精却而邪不去也。若邪去而精氣存。脈必靜矣。今脈與汗不相應。則精氣不勝邪氣也。其死明矣。且狂言是失志。失志者死一也。汗出復熱。精却邪勝。二也。汗與脈不相應。三也。今見三死證。不見一生證。雖似愈必死也。

王士雄曰溫證誤作傷寒治。而妄發其汗。多有此候。汪謝誠曰。此條爲溫證不可妄表之訓。夢隱一語。可謂要言不煩。蓋溫病誤表。縱不成死候。亦必不易愈矣。麻黃桂枝。人猶膽餒。最誤人者。陶節庵之柴葛解肌湯也。

素問陽明脈解篇曰。足陽明之脈病。惡人與火。聞木音。則惕然而驚。鐘鼓不爲動。聞木音而驚何也。岐伯曰。陽明者。胃脈也。胃者土也。故聞木音而驚者。土惡木也。帝曰。其惡火何也。岐伯曰。陽明主肉。其脈血氣盛。邪客之則熱。熱甚則惡火。帝曰。其惡人何也。岐伯曰。陽明厥。則喘而惋。惋則惡人。帝曰或喘而死者。或喘而生者。何也。岐伯曰。厥逆連藏則死。連經則生。

章虛谷曰。土畏木尅。故聞木音則驚也。熱甚則惡火。仲景所謂不惡寒反惡熱也。邪結於胃。而氣厥逆。則喘而惋。惋者。懊憹而不欲見人也。邪熱內結。則氣阻而喘。不能循經外達。則四肢厥逆。蓋四肢禀氣於脾胃也。邪內入則連藏。故死。外出則連經。故生。帝曰病甚則棄衣而走。登高而歌。或至不食數日。踰垣上屋。所上之處。皆非其素所能也。病反能者何也。岐伯曰。四肢者。諸陽之本也。陽盛則四支實。實則能登高也。帝曰其棄衣而走者。何也。岐伯曰。熱盛於身。故棄衣欲走也。帝曰。其妄言罵詈。不避親疏而歌者何也。岐伯曰。此陽盛。則使人妄言罵詈。不避親疏。而不欲食。不欲食。故妄走也。

章虛谷曰。四支稟氣於脾胃。胃爲臟腑之海。而陽明行氣於三陽。故四支爲諸陽之本也。邪盛於胃氣。實於四支。則能登高也。熱盛於身。故棄衣欲走也。邪亂神明。故妄言罵詈。胃中邪實。不欲飲食。四支多力。則妄走也。此大承氣湯之症。其邪連經。脈必滑大。下之可生。其邪連藏。脈必沉細。仲景云。陽病見陰脈者死。則雖有下證。不可用下法矣。

王夢隱曰。溫病投熱藥補劑。亦有此候。經證亦有可用白虎湯者。沉細之脈。亦有因熱邪閉塞使然。形證果實。下之可生。未可概以陰脈。而斷其必死也。凡熱邪壅濕。脈多細耎遲濇。按證清解。自形滑數。不比內傷病。服凉藥而脈加數者。爲虛也。

熱論篇曰。帝曰。熱病已愈。時有所遺者、何也。岐伯曰。諸病遺者。熱甚而强食之。故有遺也。若此者。皆病已衰。而熱有所藏。因其穀氣相得。兩熱相合。故有所遺也。帝曰。治遺奈何。岐伯曰。視其虛實。調其逆從。可使必已矣。帝曰。當何禁之。岐伯曰。病熱少愈。食肉則復。多食則遺。此其禁也。

柳寶詒曰。此言熱邪初愈。餘熱留而未淨。得穀食助氣。則兩熱相合。而復熾。觀其食肉則復。多食則遺。故病後必須謹調口腹。祇可以清淡稀粥。漸爲調養也。

素問玉板論要篇。岐伯曰。病溫虛甚死。

柳寶詒曰。經言藏於精者。春不病溫。則凡病溫者。其陰氣先虛可知。使或虛而未至於甚。則養陰透邪。治之如法。尤可挽回。若病溫者。而至虛甚。則熱邪內訌。陰精先涸。一發燎原。不可治矣。

靈樞五禁篇。岐伯曰。熱病脈靜。汗已出。脈盛躁。是一逆也。柳寶詒曰。熱病汗出後而脈轉盛躁。此熱邪深伏於陰。至汗出而邪機始動而外露。則其伏邪必重。故曰逆也。靈樞熱病篇曰。熱病三日而氣口靜。人迎躁者。取之諸陽五十九刺。以瀉其熱。而出其汗。實其陰以補其不足者。

吳鞠通曰。人迎躁。邪在上焦也。故取之諸陽以泄其邪。陽氣通則汗隨之。陽盛則陰衰。瀉陽則陰得安其位。故曰實其陰。瀉陽之有餘。即所以補陰之不足也。故曰補其不足。 溫熱病未有不傷陰者。實其陰以補其不足。此一句實治溫熱之吃緊大綱。

身熱甚。陰陽皆靜者勿刺也。其可刺者急取之。不汗出則泄。所謂勿刺者有死徵也。 熱病七日八日脈口動。喘而短者急刺之。汗且自出。淺刺手大指間。熱病七日八日脈微小。病者溲血口中乾。一日半而死。脈代者一日死。熱病已得汗出而脈尚躁。喘且復熱。勿刺膚。喘甚者死。

柳寶詒曰。熱甚而脈浮躁。則可刺。當急取之。令其熱邪從汗泄而解。若脈陰陽俱靜。是陽症見陰脉。已有死徵。故勿刺。脈口動喘而短者。熱壅於肺也。刺手大指間肺之少商穴。俾肺之熱痺開而汗泄。則解矣。熱邪灼爍血分。則溲血。陰液被爍則口乾。下焦陰傷已甚。而脈又微小。則不惟陰涸。而陽亦傷矣。故主死。已得汗而脈尙躁。喘且復熱。是熱不爲汗衰。而化源且絕矣。故死。熱病不可刺者有九。一曰汗不出。大顴發赤。噦者死。二曰泄而腹滿甚者死。三曰目不明。熱不已者死。四曰老人嬰兒。熱而腹滿者死。五曰汗不出。嘔下血者死。六曰舌本爛。熱不已者死。七曰欬而衄汗不出。出而不至足者死。八曰髓熱者死。九曰熱而痙者死。腰折瘈瘲。齒噤齘也。凡此九者不可刺也。

柳寶詒曰。顴赤而噦。腎陰已竭。而虛陽上脫之證。故死。目不明陰脫也。陰脫而仍熱。故死。熱滿當泄。老人幼兒不任攻伐。則熱無出路。故死。熱蘊無汗。上逆則嘔。下迫則血溢。上下交征。陰腋易涸。故爲死候。舌本爛乃腎火上結。與胃熱熾而口糜者不同。若旣爛而熱仍不已。亦爲死候。　汗不至足。是肺氣不下行。而化源將絕也。欬衄乃邪閉於上。無汗則邪不外泄。又兼化源將絕之徵。故曰死。　髓熱如骨蒸之狀。邪熱深入於腎也。熱而痙致見腰折等證。是邪熱深入於肝也。腎爲熱邪所爍。故死。　吳鞠通曰。

此節歷叙熱病之死徵。以禁人之刺。大抵由於陰竭者爲多。然刺固不可。亦有可藥而愈者。蓋刺法能泄能通。開熱邪之閉結最速。至於益陰以存津。則刺法之所短。湯藥之所長也。

璜按熱而痙。齒噤齘。昏不知人。未必卽爲死候。金匱要略主以大承氣湯。累效。此症乃因熱重灼爍津液。糞堅胃爍而然。下其熱卽以止其痙也。柳註謂肝腎熱深。未確。

難經四時外感篇

五十八難曰。傷寒有幾。其脈有變否。然。傷寒有五。有中風。有傷寒。有濕溫。有熱病。有溫病。其所苦各不同。

張壽頤曰。中風傷寒濕溫熱病溫病。五者皆四時之外感。而古人統以傷寒稱之者。蓋四時感證。雖所受之邪。各有不同。而其發病之因。多由於先受寒邪而起。試觀各證初發之時。每多先有惡寒。而後發熱者。病情當可恍然。但惡寒有輕重微甚之不同。是以古人遂有此五者之分析。陸九芝謂傷寒有五。是五者之總綱。其二曰之傷寒。乃是五者中之一子目。說得最爲明白。

張壽頤曰。仲景著傷寒論。但觀其太陽篇麻黃湯證及大青龍湯證兩條。頗似一部傷寒論。專爲二曰傷寒而設。實則桂枝湯證。已專治中風。而白虎湯等方。又是專治溫病熱病之主劑。則仲景之書。固不僅爲五子目中之傷寒而設。且兼爲五者總綱之傷寒而設。一百一十三方。但有是證。卽當專用是藥。子目中之傷寒以之。卽五者總綱之傷寒。亦無不以之。此仲景成法。所以爲百世不遷之大宗者也。

中風之脈。陽浮而滑。陰濡而弱。濕溫之脈。陽浮而弱。陰小而急。傷寒之脈。陰陽俱盛而緊濇。熱病之脈。陰陽俱浮。浮之而滑。沉之散濇。溫病之脈。行在諸經。不知何經之動也。各隨其經所在而取之。

張壽頤曰。此節分言五者之脈狀。陰陽之義。伯仁謂皆指尺寸而言。是也。風爲陽邪。中風乃風邪乍感於表。病僅在外。未入裏。故寸部陽分之脈浮滑。浮主在表。風邪屬陽。於脉應之。自當滑利也。裏猶未病。則裏本無邪。

故尺部陰分之脈濡弱。陰不受病。於脈應之。自不當堅實。是卽無病平和之脈象。非虛細無神之輭弱可比。濡讀爲耎。古人所言脈濡之濡。多爲耎字之隸變。非濡濇濡滯之濡。讀者不可誤認。（此中風僅以風邪在表而言。卽今人之所謂傷風。內經難經及傷寒論中之中風。皆卽此義。非漢魏六朝以下之所謂中風。故只有表證表脈。濕溫者。溫濕在裏。而復感溫邪。陽脈之浮。是爲表有溫邪之證。然濕是陰邪。有濕在裏。卽脈之浮者。亦不能盛。而陰脈主裏之爲小急。固其宜矣。此急字有廹促結塞二義。不僅以至數之急而言。凡古書所謂弦急者。皆是此義。故弦爲陰脈。急亦陰脈。惟濕溫之得此脈象者。在濕盛熱微。裏濕尚未化熱之時。則如此。若熱盛而濕亦從之化熱。則脉亦必洪盛。但當以舌苔厚濁垢膩定之。亦不可泥執此兩句。認爲濕溫之脉。定必如是。而不問熱重熱輕。始傳未傳之不同者也。傷寒爲陰寒之邪。來勢方遒。其鋒甚厲。故陰陽之脈俱盛。此是邪實脈實之義。但當作應指有力解。不可以熱病盛大洪數之盛字。混爲一例。其皆緊而濇者。則陰邪廹束於外之義也。熱病之脈。陰陽俱浮。則以熱勢極熾。表裏皆受其病而言。幾如仲景之所謂風溫一候。諸陽之氣。畢露於外。故左右六部。無不浮滑。而又曰。沉之散濇者。蓋浮之既盛。即重按必形不及。人之氣血。止有此數。則沉候。必不能如浮候之滑大。因以散濇言之。其實尋常熱病。必不致如散漫無神之散。濇滯不前之濇。若其果散果濇。則外强中乾。無根之脈。生機絕矣。溫病之脈。行在諸經三句。最不可解。若謂溫病六經皆有。病在何經。即當見何經之脈。則四時外感。無不如此。何獨溫病爲然。而爲之注者。又皆說得惝恍迷離。直無一句可信。何如存而不論爲佳。

傷寒有汗出而愈。下之而死者。有汗出而死。下之而愈者何也。然陽虛陰盛。汗出而愈。下之即死。陽盛陰虛。汗出而死。下之即愈。

滑氏本義受病爲虛。不受病者爲盛。惟其虛也。是以邪湊之。惟其盛也。是以邪不入。即外臺所謂表病裏和。裏病表和之謂。指傷寒傳變者而言之也。表病裏和。汗之可也。而反下之。表邪不除。裏氣復奪矣。裡病表和。下之可也。而反汗之。裡邪不退。表氣復奪矣。故云死。所以然者。汗能亡陽。下能損陰也。此陰陽字指表裡言之。經曰誅伐無過。命曰大惑。此之謂歟。徐氏經釋傷寒例亦有陽盛陰虛。汗之則死。下之則愈數語。諸家解說不一。成氏則謂陽邪乘虛入腑。爲陽盛陰虛。陰邪乘表虛客於營衛。爲陽虛陰盛。外臺秘要及劉河間傷寒直格。俱以病者爲虛。不病者爲盛。活人書以內外俱熱。爲陽盛陰虛。內外俱寒。爲陽虛陰盛。惟王安道溯洄集。則以寒邪在外爲陰盛可汗。熱邪在內爲陽盛可下。此說最爲無弊。若不病者爲盛。病者爲虛之說。與表病裡和。裡病表和之說相近。但虛盛二字。其義終未安也。

張壽頤曰。此節虛盛二字。猶言虛實。以無病爲虛。有病爲盛。卽以所感之邪而言。惟其受邪。斯謂之盛。惟其尙未受邪。故謂之虛。非言其人體質之壯盛與虛弱。元和陸九芝世補齋文。有傷寒去實論一篇。謂天爲淸虛之府。人爲虛靈之體。不爲病也。有病則爲實。猶言虛谷之中。有物焉以實之。非强實壯實之謂。說得最爲剴切。難經此節。卽是此義。所謂陰盛者。明爲陰寒之邪。盛實在表。而此時其人清陽之氣。尙未爲邪所侵。是爲陽虛。則汗之可以袪除陰霾。而無慮其亡陽生變。斯能操必勝之權。其病可愈。若誤以苦寒之藥攻下。豈不助長陰霾。重其遏抑。則其人又奚有幸理。所謂陽盛者。明謂陽熱之邪。盛實於裡。而此時其人真陰之氣。尙未爲邪所耗。則下之可以蕩滌實熱。而無虞其陰竭難支。斯爲萬全之策。而其病可愈。若誤以辛溫之藥發汗。豈不煽動陽燄。速其燎原。則爲禍又胡可勝言。讀者必知此節虛字。非體虛之虛。而後本文之義。自然迎刃可解。諸家注文。無一不牽强難通。外臺河間。伯仁。謂受病爲虛。不受病爲盛。固謬。成無己添出乘虛二字。亦認作其人體質之虛。則陽既虛矣。何可復汗。陰既虛矣。何可復下。豈不自才自盾。卽朱奉議。王安道兩家。亦祗識得盛字。終不能說出虛字眞旨。豈真古書之不易讀也。不過心粗氣浮。未嘗熟思而細繹之耳。

葉香巖温熱論註解

溫邪上受。首先犯肺。逆傳心胞。

華岫雲曰。風溫濕溫之時感者。邪從口鼻而入。故曰上受。若春溫之由冬時伏寒藏於少陰者。又非上受也。按傷寒從毛竅而入。溫病從口鼻而入。二語世莫不舉爲定案。其實二者皆有。而總以從毛竅入者爲多。南人中焦濕熱素盛。一感溫邪。卽表裡合一。遂似全從口鼻而入。亦不察之甚也。若果盡從口鼻而入。何以治法中有汗法乎。本文上受二字。卽內經邪氣在上之義。近世細菌學發明。且有從粘膜而入者。尤不可不知。

王士雄曰第四章云。不從外解。必致裡結。是由上焦氣分。以及中下二焦者爲順傳。惟胞絡上居膻中。邪不外解。又不下行。易於襲入。是以內陷營分。爲逆傳也。然則溫病之順傳。天士雖未點出。而細繹其議論。則以邪從氣分下行爲順。邪入營分內陷爲逆也。

璜按肺與心胞最近。依近世解剖學驗之自明。惟其近。故傳變甚速也。而西醫於此症。則以爲神經障害之特徵。我國葉天士先生。對於此症。獨闢蠶叢。神驗卓著。今且依舊學說解之。心主血。血屬營。溫熱法主清降。卽從營分內陷。而以牛黃丸至寶丹清營湯神犀丹等方。消滌中宮。使之由營出氣。挽回者實居多數。仍是引邪從氣分下行爲順之義。王氏此解。乃治溫熱之要訣也。

肺主氣。屬衞。心主血。屬營。辨營衞氣血。雖與傷寒同。若論治法。則與傷寒大異。

璜按傷寒初起。分在營在衞。溫病初起。辨在氣在血。其實一理也。但治法有辛溫辛凉之異耳。本論開章。即提出肺衞心營爲主。幷以傳心胞爲逆。我國人言傳入心胞。即西醫言侵襲延髓也。心肺腦爲人身最重要之部分。凡病之傷人。惟心肺腦傳變最速。且多猝死。醫及病家不悟也。凡遇此等病之較重者。切勿輕言易治。竊願諸同道者。細心討論則得耳。

蓋傷寒之邪。留戀在表。然後化熱入裡。溫邪則化熱最速。未傳心胞。邪尚在肺。肺合皮毛而主氣。故云在表。初用辛凉輕劑。挾風加薄荷牛蒡之屬。挾濕加蘆根滑石之流。或透風於熱外。或滲濕於熱下。不與熱相搏。勢必孤矣。

章虛谷曰。傷寒邪在太陽。必惡寒甚。其身熱者。陽鬱不伸之故。尚未化熱也。傳至陽明。其邪化熱。則不惡寒。始可用凉解之法。若有一分惡寒。仍當溫散。蓋以寒邪陰凝。故須用麻桂猛劑。（璜按不惡寒者。言其常也。若陽明發熱汗多。則有背微惡寒之症）若溫邪爲陽。則宜輕散。倘重劑大汗而傷津液。反化燥火。則難治矣。（璜按溫病所以忌汗之由。一語點出。然傷寒辛溫發汗。取皮膚濈濈微似有汗者佳。溫病辛凉解表。必須汗多。內邪方得外泄。此又不可不知。）始初解表用辛凉。須避寒凝之品。恐遏其邪。反不易解也。或遇陰雨連綿。濕氣感於皮毛。須解其表濕。使熱外透易解。否則濕閉其熱而內侵。病必重矣。其挾內濕者。清熱必兼滲化之法。不使濕熱相搏。則易解也。

不爾風挾溫熱而燥生。清竅必乾。謂水主之氣。不能上榮。兩陽相劫也。濕與溫合。蒸鬱而蒙蔽於上。清竅爲之壅塞。濁邪害清也。其病有類傷寒。驗之之法。傷寒多有變症。溫病雖久。在一經不移。以此爲辨。

周澂之曰。此義世皆以手足經釋之非也。傷寒亦有不傳經者。但傳經者多。

溫病傳經者少。所以然者邪寒爲歛。其入以漸。進一境卽轉一象。故變證多。溫邪爲開。重門洞闢。初病卽常兼二三經。再傳而六經已畢。故變證少也。壙按溫邪在肺。鼻竅每多閉塞。甚至見風而眼出清涕。與辛夷散證大相似。用桑葉甘菊山栀皮杏仁薄荷之類。輕清以泄風熱。每每獲效。誤用辛夷散。竟有變爲昏痙者。余臨症時曾遇之。

又按近人宗世補齋陸氏之說。以邪入於腑。則不識人。歸於陽明一經。力闢葉夫士首先犯肺。逆傳心胞之誤。明如張壽頤先生。亦從之。謂葉氏論溫熱旣誤信傳手不傳足之說。杜撰首先犯肺。逆傳心胞兩層。竟將陽明一經。最多最要之病。置之不問。己聚九州之鐵。鑄成大錯。然此老亦明知溫病熱病。必多陽明胃家熱症。第苦於一口咬定手經在先。則胃是足經。無以自圓其說。乃更倚老賣老。信口雌黃。揑造河間溫熱先究三焦一語。隱隱然以自己所說之肺病。心病。歸之上焦。卽以世間恒有之陽明熱病。歸之中焦。純是掩耳盜鈴手段。其計不可謂不狡。然自欺欺人。終不能使天下後世。不一讀河間之書。試問溫熱三焦之說。果出何處。則臆說立見其窮。可歎鞠通不學所撰溫病條辨。卽以三焦分篇。而耳食之徒。信此兩家。所謂葉派徧於國中。於是治溫熱。絕不問分經辨症。豈不可駭。攻訐不遺餘力。夫葉氏僞造河間之語。誠難免後人訾議。然細按溫邪犯肺逆傳心胞二語。確有此病。確與邪入腑則不識人之病候。種種不同。蓋邪入心胞其舌必絳。或紫。無苔者多。卽有苔亦薄。邪入於胃腑。舌苔必黃而乾。甚至粗糙。邪入心胞多無汗。入腑則汗多。邪入心胞。多神情默默昏而不知人。邪入腑。雖神昏而多譫語。治法一用辛香辟穢以提其神。一用蕩滌大便以下其熱。直有霄壤之殊。卽鞠通三焦論治。亦有矩矱。古歡室已盛稱其效。其濕溫篇尤爲精妙。陸氏任意駁斥。想係未經閱歷之過。不解余所佩服之時賢。張山雷氏。亦示從而附和其說。不可謂非智者千慮之一失也。余積四十餘年之經驗。切實有效。並非左袒葉氏。蓋治溫熱病。此老之心思靈敏。實有奇長也。

前言辛涼散風。甘淡驅濕。若病仍不解。是漸欲入營也。

璜按津不足者。熱邪卽易入營。而伏邪由營發出者。亦恆有之。營分受熱。則血液被刦。心神不安。夜甚無寐。或斑點隱隱。卽宜撤去氣藥。

又按據西醫學說。此乃神經障害之輕者。

如從風熱陷入者。用犀角竹葉之屬。如從濕熱陷入者。用犀角花露之品。參入涼血清熱方中。若加煩燥。大便不通。金汁亦可加入。老年及平素有寒者。以人中黃代之。急急透斑爲要。

周澂之曰。必以氣托斑。尤必以津載斑。始能透達也。

章虛谷曰。熱入於營。舌色必絳。風熱無濕者。舌無苔。或有苔亦薄也。熱兼濕者。必有濁苔。而多痰也。然濕在表分者。亦無苔。其脉必浮細澀。

王士雄曰。仲景論傷寒。又可論疫症。麻桂達原。不嫌峻猛。此論溫病。僅宜輕解。乃上焦之治。藥重則過病所。

璜按此卽徐之方輕可去實之義。華岫雲云。用藥有極輕清。極平淡者。取效更捷。乃溫病常有之治法也。

若斑出熱不解者。胃津亡也。主以甘寒。重則如玉女煎。輕則如梨汁蔗漿之類。或其人腎水素虧。病未及下焦。每多先自徬徨。必驗之於舌。如甘寒之中。加入鹹寒。務在先安未受邪之地。恐其陷入易易耳。

周澂之曰。有本領。須兼微酸以斂固其正氣。充盈其津液。非僅入鹹寒已也。

尤拙吾曰。蘆根梨汁蔗漿之屬。味甘涼而性濡潤。能使肌熱除而風自息。即內經風淫於內。治以甘寒之旨也。斑出則邪已透發。理當退熱。其熱仍不解。故知其胃津亡。水不濟火。當以甘寒生津。若腎水虧者。熱尤難退。故必加鹹寒。如元參知母阿膠龜版之類。所謂壯水之主。以濟陽光也。如仲景之治少陰傷寒。邪不在經。必用附子溫臟。既即是先安未受邪之地。恐其陷入也。熱邪用鹹寒滋水。寒邪用鹹熱助火。藥不同。而理法一也。點舌之法詳後。

王士雄曰。此雖先生口授及門之論。然言簡意賅。不可輕易一字。本條主以甘寒。重則如玉女煎者。言如玉女煎之石羔地黃同用。以清未盡之熱。而救已亡之液。以上文曾言邪已入營。故變白虎加人參法。而爲白虎加地黃法不曰白虎加地黃。而曰如玉女煎者。以簡捷爲言耳。唐未删一如字。徑作重則玉女煎。是印定爲玉女煎之原方矣。鞠通盧谷因而襲誤。豈知胃液雖亡。身熱未退。熟地牛膝。安可投乎。余治此症。立案必先正名曰。白虎加地黃湯。斯爲清氣血兩燔之正法。

璜按營氣俱病熱甚者。尙有犀角地黃。合白虎法。不止白虎加地黃湯也。地黃合白虎。爲清熱滋液起見。津枯甚者。必加入生梨汁。生蔗漿同服。尤爲速效。

若其人始終在氣分流連者。可冀其戰汗透邪。法宜益胃。令邪與汗併。熱達腠開。邪從汗出。

周澂之曰。邪雖在氣。必以津浮之使出。故須邪與汗併。方能與汗俱出。亦須津能浮邪。始能邪與汗併也。

解後胃氣空虛。當膚冷一晝夜。待氣還。自溫暖如常矣。

璜按汗出膚冷。熱病解後。此候儘多。甚至有如寒厥者。但其脈必虛緩。精神必安舒。粗工不識。誤認亡陽。妄投溫補者。往往或有。誤藥變症蠭起。每歸咎前醫之過用寒涼。一誤再誤。轉治轉劇。以至於死。而真能識病治病者。反至受謗。余因閱歷備嘗其苦。安得病家盡有醫學智識。遇此症絕不慌張者乎。

蓋戰汗而解。邪退正虛。陽從汗泄。故漸膚冷。未必卽成脫症。此時宜安舒靜臥。以養陽氣來復。旁人切勿驚惶。頻頻呼喚。擾其元神。但診其脈。若虛軟和緩。雖倦怠不語。汗出膚冷。却非脫症。

周澂之曰。此論甚細切。凡戰汗之後。多有此象。但熱邪在氣分。似不須戰。更不須再三戰。必邪入營分。方有戰汗。卽傷寒亦如此。况溫熱乎。何者。凡傷寒戰汗。乃正陽爲邪氣蹂躪。溫補元氣。力透重圍。故有戰象。若溫熱之戰汗。必待津液耗燥。滯入營分。以甘寒扶胃生津。如大旱遇雨。陰津與元陽相爭。亦作戰也。若在氣分。則但汗耳。何以戰爲。若脈急疾。躁擾不臥。膚冷汗出。便爲氣脫之症矣。更有邪盛正虛。不能一戰而解。停一二日再戰汗而愈者。不可不知。

魏柳州曰。脈象忽然雙伏。或單伏。而四肢厥冷。或爪甲青紫。欲戰汗也。宜熟記之。

王士雄曰。溫熱之邪。迥異風寒。其感人也。自口鼻入。先犯於肺。不從外解。則裏結。而順傳於胃。胃爲陽土。宜降宜通。所謂腑以通爲補也。故下章即有分消走泄。以開戰汗之門戶云云。可見益胃者。在疏瀹其樞機。灌溉湯水。俾邪氣鬆達。與汗偕行。則一戰可以成功也。

璜按此論精微之至。試觀熱病欲解時。飲以燒湯。多汗出而熱退。即此可悟益胃透汗之法。

又按腑以通爲補一語。有至理存焉。人身氣機開展。消化器泌別器。各運用其敷布之權。而氣體以和。治熱病然。非徒治熱病然也。西洋醫以大黃黃連龍胆草爲補劑。卽是此意。

再論氣病有不傳血分。而邪傳三焦。亦如傷寒中少陽病也。彼則和解表裏之半。此則分消上下之勢。隨時變法。

璜按溫熱病。以淸降下行爲順。濕溫溫瘧。尤宜分消其勢。或滌痰。或解穢。或溫運胃中之寒濕。而佐以解熱。隨時變法。具有妙用。西醫每以中國言陰陽六氣爲不足憑。嗚呼。舍陰陽六氣。而見病治病。死守形質。能如此靈活通變否耶。

如近時杏朴苓等類或如溫胆湯之走泄。

周澂之曰。王注此法。似指濕溫，或其入素有痰飲者。苦淡兼微辛。乃通腑降濁。以宣揚。性取降。而氣味仍取輕揚也。

因其仍在氣分。猶可望其戰汗之門戶。轉瘧之機括。

章虛谷曰。經言三焦膀胱者。腠理毫毛其應。而皮毛爲肺之合。故肺經之邪。不入營而傳心胞。則傳三焦。其與傷寒之由太陽傳陽明者。不同。傷寒傳陽明。寒邪化熱。卽用白虎等法。以陽明陽氣最盛故也。凡表裏之氣。莫不由三焦升降出入。而水道由三焦而行。故邪初入三焦。或胸脇滿悶。或小便不利。此當展其氣機。雖溫邪不可用寒涼遏之。如杏朴溫胆之類。辛平甘苦。以利升降。而轉氣機。開戰汗之門戶。爲化瘧之丹頭。此中妙理。非先生不能道出。以啟後學性靈也。不明此理。一聞溫病之名。卽亂投寒涼。反使表邪內閉。其熱更甚。於是愈理而病愈重。至死不悟其所以然。良可慨也。璜按胸脇滿悶。小便不利。溫熱病中。有此二症者最多。宜通氣機。正是確論。惟苦淡辛微。除濕熱外。宜於淸肅滑降。通絡蠲痰者。殊屬不少。皆所以展其氣機也。虛谷主以杏朴溫胆。施之濕重於熱者尙宜。否則難免刦津燥液。

王士雄曰。章氏此釋。於理頗通。然於病情尙有未協也。其所云分消上下之勢者。以杏仁開上。厚朴宣中。茯苓導下。似指濕溫。或其人素有痰飮者而言。故溫膽湯亦可用也。試以指南溫濕各案參之。自見。若風溫留連氣分。下文已云到氣纔可清氣。所謂清氣者。但宜展氣化以輕清。如枝芩蔞葦等味是也。雖不可遽用寒滯之藥。而厚朴茯苓亦爲禁劑。彼一聞溫病。卽亂投寒涼。固屬可慨。而不辨其有無濕滯。概用枳朴。亦豈無遺憾乎。至轉瘧之機括一言。原指氣機通達。病乃化瘧。則爲邪殺也。從此迎而導之。病自漸愈。奈近日市醫。既不知溫熱爲何物。柴葛羌防。隨手濫用。且告病家曰。須服幾劑柴胡。提而爲瘧。庶無變端。病家聞之。無不樂從。雖至危殆。猶曰提瘧不成。病是犯眞。故病家死而無怨。醫者誤而不悔。彼此夢夢亦可慨夫。

璜按風溫濕溫伏暑熱病。化瘧者甚多。皆所謂時瘧也。時瘧每偏於熱。不甚惡寒。早晚發作。亦無定候。用柴胡羌防等類。必至熱邪披猖。甚至入營。

以近世新學說攷之。乃由肉叉蚊有寄生體。因刺螫人體傳染而來。此寄生體從患瘧人之血液中。或赤血球內。檢查而出。其寄生體生殖時期。卽爲瘧疾發作時期。其有一日兩日三日之瘧疾者。皆寄生體之生殖爲之也。抑顯微鏡之檢查血輪。有熱時之寄生體。有熱退時之寄生體。此項論說。爲今盛行。

東西醫學家。甚爲注意。附錄於此。以告於我國醫界。

大凡看法。衛之後方言氣。營之後方言血。

尙澂之曰。有學問。有本領。不以營衛直屬氣血。極是。內經言之非一。後人每以營衛作氣血之別名者。蓋滑口粗心。未之加察也。此等處即見讀書察症。心細如髮。

在衛汗之可也。到氣纔可清氣。入營猶可透熱。轉氣。如犀角玄參羚羊角等物。入血。就恐耗血動血。直須涼血散血。如生地、丹皮、阿膠、赤芍、等物。否則前後不循緩急之法。慮其動手便錯。反至慌張矣。

章虛谷曰。凡溫病初感。發熱而微惡寒者。邪在衛分。不惡寒而惡熱者。小便色黃。已入氣分矣。若脈數舌絳。邪入營分。若舌深絳。煩擾不寐。或夜有譫語。已入血分矣。邪在衛分。汗之宜辛涼輕解。直清氣熱。不可寒滯。反使邪不多達而內閉。則病重矣。故雖入營。猶可開達轉出氣分而解。倘不如此細辨施治。動手便錯矣。先生爲傳仲景之道脈。迥非諸家立言所及。

璜按治溫熱病。雖宜用涼解。然慮其寒滯。宣透法仍不可少。

王士雄曰。外感溫病。如此看法。風寒諸感。無不皆然。此古人未達之旨。近維王清任知之。若伏暑溫病。自裏出表。乃先從血分。而後達於氣分。故起病之初。往往舌潤而無苔垢。但察其脈軟。而或弦或微數。口未渴而心煩惡熱。卽宜投以淸解營陰之藥。迨邪從氣分而化。苔始漸平。然後再淸其氣分可也。伏邪重者。初起卽舌絳咽乾。甚有肢冷脈伏之假象。亟宜大淸陰分伏邪。繼必厚膩黃潤之苔漸生。此伏邪與新邪先後不同處。更有邪伏深沈。不能一齊外出者。雖治之得法。而苔退舌淡之後。踰一二日。舌復乾絳。苔復黃燥。正如抽蕉剝繭。層出不窮。不比外感溫邪。由衞及氣。自營而血也。秋月伏暑症。輕淺者。邪伏膜原。深沈者亦多如此。苟閱歷不多。未必知其曲折乃爾也。附識以告留心醫學者。

璜按此解字字金玉。可爲法程。　又按伏氣病將發未發時。類多舌絳。發熱後衄血者甚多。由營分而達於氣分。卽此可知。

又按病由營發。益忌辛燥風藥。至肢冷脈伏。在閱歷未深者。遇此未免慌張。然既舌絳。又屬厥深熱深。以熱度表試之。肢雖冷而熱度亦高。開手卽宜大劑清營。方免貽誤。

且吾吳濕熱害人最廣。如面色白。須要顧其津液。清涼到十分之六七。往往熱減身寒。不可就云虛寒而投補劑。恐爐烟雖熄。灰中有火也。須細察精詳方少少與之。愼不可直率而往也。

璜按此先生之愼重用藥也。淸涼慮損陽。補劑慮助火。病機到此。惟育陰略佐溫運透濕。爲善後妙法。

又有酒客裏濕素盛。外邪入裏。裏濕爲合。在陽旺之軀。胃濕恒多。在陰盛之體。脾濕亦不少。然其化熱則一。熱病救陰猶易。通陽最難。救陰不在血。而在津與汗。通陽不在溫。而在利小便。然較之雜症。則有不同也。

周澂之曰。二語爲治溫病中半截要着。與前透風滲濕同一本領。下節攻裏。是後半截要着也。

璜按泄陽分之邪熱。卽所以救陰。利陰分之濕寒。卽所以通陽。仲景竹葉石膏湯麻黃湯五苓散。卽是此意。二語直從傷寒論精研而出。特在溫熱病門用藥有不同耳。

再論三焦。不得從外解。必致成裡結。裡結於何。在陽明胃與腸也。亦須用下法。不可以氣血之分。就不可下也。但傷寒邪熱在裡。刧爍胃津。下之宜猛。此多濕邪內搏。下之宜輕。

周澂之曰。濕邪最濡滯。來緩去亦緩。在表不可猛汗。在裡不可猛下。

傷寒大便溏。爲邪已盡。不可再下。濕溫病。大便溏。爲邪未盡。必大便鞕。愼不可再攻也。以糞燥爲無濕矣。

王士雄曰。傷寒化熱。固是陽邪。濕熱凝滯者。大便雖不乾枯。黑如膠膝者有之。豈可目爲陰邪。謂之濁邪可也。

璜按傷寒大便溏。雖枝子豉湯亦所禁用。若溫病大便秘。宜大劑淸解。至氣機通暢以後。仍下膠糞。而不乾結。且粘臭異常。切不可以糞溏而謂中虛。

再入之體脘在腹上。其地位處於中。按之痛或自痛。或痞脹。當用苦泄。以其入腹近也。必驗之於舌。或黃或濁。可與小陷胸湯。或瀉心湯。隨症治之。或白不燥。或黃白相兼。或灰白不渴。慎不可亂投苦泄。其中有外邪未解。表先結者。或邪鬱未伸。或素屬中冷者。雖有脘中痞悶宜從開泄。宣通氣滯。以達歸於肺。如近世之杏蔻橘桔等。輕苦微辛。具流動之性可耳。

章虛谷曰。此言苔白爲寒。不燥則有痰濕。其黃白相兼。灰白而不渴者。皆陽氣不化。陰邪壅滯。故不可亂投苦寒滑泄。以傷陽也。其外邪未解。而裡先結。故苔黃白相兼。而脘痞。皆宜輕苦微辛。以宣通其氣滯也。

王士雄曰。凡視溫症。必察胸脘。如拒按者。必先開泄。若苔白不渴。多挾痰濕。輕者橘蔻菖薤。重者枳實連夏。皆可用之。雖舌絳神昏。但胸下拒按。即不可率投涼潤。必參以辛開之品。始有效也。

璜按腹痛或脹。伏氣病初發有之。病後亦有之。相其在氣在營。於當用方中。加入百合丹參川楝桔紅檀香朴花之屬。往往獲效。　又按伏暑病。脘悶作嘔者居多。不先開泄。變成昏迷及結胸者。往往而有。若舌乾絳。於清營養液方中。亦須佐以辛開之品。

再前云舌黃。或渴。須要有地之黃。若光滑者。乃無形濕熱。中有虛象。大忌前法。

周澂之曰。以有地無地。分有形無形。虛字卽指無形。卽膻中氣分空虛處也。

其臍以上爲大腹。或滿或脹或痛。此必邪已入裡矣。表症必無。或十只存一。亦須驗之於舌。或黃甚。或如沉香色。或如灰黃色。或老黃色。或中有斷紋。皆當下之。如小承氣湯。用檳榔枳實靑皮元明粉生首烏等。若未見此等舌。不宜用此等法。恐其中有濕聚太陰爲滿。或寒濕雜症爲痛。或氣壅爲脹。又當以別法治之。

王士雄曰。章氏以白爲寒。非大溫其濕不去是也。然苔雖白而不燥。還須問其口中和否。如口中自覺黏膩。則濕漸化熱，僅可用厚朴檳榔等。苦辛微溫之品。口中苦渴者。邪已化熱。不但大溫不可用。必改用淡滲苦絳微涼之劑矣。或渴喜熱飲者。邪雖化熱。而痰飲內盛也。宜溫膽湯加黃連。

璜按腹脹痛。溫熱病初起亦有之。有用通絡搜邪。熱發而脹痛尋止者。此乃伏邪由裡出表之象。璜曾數見之。非太陰症也。至云濕聚太陰爲滿。或寒溫雜症爲痛等。夫脹滿。乃腸胃之病。太陰爲脾。據仲景傷寒論。亦以寒濕脹滿爲太陰之病。蓋以寒邪因氣體之傳變而異。陽勝則入陽明之腑。陰勝而入太陰之臟。與本節所云濕聚太陰爲滿者。病形來原雖不同。而濕動太陰之症。則無不同也。西說以脾主收聚往來餘剩之血。以寬閑動脈。而保護臟腑。有發生白血輪之作用。熱症傳染病。或因赤血球破壞其分解物。與血液熱入脾臟。而刺激之。則脾血管擴張充血。脾髓組織增生。而成脾腫。此病頗多。我國醫學。無此精切。合附錄之。

又按臍上爲大腹。乃胃也。非太陰之部位。太陰脾連於甜肉經。即脺臟也。主生甜汁。助膽汁。以消食物。或者脾病甜肉經爲之障礙。因之消化不良。

胃部脹滿。故名之曰太陰症乎。特存其說。以資攷證。

再黃苔不甚厚而滑者。熱未傷津。猶可淸熱透表。若雖薄而乾者。邪雖去而津受傷也。苦重之藥當禁。宜甘寒輕劑可也。

再論其熱傳營。舌色必絳。絳深紅色也。初傳絳色中兼黃白色。此氣分之邪未盡也。泄衛透營。兩和可也。純絳鮮色者。包絡受病也。宜犀角鮮生地連喬鬱金石菖蒲等。延之數日。或平素心虛有痰。外熱一陷裡絡就閉。非菖蒲鬱金等所能開。須用牛黃丸至寶丹之類。以開其閉。恐其昏厥爲痙也。何報之曰。溫熱病一發。便壯熱煩渴。舌心赤而有白苔者。雖滑仍當淸裏。切忌表藥。

章虛谷曰。純絳鮮澤者。言無苔色。則無濁垢。而邪已入營。其熱在心胞也。若平素有痰。必有舌苔。其心虛血少者。舌色多不鮮赤。或淡晦無神邪陷多危而難治。於此可卜吉凶也。宜牛黃丸。痰濕盛而有垢濁之苔者。宜至寶丹。

壙按邪陷心胞。卽西醫所謂神經中樞。被細菌侵害之症也。此症輕者頭痛不安。意識溷濁。重者或昏譫。或昏痙不知人。舌絳者。用牛黃丸神犀丹多愈。舌淡晦者。雖神氣半明半昧。每每變生不測。不可不知。

再色絳而舌中心乾者。乃心胃火燔。刦爍津液。卽黃連石膏。亦可加入。若煩渴煩熱。舌心乾。四邊色紅。中心或黃或白者。此非血分也。乃上焦氣熱爍津。急用涼膈散。散其無形之熱。再看其後轉變可也。愼勿用血藥。以致滋膩留邪。至舌絳望之若乾。手捫之原有津液。此津虧濕熱薰蒸。將成濁痰。蒙蔽心胞也。

王士雄曰。熱已入營。則舌色絳。胃火爍液。則舌心乾。加黃連石膏於犀角生地等藥中。以淸營熱。而救胃津。卽白虎加生地之例也。其舌四邊紅而不絳。中兼黃白而渴。故知其熱。不在血分。而在上焦氣分。當用涼膈散淸之。勿用血藥。引入血分。反難解散也。蓋胃以通降爲用。若營熱蒸其胃中。濁氣成痰。不能下降。反上熏而蒙蔽心包。望之若乾。捫之仍濕者。是其先兆也。

璜按此節辨在氣在營。及邪時侵擾神明之候。尤爲精到。蓋人身機括。惟心營肺氣。及中樞神經。最爲重要。其死人也。動在俄頃。溫熱初病。多在肺。次在營。又次則擾及神經。謂非由口鼻傳染。而不可也。以生活最關繫之肺臟心臟。及腦神經。因熱病而波累而及。偶一誤治。對於生命。遂有不良之結果。醫者遇此。尤當心細如髮。膽大於身。方足以生死人而肉白骨。葉氏此論。辨在氣。忌用血藥。辨在營。須清熱育陰。又恐穢濁。蒙蔽神明。以舌望之若乾。手捫之原有津液。爲濁邪害清。先事預防之播告。際此時機。尤須於當用藥中。加芳香開竅諸品。以泄穢毒。而展神明。易曰。知幾其神乎。吾於葉天士先生而有以識之也。

再有熱傳營血。其人素有瘀傷宿血在胸膈中。其舌色必紫而晦。捫之濕。當加入散血之品。如琥珀丹參桃仁丹皮等。不爾。瘀血與熱爲伍。阻遏正氣。遂變如狂發狂之症。若紫而腫大者。乃酒毒衝心。若紫而乾晦者。腎肝色泛也。難治。

章虛谷曰。舌紫而暗。暗卽晦也。捫之潮濕不乾。故爲瘀血。其晦而乾者。精血已枯。邪熱乘之。故爲難治。腎色黑。肝色青。青黑相合。而見於舌。變成紫晦。故曰腎肝色泛也。酒毒衝心。急加黃連淸之。

舌色絳。而上有黏膩。似苔非苔者。中挾穢毒之氣。急加芳香逐之。舌絳欲伸出口。而抵齒。難驟伸者。痰阻舌根。有內風也。舌絳而光亮。胃陰亡也。急用甘凉濡潤之品。若舌絳而乾燥者。火邪刦營。凉血淸火爲要。舌絳而有碎點白黃者。當生疳也。大紅點者。熱毒乘心也。用黃連金汁。其有雖絳而不鮮。乾枯而痿者。腎陰涸也。急以阿膠鷄子黃地黃天冬等救之。緩則恐涸極而無救也。

章虛谷曰。挾穢者。必加芳香。以開降胃中濁氣。而淸營熱矣。痰阻舌根。由內風之逆。則開降中。又當加辛溫鹹潤。以息內風也。脾腎之脈。皆連舌本。亦有脾腎氣敗。而舌短不能伸者。其形貌面色。亦必枯瘁。多爲死症。

四時感症講義　　卷合　　浙江紹興同善國醫專門學校

不獨風痰所阻之故也。其舌不鮮。乾枯而痿。腎陰將竭。亦爲危症。而黃連金汁。倂可治痱也。

璜按舌短難驟伸。死症恆多。風痰所阻。特間有之耳。余曾診兩人。一絳乾。顫動而難伸。一舌痿縮濕膩苔布滿而難伸。均於診後一二日死。

王士雄曰。光絳而胃陰亡者。炙甘草湯。去薑桂加石斛。以蔗漿易飴糖。乾絳而火邪刦營者。晉之犀角地黃湯。加元參花粉紫草銀花丹參蓮子心竹葉之類。若尤氏所云。不能飲冷者。乃胃中氣液兩亡。宜復脈原方。

其有舌獨中心絳乾者。此胃熱心營受灼也。當於清胃方中。加入清心之品。否則延及於尖。爲津乾火盛也。舌尖絳獨乾。此心火上炎。用導赤散瀉其腑。

章虛谷曰。其乾獨在舌心舌尖。又有熱邪在心與胃之別。尖獨乾。是心熱。其熱在氣分者必渴。以氣熱刦津也。熱在血分。其津雖涸。其氣不熱。故口乾而不渴也。多飲能消水者爲渴。不能多飲。但欲略潤者爲乾。又如血分無熱而口乾者。是陽氣虛。不能生化津液。與此大不同也。

王士雄曰。舌心是胃之分野。舌尖乃心下之外候。心胃兩清。卽白虎加生地黃連犀角竹葉蓮子心也。津乾火盛者。再加西洋參花粉梨汁蔗漿可耳。火上炎者導赤散入童溲尤良。

再舌苔白厚而乾燥者。此胃燥氣傷也。滋潤藥中加甘草。令甘守津還之意。舌白而薄者。外感風寒也。當疏散之。若舌乾薄者。肺津傷也。加麥冬花露蘆根汁等輕清之品。爲上者上之也。若白苔絳底者。濕遏熱伏也。當先泄濕透熱。防其就乾也。勿憂之。再從裏透於外。則潤變矣。初病舌就乾。神不昏者。急加養正透邪之藥。若神已昏。此內匱矣。不可救藥。

章虛谷曰。苔白而厚。本是濁邪。乾燥傷津。則濁結不能化。故當先養津而後降濁也。肺位至高。肺津傷必用輕淸之品。方能達肺。若氣味厚重而下走。則反無涉矣。故曰上者上之也。濕遏熱伏。必先用辛開苦降以泄其濕。濕開熱透。救防舌乾。再用苦辛甘涼。從裏而透於外。則胃氣輸布。舌卽變潤。自能作汗。而熱邪亦可隨汗而解。若初病舌卽乾。其津液素竭也。急當養正略佐透邪。若神已昏。則本原敗而正不勝邪。不可救矣。

王士雄曰。有初起舌乾。而脈滑脘悶者。乃痰阻於中。而液不上潮。未可率投補益也。

璜按白苔絳底。或厚黃苔絳底。秋後伏熱。症多見之。乃營分之熱。受膈間濕邪蒙蔽也。見此舌詢之。無不脘悶。此症滋液則助痰。運濕則益熱。用升提則神昏。久服玄參生地二冬等類。則動中宮之濕。痰氣升浮。氣道不利。陰霾蔽天。往往氣逆眼吊。肢冷神呆而死。溫熱病雖宜育陰。獨於此症則宜愼。

又不拘何色。舌上生芒刺者。皆是上焦熱極也。當用青布拭冷。薄荷水揩之卽去者生。旋卽生者險矣。

生芒刺者。苔必焦黃。或黑無苔者。舌必深絳。其苔白。或淡黃者。胃無大熱。必無芒刺。或舌尖。或兩邊有小赤瘰。是營熱鬱結。當開泄氣分以通營清熱也。宜涼膈散主之。

舌苔不燥。自覺悶極者。屬脾濕盛也。或有傷痕血迹者。必問曾經搔挖否。不可以有血。而便爲枯證。仍從濕治可也。再有神情清爽。舌脹大。不能出口者。此脾濕胃熱。鬱極化風。而毒延口也。用大黃磨入當用劑內。則舌脹自消矣。

何報之曰。凡中宮有痰。飲水血者。舌多不燥。不可誤認爲寒也。

周徵之曰。此即前舌絳難伸。痰阻內風之症。一爲縮急。一爲脹大。前人有用生蒲黃末塗舌者。大致總不外苦辛開痰降熱也。

再舌上白苔粘膩。吐出濁厚涎沫。口必甜味也。爲脾癉病。乃濕熱氣聚與穀氣相搏。土有餘也。盈滿則上泛。當用省頭草芳香辛散以逐之。則退。若舌上苔如鹼者。胃中宿滯。挾濁穢鬱伏。當急急開泄。否則閉結中焦。不能從膜原出矣。

章虛谷曰。脾癉而濁泛口甜者。更當視其舌本。如紅赤者爲熱。當辛通苦降以泄濁。如色淡不紅。由脾虛不能攝涎而上泛。當健脾以降濁也。苔如鹼者濁結甚。故當急急開泄。恐內閉也。

璜按脾痺多由痰涎聚於胸脘。甚者如有物憑焉。寒熱將發。每從痰食結聚處而出。胸脘冷則肢體淅淅惡寒。胸脘溫則肢體翕翕發熱。是症余曾治之。大概以辛香逐穢。溫運除痰立法。

周徵之曰。溫病必察胸脘。如拒按者。卽舌絳神昏。亦宜辛苦開泄。不可率投甘潤。緣甘寒滑潤之藥。得大熱煎熬其膏液。卽化爲膠涎。結於脘中矣。惟胃燥津僅乃可以甘潤養胃。爲其胃中本虛也。

王士雄曰。濁氣上泛者。涎沫厚濁。小溲黃赤。脾虛不運者。涎沫稀黏。小溲清白。見症迥異。虛症宜溫中以攝液。卽理中湯。或四君加益智之類可也。何亦以降濁爲言乎。疏矣。

若舌無苔。而有如煙煤隱隱者。不渴肢寒。知挾陰病。如口渴煩熱。平時胃燥舌也。不可攻之。若燥者甘寒益胃。若潤者甘溫扶中。此何故外露而裏無也。

章虛谷曰。凡黑苔。大有虛實寒熱之不同。即黃白之苔。因食酸味。其色即黑。尤當問之。其潤而不燥。舌色並不紫赤。或無苔如煙煤者。正是腎水來乘心火。其陽虛極矣。若黑而燥裂者。火極變水色。如焚木成炭而黑也。虛實不辨。死生反掌耳。

周澂之曰。舊注舌黑。有因食酸味。又食橄欖。令舌黑。枇杷令舌黃。不可誤以爲病也。大黃亦令舌黃。更能令小便黃赤。此等俱宜平時細心察之。若舌黑而滑者。水來尅火爲陰症。當溫之。若見舌縮。此腎氣竭也。爲難治。欲救之。加人參五味。勉希萬一。舌黑而乾者。津枯火熾。急急瀉南補北。若黑燥而中心厚焙者。急以鹹苦下之。

何報之曰。發熱症夾血。多有中心黑潤者。勿誤作陰症治之。

章虛谷曰。黑苔而發虛寒者。非桂附不可治。佐以調補氣血。隨宜而施。若黑燥無苔。胃無濕邪。故當瀉南方之火。補北方之水。仲景黃連阿膠湯主之。黑燥而中心厚者。胃濁邪熱乾結也。宜用硝黃鹹苦下之矣。

璜按舌至黑苔。最爲危候。此節辨寒熱虛實。具見明晰。再以脈症參之。病無遁情矣。以至危之候。真能辨虛實寒熱。多可起死回生。奈今之學西醫者。每鄙中醫之言。寒熱虛實爲陳羔土飯。嗚呼其然豈其然乎。

周澂之曰。王注云。更有陰虛黑者。苔不甚燥。口不甚渴。其舌甚赤。或舌心雖黑。無甚苔垢。舌本枯而不甚赤。證雖煩渴。便秘腹無滿痛。神不甚昏。俱宜壯水滋陰。不可以爲。陰症也。若黑苔望之。雖燥而生刺。但渴不多飲。或不渴。其邊或有白苔。舌本淡而潤者。亦屬假熱。治宜溫補。若舌心並無黑苔。舌根有黑苔而燥者。宜下之。以熱在下焦也。若舌本無苔。惟尖黑燥。爲心火自焚不治。按此死血攻心也。此段論黑苔。爲葉氏未及。故附錄之。

舌淡紅無色。或紅而色不榮者。當是胃津傷。而氣無化液也。宜炙甘草湯。不可用寒涼藥。

何報之曰。紅嫩如新生。望之似潤。而燥。渴殆甚者。爲妄行汗下。以致津液竭也。

章虛谷曰。淡紅無色。心脾氣血素虛也。更加乾而色不榮。胃中津液氣亦亡也。故不用苦寒藥。炙甘草湯。養氣血以通經脈。其邪自可漸去矣。

璜按邪在氣多淡紅。邪在血多深紅。乾而色不榮。不徒津亡。兼傷其血矣。此等候不宜徒診舌。須兼脈證辨之。

若苔白如粉而滑。四邊色紫絳者。溫疫病初入膜原。未歸胃府。急急透解。莫待傳陷而入。爲險惡之病。且見此舌者。病必見凶。須要小心。凡瘢疹初見。須用紙燃照。見胸背兩脇。點大而在皮膚之上者爲斑。或雲頭隱隱。或瑣碎小粒者爲疹。又宜見小而不宜多。按方書謂斑色紅者屬胃熱。紫者熱極。黑者胃爛。然亦必看外症所合。乃可斷之。

章虛谷曰。溫疫白如積粉之厚。其穢濁重也。舌本紫絳。則邪熱爲毒所閉。故當急急透解。

王士雄曰。溫熱病舌絳。而白苔滿布者。宜清肅肺胃。更有伏痰內盛。神氣昏瞀者。宜開痰爲治。黑斑藍斑。亦有可治者。

癀按溫疫斑疹。東醫名爲猩紅熱。西醫以爲嚕啯嚏拉。我國則以爲熱毒鬱於血中。當汗不汗。當下不下。火盛不解。釀成是症也。病之初起。舌之邊緣。有强度發赤。中央部及基底部。被以帶青灰白色。及灰白黃色之苔。前兆期多有劇烈之惡寒反復。或一回之戰慄。開其端。在小兒。每發全身痙攣。體溫昇騰。達於三十九度。或四十度。惡心嘔吐。心悸亢進。全身倦憊。頭痛咽喉亦或痛。甚至咽下困難。此等症。疫咳假痘。小腸壞症。流行時多有之。藍斑少見。黑斑半出半隱。必兼喉嚨極腫。每多潰爛朽腐。內致流血。自內胃肉皮起。流入小腸內皮。下入溺管內皮。多成死候。

然而春夏之間。濕病俱發。疹爲甚。且其色要辨。如淡色四肢清。口不甚渴。脈不洪數。非虛斑即陰斑。或胸微見數點。面赤足冷。或下利清穀。此陰盛格陽於上而見。當溫之。

章虛谷曰。此專論斑疹。不獨溫疫所有。且有虛實之迥別也。然火不鬱不成斑疹。若虛火力弱而色淡。四肢青者微冷也。口不甚渴。脈不洪數。其非實火可徵矣。故曰虛斑。若面赤足冷。下利清穀。此陰寒格拒其陽於外。內真寒。外假熱。鬱而成斑。故直名爲陰斑也。須附桂引火歸元。誤投涼藥卽死。實火誤補亦死。最當詳辨也。

璜按陰症發斑。狀如蚊迹。多出胸背手足間。但稀少而淡紅。身雖熱而安靜。以其人元氣素弱。心腎有虧。當補不補。則陰凝不解。或服涼藥太過。以致變成陰症。寒鬱於下。逼其無根失守之火。聚於胸中。薰灼脾胃。傳於皮膚。而發斑點。此症宜溫補托邪。西醫不識也。嘗攷西醫全書云。亦有尋常症於行病之後。忽見甚危者。其脈極弱。症已回散。身冷逾數時卽死者。此卽葉氏所謂陰斑也。又云。嘗有遍身腫脹。復積水成臌症者。其小便短少色黑。內有瘀血。尿濁重而多蛋白。嘔瀉齊至。頭痛困倦無神。身熱時輕時重。脈遲而散亂。此爲出疹臌症。抑又死症也。其所以然之故。不盡由內腎壞所致。亦因肺與小腸有病而然。又有尿清白而極少。或數日無小便者。此則內腎伏毒。必覺眼矇昏迷不醒與抽筋。隨則因腦流血而斃。或肺腫脹而絕。或精力耗盡而死。此二症熱本不甚。以其元氣素弱。不能送毒外出。致成種種危候。所云久病之虧。窮必及腎。亦卽陰症發斑之類耳。故治此症。誤涼誤補。均有大害。全在醫者。心有靈犀。當幾立斷。乃能起死回生。余嘗治一王姓。疹後疹未全收。身微熱。面色無華。喉中痰聲漉漉。脈象虛弱。醫者猶用清熱通套之品。余獨排衆議。投以王清任可保立甦湯。而熱退痰收。嗚呼醫豈易言哉。（方見醫林改錯）

若斑色紫而小點者。心包熱也。點大而紫。胃中熱也。黑斑而光亮者。熱勝毒盛。雖屬不治。若其人氣血充實。或依法治之。尚可救。若黑而晦者必死。若黑而隱隱。四旁赤色。火鬱內伏。大用清涼透發。間有轉紅。或可救者。若夾斑帶疹。皆是邪之不一。各隨其部而泄。然斑屬血者恆多。疹屬氣者不少。斑疹皆是邪氣外露之象。發出宜神清氣爽。爲外解裏和之意。如斑疹出而昏者。正不勝邪。內陷爲患。或胃津內涸之故。

章虛谷曰。此論實火之斑疹也。點小卽是從血絡而出之疹。故熱在心胞。點大從肌肉而出爲斑。故熱在胃。黑而光亮者。元氣猶充。故或可救。黑暗則元氣敗。必死矣。四旁赤色。其氣血尚活。故可透發也。斑疹夾雜。經胃之熱。各隨其部而外泄。熱邪入腎。本屬氣分。見斑則邪屬於血者。多矣。疹從血絡而出。本屬血分。然邪由氣而閉其血。方成疹也。必當兩清氣血。以爲治也。既出而反神昏。則正不勝邪而死矣。

璜按斑疹病毒。西醫以爲在血液淚液鼻喉頭及氣管枝分泌物。迨疹之既發。串連成片。周身紅紫。舌苔黃厚。色紅起泡。日間心神慌亂。夜裏常譫語。以實症論。實不無在氣在血之分。惟察其皮肉。積血頗多。故治法尤以清血爲要。此等症常隨痧咳假痘小腸炎等而發生。或來熱度之昇騰。或見心臟之衰弱。或顯呈腦障害之症狀。常由熱度過高。兼心腦兩症狀而死。間有尿中含多量蛋白質。起腎臟圓柱。及血液之排泄。尿量減少。體溫昇騰。則又有內腎炎之發生。於此先則乏尿。後則發尿毒症而斃命。蓋溫熱中之斑疹。其關係有如此者。

再有一種白痦小粒。如水晶色者。此濕熱傷肺。邪雖出而氣液枯也。必得甘藥補之。或未至久延。傷及氣液。及濕鬱衞分。汗出不徹之故。當理氣分之邪。或白如枯骨者多凶。爲氣液竭也。

王士雄曰。濕熱之邪。鬱於氣分。失於輕清開泄。幸不傳及他經。而從衞分發白痦者。治當清氣分之餘邪。邪若久鬱。雖化白痦。而氣機隨之以泄。故宜甘濡以補之。苟色白如枯骨者。雖補以甘藥。亦恐不及也。

楊素園曰。濕熱素盛者。多有此症。然在濕病中爲輕症。不見有他患。其白如枯骨者。未經閱歷。不敢臆斷。

汪謝城曰。白痦前人未經細論。此條之功不少。白如枯骨者。余曾見之。非惟不能救。並不及救。故俗醫一見白痦。輒以危言恐嚇病家。其實白如水晶色者。絕無緊要。吾見甚多。然不知甘濡之法。反投苦燥升提。則不枯者亦枯矣。

璜按白如枯骨。必兼發喘。此死症也。余臨症時曾見之。

再溫熱病看舌之後。亦須驗齒。齒爲腎之餘。齦爲胃之絡。熱邪不燥胃津必耗腎液。且二經之血。皆走其地。病深動血。結瓣於上。陽血者色必紫。紫如乾漆。陰血者色必黃。黃如醬瓣。陽血若見。安胃爲主。陰血若見。救腎爲要。然豆瓣色者多險。若症還不逆者。尚可治。否則難治矣。何以故耶。蓋陰下竭。陽上厥也。

章虛谷曰。腎主骨。齒爲骨之餘。故齒浮齦不腫者。爲胃火水虧也。胃脈絡於上齦。大腸絡於下齦。皆屬陽明。故牙齦腫痛。爲陽明之火。若濕入胃。則必連及人腸。血循經絡而行。邪熱動血。而上結於齦。紫者爲陽明之血。可清可瀉。黃者爲少陰之血。少陰血傷爲血竭。其陽上亢。而氣厥逆。故爲難治。

璜按此節言齒齦紫黃。據初病言耳。若久病黃者爲多。余曾治黃氏婦。神氣昏沈。面黃唇黃。齒齦黃。而無熱。自汗出。脈浮虛。牙關緊急不開。延四日矣。小便時下。三日前大便溏泄一次。因思此病。全屬虛症。然見其面有慘狀。身無厥冷。汗出脈虛。又屬可治。因仿張令韶案令按其腹。病者似覺痛苦。手足抽動。再按兩次俱然。斷爲大實有虛象。用大承氣下之。汗收噤開。身能轉側。神氣未清。再投以復脉湯。去薑桂加紫雪丹。遂愈。復用養營理中。善後而全愈。然則齦黃。豈盡少陰血傷耶。附此備攷。

若齒光燥如石者。胃熱甚也。若無汗惡寒。衛偏勝也。辛涼泄衛。透汗爲要。若如枯骨色者。腎液枯也。爲難治。若上半截潤。水不上承。心上炎也。急急清心救水。俟枯處轉潤爲妥。

章虛谷曰。胃熱甚而反惡寒者。陽邪內鬱。表氣不通。故無汗而爲衛氣偏勝。當泄衛以透發其汗。則內熱即從表散矣。凡惡寒而汗出者。爲表陽虛。腠理不固。雖有內熱。亦非實火矣。齒燥有光者。胃津雖乾。腎氣未竭也。如枯骨者。腎亦敗矣。故難治也。上半截潤。胃津養之。下半截燥。由腎水不能上滋其根。而心火燔灼。故急當清心救水。仲景黃連阿膠湯主之。

璜按白如枯骨。大劑養肝腎之陰。亦有愈者。

若齘牙齧齒者。濕熱化風痙病。但齘牙者。胃熱走其絡也。若齘牙而脈症皆衰者。胃虛無穀。以內榮。亦齘牙也。何以故耶。虛則喜實也。舌本不縮而鞕。而牙關齘定難開者。此非風痰阻絡。卽欲作痙症。用酸物擦之卽開木來泄土故也。

章虛谷曰。牙齒相齧者。以內風鼓動也。但齘不齧者。熱氣盛而絡滿。牙關緊急也。若脈症皆虛。胃無穀養。內風乘虛襲之。入絡而亦齘牙。虛而反見實象。是謂虛則喜實。當詳辨之。又如風痰阻絡爲實邪。其熱熾化風。欲作痙者。或由傷陰而挾虛者。皆當辨也。

若齒垢如灰糕樣者。胃氣無權。津亡濕濁用事。多死。而初病齒縫流清血。痛者。胃火衝激也。不痛者。龍火內燔也。齒焦無垢者死。齒焦有垢者。腎熱胃刦也。當微下之。或玉女煎清胃救腎可也。

章虛谷曰。齒垢由腎熱蒸胃中濁氣所結。其色如灰糕。則枯敗而津氣俱亡。

腎胃兩竭。惟有濕濁用事故死。齒縫流清血。因胃火者出於齦。胃火衝激故痛。不痛者。出於牙根。腎火上炎故也。齒焦者。腎水枯無垢。則胃液竭。故死。有垢者火盛而氣液未竭。故審其邪熱甚者。以調胃承氣微下其胃熱。腎水虧者。玉女煎清胃滋腎可也。

再婦人病溫與男子同。但多胎前產後。以及經水適來適斷。大凡胎前病。古人皆以四物加減用之。謂護胎爲要。恐來害娠。如熱極用井底泥藍布浸冷覆蓋腹上等。皆是保護之意。但亦要看其邪之可解處。用血膩之藥不靈。又當省察。不可認板法。然須步步保護胎元。恐損正邪陷也

章虛谷曰。保護胎元。勿使邪熱入內傷胎也。如邪猶在表分。當從開達外解。倘執用四物之說。則反因邪入內。輕病變重矣。故必審其邪之淺深。而治爲至要也。若邪熱迫胎。急清內熱爲主。如外用泥布等蓋覆。恐攻熱內走。反與胎礙。更當詳審。勿輕用也。總之清熱解邪。勿使傷動其胎。卽爲保護。若助氣和氣以達邪。猶可酌用。其補血膩藥。恐反遏其邪也。且內經曰。

婦人重身毒之何如。歧伯曰。有故無殞。亦故無殞也。亦無殞也。大積大聚。其可犯也。衰其大半而止。不可過也。故如傷寒陽明實熱症。亦當用承氣下之。邪去則胎安也。蓋病邪淺則在經。深則在腑。而胎繫於臟。攻其經腑。則邪當其藥。與臟無礙。若妄用補法以閉邪。則反害其胎矣。倘邪已入臟。雖不用藥。其胎必殞。而命難保。所以經言有故無殞者。謂其邪未入臟。攻其邪亦無殞胎之害也。故要其在辨症明晰。用法得當。非區區四物所能保胎者也。故先生曰。看其邪之可解處。不可任板法。至哉言乎。

璜按孕婦患溫熱症。按症施治。較常人尤須多用大劑。急奪其熱。即所以保其胎。若遲疑貽誤。以致腹痛如椎。腰痛如折。服藥已無及矣。溫熱病多損胎。痢疾亦多墮胎。胎墜後神氣昏沈。手足厥冷者多死。古云。需者事之賊。醫者病家慎勿以假小心誤事也。

至於產後之法。按方書謂慎用苦寒恐傷其已亡之陰也。然亦要辨其邪能從上中解者。稍從證用之亦無妨也。不過勿犯下焦。且屬虛體。當如虛怯人病邪而治。總之無犯實實虛虛之禁。况產後當氣血沸騰之候。最多空竇。邪勢必乘虛內陷。虛處受邪。爲難治也。

徐洄溪曰。產後血脫。孤陽獨旺雖石羔犀角對症亦不禁用。而世之庸醫。誤信產後宜溫之說。不論病證皆以辛熱之藥。戕其陰而益其火。無不立斃。我見甚多。葉案中絕無此弊足徵學有淵源。

魏柳洲曰。近時專科。及庸手。遇產後一以燥熱溫補爲事。殺人如麻。

璜按產後患溫熱病者最多。宜按症施治。蓋陰血素虧。溫邪易於感受也。吳鞠通解產難。王孟英產後各醫案。均可爲法程。

又有一種產褥熱者。其故因產婆處置產婦。或褥婦之時。消毒未曾嚴密。有毒之黴菌。由產婆或產婦之手。及器具布片等物。帶入產門以內自子宮傷部。竄入血中。遂發爲病。其症有敗血膿毒兩種。敗血症者。該毒菌爲淋巴管所吸收。先犯生殖器。次及腹膜。遂爲害於全身。多發於產後第一日至第三日。始則惡寒戰慄。無何卽發。三十九至四十一度之大熱。脈搏頻數。先在百二十至以上繼則熱候不正。或低至三十八九度。淸晨尤低僅僅三十七八度。惟脈搏疾駛如故。病婦頭痛口渴。食慾減損。身體倦怠。時或精神朦朧。腹部始而脹滿。疼痛加劇。嘔惡頻仍。呼吸短促。脈搏增進。多至百四十或百六十。呼吸異常困苦。精神昏瞀。或發譫語。亦有至死。精神毫無變異者。症狀至此。終歸於死。更有一種痲痺症狀。病人毫不覺痛。亦不知病之危篤。而轉自覺爽適。惟脈搏之數。幾不能數。我國醫者所云。七極八死也。頃之四肢逐漸厥冷。容貌不良。言語艱澀。遂至於死。其遷延久長者。雖幸得保其生命。然毒質一旦達於肋膜、肺臟、心臟、腦部等、現危險之症狀亦屬不治。凡罹此病之產婦。或褥婦。鮮有不死亡者。如脈搏過百四十兼發腦症。嘔吐劇甚。其危急尤可知。若經一星期。而腹膜炎尚不顯著。或略有治愈之望。膿毒輕者。毒菌係自靜脈傳入。而播及心肺脾肝腎諸臟腑。使此等之組織。逐漸潰爛爲膿。此外尙有侵及肘膜眼球腦部關節等者。多發於產後第一星期之終。或第二星期之中。其無腹膜炎者。每以惡寒戰慄而始。壯熱如前。一二時後。全身發汗。乃漸下降。經一二日或數時後。寒戰如故。壯熱又如故。一若瘧疾之發熱然。發作後之熱度。每較尋常爲低。亦有止於常度者。然設於同時犯數多之臟腑。則大熱無解退之時。其症隨所犯之臟腑而異。犯肺則咳嗽不已。頻咯血痰。犯肝則發劇烈之黃疸。犯腎則小便減少。排蛋白尿或血尿等。犯心亦如敗血症。但病情之變化最多。發則往往寒戰。熱候異常下降。脈細而數。不安不眠。昏睡。諸腦證狀。發生極多。又有患腦膜炎而來。頭痛項直。及全身痙攣諸症狀者。犯眼球則化膿而發劇痛。因而失眠者。犯關節則脹痛異常。以上兩種證候有僅具其一者。有合併而至者。有中途變遷者。但兩證相較。猶以膿毒一症。較爲佳良。死亡亦較少。豫防之法。總宜消毒。若既發生。應速醫治。腹部脹痛。用炒黑查肉一二兩。沙糖酌量。體力衰脫。進牛乳肉汁葡萄酒等。大便秘結。大劑潤血。施灌腸法。陰部速以淡石灰酸水洗滌傷處。塗沃度酒等。體壯發熱。西國用退熱藥。我國則和血清熱行瘀。譫語虛脫。用 樟荖一分三釐白糖五分 研和分五包。每二時服一包。

如經水適來適斷。邪將陷血室。少陽傷寒言之詳悉。不必多贅。但數動與正傷寒不同。仲景立小柴胡提出所陷熱邪。參棗扶胃氣。以衝脈隸陽明也。此與虛者爲合治。若熱邪陷入。與血相結者。當從陶氏小柴胡湯。去參棗。加生地桃仁杏肉丹皮或犀角等。若本經血結自甚。必少腹滿痛。輕者刺期門。重者小柴胡湯。去甘藥。加延胡歸尾桃仁。挾寒加肉桂。心氣滯者加香附陳皮枳殼等。然熱陷血室之症。多有譫語如狂之象。防是陽明胃實。血結者。身體必重。非若陽明之輕旋便捷者。何以故耶。陰主重濁。絡脈被阻。側旁氣痺。連胸背皆拘束不遂。故去邪通絡。正合其病。往往延久上逆心胞。胸中痺病。即陶氏所謂血結胸也。王海藏出一桂枝紅花湯。如海蛤桃仁。原是表裏上下。一盡終解之理。看此方大有巧手。故錄出以備學者之用。

章虛谷曰。數動未詳。或數字是變字之誤。更俟明者正之。衝脈爲血室。肝所主。其脈起於氣衝。氣衝陽明胃經之穴。故又隸屬陽明也。邪入血室。仲景分淺深而立兩法。其邪深者云。如結胸狀。讝語者。刺期門。隨其實而瀉之。是從肝而泄其邪。亦卽陶氏所謂血結胸也。其邪淺者云。往來寒熱如瘧狀。而無讝語。用小柴胡湯。是從膽治也。蓋往來寒熱。是少陽證。故以小柴胡散提少陽之邪。則血室之熱。亦可隨之外出。以肝膽爲表裏。故深則從肝。淺則從膽。以導泄血室之邪也。今先生更詳證狀。併採陶氏王氏之方法與仲景各條合觀。誠爲精細周至矣。其言小柴胡湯。惟虛者爲合法何也。蓋傷寒之邪。由經而入血室。其胃無邪。故可用參棗。若溫熱之邪。先已犯胃。後入血室。故當去參棗。惟胃無邪及中虛之人。方可用之耳。須知傷寒之用小柴胡者。正防少陽經乘虛入胃。故用參棗先助胃以禦之。其與溫熱之邪。來路不同。故治法有異也。

王士雄曰。溫邪熱入血室有三證。如經水適來。因邪陷入。而搏結不行者。此宜破其血結。若經水適斷。而邪乃乘血舍之空虛以襲之者。宜養營以清熱。其邪熱傳營逼血妄行。致經未當期而至者。宜清熱以安營。

温症論治

溫爲春氣。其病溫者。因時令溫暖。腠理開泄。或新邪引動伏邪。或乍感而卽發。其爲狀也。發熱而渴。不惡寒。脈數盛。右倍於左。卽不右倍於左。而中按每弦數有力。緣此熱邪。大都由內達外。最忌發汗。昔吳鞠通云。溫病忌汗。汗之不惟不解。反生他患。由病在手經。徒傷足太陽無益。病由裏出表。徒發其表亦無益也。吳氏此說。甚爲精當。然亦爲誤用羌葛荆防。辛溫升提。致神昏譫妄。變症蠭起者。諄諄垂戒。故曰汗之不惟不解。反生他患。意有在也。依璜愚見。溫病亦時感之一。冬春恆見此症。若不開表。時感何從出路。若不透汗。裏熱何從外潰。故溫病雖不宜辛溫以發汗。而亦不可不用辛涼以解表。古人立葱白香豉湯。連翹梔豉湯。加葱白薄荷。卽其法也。其表實無汗者。張子倍用銀翹散略加麻黃絨。辛涼開肺以泄衛。令表解肺熱自清。其從氣分化燥。不惡寒。反惡熱。咳嗽煩渴。小便色黃。須展氣化以輕清。葉天士用荷杏石甘湯。方用薄荷杏仁石膏甘草桑葉連翹括蔞皮焦枝皮。爲熱較重者立法。卽雷少逸之辛涼透汗法。用蘆根苦杏菉豆衣生石膏薄荷竹葉。以透汗泄熱。亦同此意。以上皆淸熱通津透汗解表之良法。從無因汗致傷心液之弊。此乃治溫熱之透汗。與治傷寒之發汗。用法不同之點。若舌乾便秘者。涼膈散（方見汪訒菴湯頭歌訣）協熱下利者。黃芩湯加銀花。咽痛者甘桔湯加銀花牛蒡蘆根杜牛膝薄荷。每每或效。其有隨感隨發。從口鼻吸入而病溫者。卽葉氏所謂溫邪上受。首先犯肺者是也。肺主氣。溫邪傷肺。胸滿氣窒。宜辛涼輕劑。可用苦杏仁桔梗瓜蔞山枝皮連翹牛蒡菊花之屬。挾風加薄荷甘菊。挾濕加蘆根滑石。俾風濕分開。不與熱結。方爲正治。如辛涼散風。甘淡驅濕。熱仍不解。則入心營。而血液受刦。症爲神煩少寐。脈數舌紅。依法猶可透營泄熱。令其仍從氣分而解。葉氏犀地玄參湯爲主「犀角生地玄參連翹桑葉丹皮竹葉心石菖蒲。」一再不解。必入血。病候舌深絳。目赤唇焦煩躁不寐。夜多譫語。甚或神昏不語。就恐耗血傷血。直須涼血瀉火。陶氏導赤瀉心湯加減。方卽川連犀角生地赤芍丹皮子芩西洋參茯神知母麥冬山枝木通益元散燈芯。兼見斑疹者。宜清解營熱。生地麥冬犀角竹葉玄參生芍之屬。兼透斑者。加入牛旁山枝連翹銀花丹皮之屬。斑出熱不解者。胃津亡也。主以甘寒。重則玉女煎。輕則蘆根梨汁蔗漿之屬。其邪入心胞。神昏譫語。或目瞑昏沈而內閉者。宜芳香逐穢。宜神明之竅。驅熱痰之結。牛黃丸至寶丹之類。重者錦紋煎水和紫雪丹三四分服之。往往神清熱退。此症若內匱卽不可救藥。溫邪辨症施治。大法總不過此。

此外尚有風溫一症。葉天士曰。風溫者。春月受風。其氣已溫。經謂春氣病在頭。治在上焦。肺位最高。邪必先傷。故手太陰氣分先病。失治則入手少陰心胞絡。血分亦傷。故足經順傳。如足太陽傳陽明。人皆知之。肺病失治。逆傳心胞。人多不知。醫見身熱咳嗽。不知肺病在上之旨。妄投荊防柴葛。輒云解肌。或見痞悶。便用大黃。大便數行。上熱愈結。苦辛化燥。胃汁大傷。致變屢矣。究之此病春月冬季居多。治法亦有在表在裏之辨。如身熱惡風。頭痛欬嗽。口渴。舌苔白。脈浮數。此邪在表也。以薄荷前胡杏仁連翹桑葉甘菊花粉之類。涼解表邪。如身熱欬嗽。自汗口渴。煩悶。脈數。舌苔微黃。此熱在肺胃也。宜川貝牛蒡甘菊枝子衣連翹知母花粉黃芩之屬。涼泄裏熱。如身熱欬嗽。口渴下利。苔黃。胸痞。脈數。此溫熱之邪。鬱在肺胃。無處可宣。奔廹大腸。咳嗽煩寃。下利日數十行。此等症洋派醫不曰肺炎。則曰腸炎。分別施治。纏綿難愈。甚有因而不治者。不思此症須以清肺爲主。而以清腸爲輔。宜用苦杏銀花黃芩蘆根瓜蔞桑葉石膏枇杷出入爲方。不難治愈。其病情較重者。若身大熱。口大渴。目赤。唇腫氣粗燥煩。舌絳齒板痰欬。甚至神昏譫語。下利黃水者。此風溫熱毒。深入陽明營分。爲溫邪燒爍胃腸。營陰大傷之重症。神犀丹加入紫雪丹。頻頻灌之。多可得生。

時令濕溫濕熱

溫熱一病。前賢如戴天章輩。雖苦心分明。而每與風寒混同施治。至濕溫濕熱。則闡發尤少。不思溫者熱之漸。以病之輕重言也。發於夏至以前爲濕溫。發於夏至以後者爲濕熱。以氣候言也。其人中氣實而熱重於濕。則發於陽明胃腸。其人中氣虛而濕重於熱。則發於太陰脾肺。以臟腑之病變言也。是濕溫濕熱。既有種種病體之不同。尤當隨其氣候病體而分別施治。

喻嘉言曰。濕溫之病。因夏月少陰君火。繼以太陰濕土。則出暍濕兩症。爲一大綱。以暍病該濕溫。天然不易也。乃濕溫一大證。從古不言及。則夏月諸病竟無着落矣。詎知長夏之濕氣。春分後早已先動。最能與溫氣相合而爲濕溫之症。濕溫至盛。長幼相似則疫矣。故濕溫可該疫症而言。又云六氣各行其政。春分後秋分前。少陰君火。少陽相火。太陰濕土。三氣合行其事。是故天本熱也。而益以日之暑。日本熱也。而載以地之濕。三氣交動。時分時合。其分也風動於中。勝濕解蒸。不覺其苦。其合也。天之熱氣下。地之熱氣上。人在氣交之中。受其炎氣。無隙可避。口鼻受氣。着於脾胃。潮熱。汗出稍凉。少頃又熱。病入濕溫。脈濡弱。舌白口乾不能暢飲。胸次哭而滿。或飲以芳香而散。或戰汗而解。或入裏下之而解。或內陷而神昏不愈。初起在氣分。日久漸入血分。當分別治之。

四時感症講義　　津津　　[illegible]

濕溫之類別

雷少逸云。濕溫之病。議論紛紛。有言溫病復感乎濕。名曰濕溫。據此是病乃在乎春。有言素傷於濕。因而中暑。暑濕相搏名曰濕溫。據此是病又在乎夏。有言長夏初秋。濕中生熱。即暑病之偏於濕者。名曰濕溫。據此是病又在乎夏末秋初。細揆三論。濕溫在夏末秋初者。與內經秋傷於濕之訓。頗不齟齬。又與四之氣大暑至白露。濕土主氣。亦屬符節。當宗夏月秋初爲界限。少逸此說。殊合經旨。然以月令七十二候之說考之。土寄王於四時。則謂四時皆有濕溫。亦無不可。況既爲濕溫。無論溫夾濕。暑夾濕。皆宜宣透清泄。以分開其濕。治法既同。則均謂之濕溫。有何不合。沈步青云此症但當分解濕熱之邪而息其燄。不宜發汗。令兩邪混合爲一。旨哉言乎。

濕溫在氣分之治法

葉天士曰。夏季雨濕潮冷。鬱勃穢毒之氣。人在氣交中。口鼻觸受。直走胃絡膜原。分佈上下。初病頭脹痞悶。嘔惡舌白。病全在氣分。爲裏中之表。

芳香逐穢。淡滲逐濕。少佐辛解爲治。宜達原飲。防已茯苓湯之屬。又云濕邪鬱遏經脈。身痛不可轉側。變出目黃上視。手肢發痙。舌苔白。齒板燥。皆邪深變症。可與木防已湯。括蔞桂枝湯。大豆蘖散之屬。

木防已湯方　治太陽經絡。風濕壅閉。及膀胱積熱。身熱有汗。身強肢痛。小便不利。防已　桂枝　石膏　人參

方解。風濕凝聚。偏身疼痛。防已療風痺。桂枝通血脈。石膏解陽明之絡熱。人參補正氣以養營。

括蔞桂枝湯　治風濕混擾。太陽經陽氣爲溼所滯。不得宣通。脈沈遲。身強几几。括蔞　桂枝　芍藥　甘草　生薑　大棗

方解。太陽痙濕病。非但發熱無汗惡寒。更兼身體強。几几。脈反沈遲。明是風濕擾亂於太陽。氣爲濕所滯。不得宣通。非寒邪之沈滯脉也。風則用桂枝。濕則君以瓜蔞根。酸苦入陰。內走經絡。解天行時熱以降濕。合之桂枝和營衛以治。是表法變爲和法。

璜按此方治風濕爲合。暑濕則不宜。

大豆蘖散。治濕熱壅閉不通。周身痲痺疼痛。

大豆黃卷。本經此味治濕痺攣痛。宣明治周痺。邪在血脈之中。木痺不仁。上下周身盡疼。此藥亦散經脈中濕滯。冷熱濕穢。鬱遏脾陽之治法。

沈步青曰。冷熱濕穢雜感。太陰受邪。脾陽不運。舌白脘悶。脈沈伏。脹痞。水飲停蓄不行。周身氣隧阻塞。甚則肢冷汗泄。經絡氣分俱閉。治宜辛香溫脾。宣氣逐濕。宜蘇合香丸。冷香飲子。

璜按舌白脘悶。濕熱症所恒有。但周身氣隧阻塞。更有脛冷胸滿者。爲濕邪抑遏陽氣。此症若誤下。則損脾陽。誤汗則脘悶益甚。溫運宣陽尤不可少。

蘇合香丸　治寒濕阻礙關竅。此丸各大藥房均有賣。故不抄列。

冷香飲子　此方溫脾陽以行濕。

附子　草菓　生薑　陳皮　甘草

方解。濕走膜原。上下分佈。附子生薑取其溫脾。草菓陳皮取其運濕。氣通而病自解。

濕温分佈上下心中懊憹之治法

濕温在膜原。分佈上下留於胸膈。舌上白苔。膈間熱甚。心中懊憹。而煩。發熱汗出。不惡寒反惡熱。此熱在胃口之外。屬陽明之表。蓋陽以心胸爲表也。宜梔子豉湯。

梔子豉湯。（方見傷寒）

陽明病咽燥口苦。腹滿而喘。是陽明裡熱。汗出不惡寒反惡熱。身重。是陽明表熱。因陽明之熱自內達表。則裏熱爲重。故用梔子以清裏熱。而表熱亦解。用香豉以瀉腹滿。而身重亦除也。

治陽明內熱之表有三法。如熱在上焦者。用梔子豉湯吐之。上焦得通。津液得下。胃家不實矣。熱在中焦者。用白虎湯清之。胃火得清。胃家不實矣。熱陷下焦者。用猪苓湯利之。火從下泄。胃家不實矣。要知治陽明之表熱。即是預治其裏。三方皆潤劑。所以存津液而不令胃家實也。陽明以心胸爲表。不特發熱惡熱。汗出身重。目疼鼻乾謂之表。一切虛煩虛熱。如口苦咽乾。喘不得臥。消渴而小便不利。凡在胃之外者。悉屬陽明之表。但以梔豉宜上焦虛熱。以除胃之熱。便解胃家之實。此梔子豉湯所以爲陽明解表和裏之聖藥也。

邪雜膜原。脈轉洪長而數。自汗熱不退。渴欲飲水。口舌乾燥者。此邪氣適雜膜原。爲陽明成溫之候。白虎湯主之。

璜按此濕邪化熱之治法也。濕爲陰邪。其脈多滯。今轉洪長。濕家不渴。今渴欲飲水。濕家口舌潤。今口舌乾燥。且自汗出。是爲陽明成溫之候。用白虎湯最爲合法。

濕溫在血分之治法

濕溫初在氣分。日久不解。漸入血分。舌色絳赤。圓鞕乾光。唇燥齒板。神昏讝語。斑疹。芩連梔膏不應。必用血藥。如犀角地黃湯。非解陽明熱邪。解心經之絡熱也。

犀角地黃湯方。治溫邪入絡。舌絳煩熱。神昏不解。

犀角磨汁連喬各三錢生地五錢生甘草五分水煎三物至八分去滓入犀角汁服。

王晉三曰。溫熱入絡。舌絳煩熱。八九日不解。醫反治經。寒之散之攻之。熱勢益熾。得此湯立效者。非解陽明絡邪。解心經之煩熱也。按本草犀角地黃能走心經。專解營熱。連喬入心散客熱。甘草入心和絡血。以治溫熱症。熱邪入絡。功勝局方。

璜按熱傷陰絡而吐血下血者。此方亦有奇效。

重者熱入心胞。神昏不識人。熱阻關竅。宜芳香開泄。牛黃清心丸。泄包絡之熱。神昏舌苔黃者宜之。至寶丹開包絡血分。神昏舌絳者宜之。同一熱阻關竅。微有分別。故牛黃丸開後。可以竹葉石膏湯六一散繼之。至寶丹開後。可以犀角地黃湯繼之。

牛黃清心丸方。治溫邪內陷包絡神昏。是丸苦泄辛開。宜調入連翹薄荷犀角羚羊甘草人中黃等湯劑中。

王晉三曰。此丸古有數方。其義各別。若治溫邪內陷包絡神昏者。惟萬氏此方爲妙。蓋溫熱入於心包絡。邪在裏矣。草本之香。僅能達表。不能透裡。必藉牛黃幽香物性。乃能內透包絡。與神明相合。然尤在佐使之品。配合咸宜。萬氏用芩連山梔以瀉心火。鬱金以通心氣。辰砂以鎮心神。合之牛黃相使之妙。是丸調入犀角羚羊角金汁甘草人中黃連翹薄荷等湯劑中。頗建奇功。一方用牛黃雄黃黃連黃芩梔子犀角鬱金硃砂各一兩。真珠五錢氷片射香各二錢五分研煉蜜丸。每重一錢。金箔爲衣。蠟匱。功效較萬方爲勝。

至寶丹治心臟神昏。從表透裏之方。金箔　銀箔　犀角　玳瑁　硃砂　水安息　琥珀　牛黃　雄黃　龍腦　麝香　本事方有天竺黃人參天南星。

王晉三曰。此治心臟神昏。從表透裏之方也。黃犀玳珀。以有靈之物內通心竅。硃黃二箔。以重墜之品安鎮心神。佐以腦麝安息。梳剔幽隱諸竅。東垣云冰雄牛麝。入骨髓。透肌膚。故熱入心包絡。舌絳神昏者。以此丹入寒涼湯藥中用之。能袪陰起陽。立展明神。有非他藥所可及。若病因頭痛而卽神昏不語者。此肝虛魂升於頂。當用牡礪救逆以降之。又非至寶丹所宜輕試。

濕熱

璜按濕爲天之六氣。感濕化熱。卽六淫皆從火化之義。我國醫學推原於六氣。乃岐黃與仲景。不易之心法也。近世學西醫者。每以我國此學說。爲籠統之談。必推究病原菌。方爲細切。不思病原菌亦就後起者以爲攷究。而病原菌之發生。亦斷不能出於六氣之外。今試以五日一候。三候一氣。六氣一時。與禮經之月令篇推勘之。動物若虫魚鳥獸。植物若蔬菜葭葦果實。莫不隨時令而生長。爵化蛤。鼠化鴽。亦須天時方能感化。可見人與物都不能出四時支配之外。一歲之疾疫。若熱病。欬嗽。白喉。瘧痢等。每沿門闔境相同。則氣候爲之也。可見天時氣候。爲病菌所自出。非泛論也。西醫對於細菌。檢查備至。而於小腸熱桿菌。尚未有殺毒之方法。蓋小腸熱卽我國之濕熱症也。我國但分開其濕熱。每每獲效。故渡邊熙云。漢醫學不必從事於殺菌。而病菌自然消滅。英醫嘉約翰云。小腸壞中國人染之較輕。恆多治愈。非較輕也。精氣化之學。有以溯其原。體病情之要。有以通其變故也。朱心農曰。東南方天時多熱。地氣多濕。最多濕溫濕熱之症。若其人中氣實而熱重於濕者。則發於陽明胃腸。其人中氣虛而濕重於熱者。則發於太陰肺脾。初起邪在氣分。當分別濕多熱多爲最要。

時賢何廉臣云。濕多者。濕重於熱也。其病多發於太陰肺脾。其舌苔必白膩。或白滑而厚。或白苔帶灰。兼粘膩浮滑。或白帶黑點而粘膩。或兼黑紋而粘膩。甚或舌苔滿佈。厚如積粉。板貼不鬆。脈息模糊不清。或沈細似伏。斷續不勻。神多沈困嗜睡。症必凜凜惡寒。甚而足冷。頭目脹痛昏重。如裹如蒙。身痛不能屈伸。身重不能轉側。肢節肌肉。痛而且煩。腿足痛而且痠。胸膈痞滿。渴不引飲。或竟不渴。淸早較適。午後寒熱。小便短濇黃熱。大便溏而不爽。甚或水瀉。治法以輕開肺氣爲主。肺主一身之氣。肺氣化則脾濕自化。卽有兼邪。亦與之俱化。宜用藿樸陳苓等。體輕而味辛淡之品。導濕下行。以爲出路。濕去氣通。帶津於外。自然汗解。

璜按何氏此說。手腕靈妙。以治濕多於熱之症。亦屬一定不易之規。第此等症宜刻刻顧其脾陽。脾陽一損。寒厥立至。故治此症者。不但清瀉諸藥不可妄投。即滋潤之品。亦當畏之如酖。若能於辛開中佐以溫運。於治此症之法。思過半矣。此外又有寒濕之症。尤以溫散爲宜。重者又須煖胃。若僅以溫運立法。又未盡適用也。

若兼神煩而昏者。此由濕熱鬱蒸過極。內蒙清竅。前辛淡法去蔻仁厚朴加細辛二三分。白芥子錢許。辛潤行水開閉。再加蘆根一二兩滑石四五錢。輕清甘淡。泄熱導濕。蒙閉即開。屢驗不爽。

璜按前法固佳。宜兼用六一散開水泡候澄清和紫雪丹三四分服之。爲效尤捷

濕重於熱。阻滯氣機。致大便不利。亦所恆見。宜重用蘆根。佐以瓜蔞薤白枳實郁李仁及苦杏菖蒲等品。流利氣機。大便自解。且上下機關一通。即濕熱之邪。亦隨汗解。是又一舉兩得之法也。

何廉臣先生又云。熱多者熱重於濕也。其病多發於陽明胃腸。熱結在裏。由

中蒸上。此時氣分邪熱。鬱遏灼津。尚未鬱結血分。其舌苔必黃膩。舌之邊尖。紅紫欠津。或底白罩黃。混濁不清。或純黃少白。或黃色燥刺。或胎白底絳。或黃中帶黑。浮滑粘膩。或白苔漸黃而灰黑。伏邪重者。胎亦厚而且滿。板貼不鬆。脈息數滯不調。症必神煩口渴。渴不引飲。甚則耳聾乾嘔。面色紅黃黑混。口氣穢濁。但必胸腹熱滿。按之灼手。甚或按之作痛。宜用枳實梔豉合小陷胸湯。加連翹茵陳之清芬。青子芩薑水炒木通之苦辛。內通外達。表裡兩徹。使伏邪從汗利而雙解。漸欲化燥。渴甚脈大氣粗而逆者。重加石膏知母。清肺氣而滋化源。惟蘆根燈芯。尤宜多用。輕清甘淡。泄熱化濕下行。從膀胱而解。外解從白㾦而解。或斑疹齊發而解。

璜按治濕熱症。當分濕重於熱。熱重於濕二種。濕重於熱者。宜化濕爲先。佐以清降。熱重於濕者。宜清熱爲先。佐以開降。余三十年前臨症時早已悟出。以治此症。殊有得心應手之妙。檢閱溫熱各書。竟無有言及此者。殊不可解。後得何氏廣溫熱論讀之。己先得我心之所同然。第治法稍有不同之點。何氏用枳實梔豉合小陷胸等法。是從王孟英溫熱各治案得來。成效亦彰彰可紀。但謂能內通外達。尙覺力量未充。余則再加苦杏薄荷菉荳衣等類。以透汗外出。且寓有雙解之意。取效尤捷。至木通一味。余生平最不喜用。因其性善動嘔。且熱重者最易傷津。宜改用車前子滑石之利不傷陰。且可化濕下行者。較爲萬舉萬當。濕熱一淸。內外兩解。卽白痦斑疹亦不多見。玆特補此二條。意義較足。何氏廣溫熱論。爲治溫熱最純粹之書。學者取薛生白濕熱論讀之。再將廣溫熱論潛心體會。於治溫熱濕熱各症。無餘蘊矣。玆取薛生白濕熱篇。略加删訂。附載於後。

薛生白濕熱病篇

一濕熱症始惡寒。後但熱不寒。汗出胸痞舌白。口渴不引飲。

濕熱症始惡寒者。見諸凡感冒症。初起無不惡寒也。後但熱不寒者。見諸凡熱症。一發熱遂不惡寒。以別於太陽傷寒症也。惡寒不惡寒。旣與他症病狀相同。何以相別之爲濕熱症。則以汗出胸痞舌白口渴不引飲。爲濕熱症所獨也。此爲濕熱症之提綱。按王士雄於此症。主用甘露消毒丹。余每以葱白豆豉瓜蔞薤白蘆根苦杏薄荷滑石投之。亦屢效。

自注云。濕熱症屬陽明太陰經者居多。中氣實則病在陽明。中氣虛則病在太陰。病在二經之表者。多兼少陽三焦。病在二經之裡者。每兼厥陰風木。以少陽厥陰同司相火。陽明太陰。濕熱內鬱。鬱甚則少火皆成壯火。而表裡上下。充斥肆逆。故是症最易耳聾乾嘔。發痙發厥。而提綱不言及者。因以上諸症。皆濕熱症兼見之變局。而非濕熱必見之正局也。始惡寒者。陽爲濕鬱而惡寒。終非若寒傷於表之惡寒。後但熱不寒。則鬱而成熱。反惡熱矣。熱盛陽明則汗出。濕蔽清陽則胸痞。濕邪內盛則舌白。濕熱交蒸則舌黃。熱則液不升而口渴。濕則飲內留而不引飲。然所云表者。乃太陰陽明之表而非太陽之表。太陰之表四肢也。陽明也。陽明之表。肌肉也。胸中也。故胸痞爲濕熱必有之症。四肢倦怠。肌肉煩疼。亦必兼見。其所以不干太陽者。以太陽爲寒水之腑。主一身之表。風寒必自表入。故屬太陽。濕熱之邪。從表傷者。十之一二。由口鼻入者。十之八九。陽明爲水穀之海。太陰爲濕土之臟。故多陽明太陰受病。膜原者。外通肌肉。内近胃腑。即三焦之門戶。實一身之半表半裏也。邪由上受。直趨中道。故病多歸膜原。要之濕熱之邪。不獨與傷寒不同。且與溫病大異。溫病乃少陰太陽同病。濕熱乃陽明太陰同病也。而提綱中言不及脈者。以濕熱之症。脈無定體。或洪或緩。或伏或細。各隨症見。不拘一格。故難以一定之脈。拘定後人眼目也。

二濕熱症惡寒無汗。身重頭痛。濕在表分。宜藿香香薷羌活蒼朮及薄荷等味。頭不痛去羌活。

此條乃陰濕傷表之候●璜按王士雄謂陰濕。故可用薷朮羌活以發其表。設暑勝者三味皆爲禁藥。然既爲陰濕。必兼寒邪。既用羌活治寒。又用香薷治暑。且列於濕熱門中●界線似未分明。

三濕熱症惡寒發熱。身重。關節疼痛。濕在肌肉。不爲汗解。宜滑石大豆黃卷茯苓皮藿香葉鮮荷葉白通草桔梗等味。

此乃陽濕傷表之候。方用分利法。俾濕邪之鬱熱上蒸者。導之使淡滲下走。亦分解之法也。

四濕熱症三四日卽口噤。四肢牽引拘急。甚則角弓反張。此濕熱侵入經絡脈隧中。宜甘菊羚羊竹茹桑枝菖蒲川貝銀花天竺連翹絲瓜絡鈎籐等味。

此乃濕邪引動肝風之症。西醫謂之腦髓病。我國又謂之痙症。

或問仲景治痙。原有桂枝加括蔞根及葛根湯兩方。豈宜於古而不宜於今耶。

今之痙與厥相連。仲景不言及厥。豈金匱有遺文耶。余曰非也。藥因病用。病原既異。治法自殊。傷寒之痙自外來。證屬太陽。治以散外邪爲主。濕熱之痙自內出。波及太陽。治以息內風爲主。蓋三焦與肝膽同司相火。中焦濕熱不解。則熱盛於裏。而少火悉成壯火。火動則風生。而筋攣脈急。風煽則火熾。而識亂神迷。身中之氣。隨風火上逆。而有升無降。常度盡失。由是而形若尸厥。正內經所謂血之與氣。併走於上。則爲暴厥是也。外竄經脈則成痙。內侵膻中則爲厥。痙厥並見。正氣獨存一線。則氣復返而生。胃津不克支持。則厥不回而死矣。

五濕熱證壯熱口渴。舌黄或焦紅。發痙。神昏譫妄。或笑。邪灼心胞。營血已耗。宜犀角羚羊角連翹生地玄參鈎籐銀花露鮮菖蒲至寶丹等味。

上條言痙。此條言厥。溫暑之邪。本傷陽氣。及至熱極逼入營陰。則津液耗而陰亦病。心胞受灼。神識昏亂。用藥以清熱救陰。泄熱平肝爲務。

璜按此等症最重。此等方最效。余試驗多矣。細閱原文。壯熱口渴。濕已化熱。舌苔黄而色焦紅。熱已爍及營陰。發痙昏譫。肝風又將內動。故用大劑清熱救陰。寧肝提神。用方極有法度。

六濕熱症發痙。神昏笑妄。脈洪數有力。開泄不效者。濕熱蘊結胸膈。宜仿涼膈散。若大便數日不通者。熱邪閉結腸胃。宜仿承氣微下之例。

章虛谷云。曰宜仿。曰微下。教人細審詳慎。。不可孟浪攻瀉。蓋暑濕黏膩。須化氣緩攻。不同傷寒化熱而燥結。須用鹹苦峻下法。

此條乃陽明實熱。或上結膈。或下結腸胃。清熱散邪。止能散絡中流走之熱。而不能除腸中蘊結之邪。故陽明之邪。仍假陽明爲出路也。陽明實熱。舌苔必老黄色。或兼燥若猶帶白色而滑者。乃濕重。爲挾陰之邪。或脹滿不得不下。須佐二术健脾燥濕。否則脾傷氣陷。下利不止。即變危證。蓋濕重屬太陰症。必當扶脾也。

七濕熱症壯熱煩渴。舌焦紅。或縮。斑疹。胸痞。自利。神昏痙厥。熱邪充斥表裏三焦。宜大劑犀角羚羊角生地玄參銀花露方諸水金汁鮮菖蒲等味。

此條乃痙厥中之最重要者。上爲胸悶。下挾熱利。斑疹痙厥。陰陽過困。淸陽明之熱。救陽明之液爲急務者。恐胃液不存。其人自焚而死也。

王士雄曰。此治濕熱諸病之真銓也。方諸水俗代以蚌水。腥穢已甚。宜竹瀝爲妙。此症紫雪神犀丹皆可用。

八濕熱症舌徧體白。口渴。濕滯陽明。宜用辛開。如厚朴草菓半夏乾菖蒲等味。

此濕邪極盛之候。口渴乃液不上升。非有熱也。辛泄太過。即變爲熱。惟濕邪尚未蘊熱。故重用辛開。使上焦得通。津液得下也。

楊云濕盛熱微之證。初起原可用此等藥開之。一見開濕化熱。便即轉手淸熱。若執此爲常用。則誤矣。王士雄謂須辨其便溺不熱。方爲宜溫之的證。

璜按宜透濕邪後。其熱每熾。吳鞠通所謂宜之不愈。必待其熱而後清。清而後愈也。若察其溺有熱。爲熱重於濕。宜透方中必兼清解。

九濕熱證舌根白。舌尖紅。濕漸化熱。餘濕猶滯。宜辛泄佐清熱。如蔻仁半夏乾菖蒲大豆黃卷連喬菉豆衣六一散等味。

此濕熱參半之證燥濕中即佐清熱者。所以存陽明之液也。以上二條驗舌投劑。爲臨症要訣。

十濕熱症。初起即胸悶不知人。瞀亂大狂叫。濕熱阻閉中上二焦。宜草菓檳榔鮮菖蒲芫荽六一散各重用。或加皂角地漿水煎。

此條乃濕熱俱盛之候。而去濕藥多。清熱藥少。以病邪初起即閉。不得不以辛通開閉爲務。不欲以寒涼凝滯氣機也。涂云此條頗似痧證。宜用靈驗痧丸爲妙。

璜按此症別有開泄驗方。非煎劑所能奏效。并有忌熱飲者。靈驗痧丸。及紫金錠可用。凡藥中含有鴉片質樟腦質者均效。

十一濕熱症四五日。口大渴。胸悶欲絕。乾嘔不止。脈細數。舌光如鏡。胃液受刦。膽火上衝。宜西瓜汁金汁鮮生地汁甘蔗汁磨服鬱金木香香附烏藥等味。

此營陰素虧。膽火素旺。耗及胃液之證。舌光無苔。津液枯而非濁壅。乃胸悶欲絕者。肝膽氣上逆也。故以諸汁滋胃液。辛香散逆氣。

王士雄曰。凡治陰虛氣滯。可以仿此用藥。

俞惺菴云。嘉善一人。胸脹脘悶。諸治不效。一瓢用續隨子去淨油煎湯。磨沈香木香檀香降香丁香服一月。瀉盡水飲而痊。

璜按以胸悶乾嘔。知其氣滯。以脈細數。舌光如鏡。知其陰虧。看他用藥。養陰而不滯邪。調氣又不枯陰。斯爲靈妙。

十二濕熱證。嘔惡不止。晝夜不差欲死者。肺胃不和。胃熱移肺。肺不受邪也。宜黃連三四分蘇葉二三分。煎湯呷下卽止。

肺胃不和。最易致嘔。必用川連以清濕熱。蘇葉以通肺胃。投之立愈者，以肺胃之氣。非蘇葉不能通也。分數輕者以輕劑恰治上焦之病耳。

王士雄曰。此方藥只二味。分不及錢。不但治上焦宜小劑。而輕藥竟可愈重病。所謂輕可去實也。合後條觀之。蓋氣貴流通。而邪氣撓之。則周行窒滯。反覺實矣。惟劑以輕清。則正氣宣布。邪氣潛消。而窒滯者自通。設投重劑。則藥過病所。病不能去矣。章氏謂輕劑爲吳人質薄而設。殆未明治病之理也。川連不但治濕熱。乃苦以降胃火之上衝。蘇葉甘辛氣香。通降順氣。獨擅其長。然性溫散。故雖與黃連並駕。尚減用分兩而節制之。可謂方成知行矣。世人不知諸逆衝上皆屬於火之理。治嘔輒以姜萸丁桂從事。皆粗工也。余借以治胎前惡阻甚妙。

璜按原本尙有溫膽湯以治痰水作嘔一條。以治濕熱症尙合。但常法無甚深義。滌痰除飲。生姜瀉心半夏瀉心諸方。儘可採用。故本書不錄。

十三濕熱症。欬嗽晝夜不安。甚至喘不得眠者。暑邪深入肺絡。宜葶藶枇杷葉六一散等味。

人但知暑傷肺氣則肺虛。而不知暑滯肺絡。則肺實。葶藶引滑石直瀉肺邪。則病自除。

吳子音曰。業師張友樵治一酒客。夏月痰嗽氣喘。夜不得臥。服涼藥及開氣藥不效。有議用人參麥冬等藥者。師診其脈。左寸數實。此肺實非肺虛也。投以人參則立斃。與此方煎服立愈。明年復感客邪。壅遏肺氣。喘欬復作。醫有以葶藶進者。服之不效。必煩悶汗泄。師脈其右寸浮數。口渴惡熱。冷汗自出。喘急煩悶。曰熱邪內壅。肺氣鬱極。是以逼汗外出。非氣虛自汗也。與麻杏石甘湯一劑。肺氣通而喘止汗斂。諸證悉平。

十四濕熱症數日後。汗出熱不除或痙。忽頭痛不止者。營氣大虧。厥陰風火上升。宜羚羊角甘菊花桑葉鈎藤玄參女貞子等味。

濕熱傷營。肝風上逆。血不營筋而痙。上升顛項則頭痛。因熱氣已退。故但痙而不厥。投劑以息風育陰主治。

璜按汗出熱留。營液受傷。則肝風陡動。上攻腦髓。則頭痛發痙。因熱尙輕。故不皆厥。潤肝息風。如玉竹參葉桑枝連翹甘菊穭豆衣均能奏效。

十五濕熱症濕熱發熱。肌肉微疼。始終無汗者。腠理氣機怫鬱。濕熱不能達外。宜六一散一兩薄荷葉三四分泡湯調下。卽汗解。

此濕熱蘊遏。氣鬱不宣。故宜辛凉以解散之。

璜按用泡湯取其輕揚透汗。淡滲淸利。一方而寓有兩解之意。蓋爲病之較輕者立法也。夫濕熱症較重者。古人亦有時禁汗。但不從汗解。則濕熱蒙蔽。昏譫神呆。變症亦速。所以治此症者。開手便當査其胸痞脘悶與否。一有此候。便宜淸滌痰穢。分開濕熱。佐以透汗。璜每用蘆根燈心草淡豆豉瓜蔞薤白竹葉滑石苦杏綠豆衣薄荷。往往獲效。

十六濕熱症十餘日後。左關弦數。腹時痛。圊血。肛門熱痛。血液內燥。熱邪傳入厥陰之證。宜仿白頭翁法。(方見傷寒)

熱入厥陰而下利。卽不圊血。亦當宗仲景治熱利法。若竟逼入營陰。安得不用白頭翁湯。涼血而散邪乎。設熱入陽明而下利。即不圊血。又當師仲景下利譫語。用小承氣湯之法矣。

璜按此即西醫所謂腸炎也。用黃芩湯加銀花玄明粉可以治之。

十七濕熱症十餘日後。尺脈數。下利。或咽痛口渴心煩。下泉不足。熱邪直犯少陰之症。

此與上節乃言同一下利。而有厥少之分也。依璜臨證體察。昔賢學說有腎開竅於二陰。而上通於咽喉等語。故下利咽痛。尺脈數者。主少陰症論治。未嘗不是。乃近十年來。下利而兼咽痛者頗多。腸有燥糞。尺脈每弦實而數。用白頭翁湯加銀花萊菔子山豆根玄明粉亦多取效。病情有氣候之不同。正不必拘泥傳入少陰之說。以印定耳目也。

十八濕熱症身冷脈細。汗泄胸痞。口渴舌白。濕中少陰之陽。宜人參白朮附子茯苓益智等味。

按本論言濕熱。此條夾入寒濕。未免自亂其例。然有熱即有寒。誤治變症亦恆有之。宜兼採用。庶臨症時知所分別。

王士雄曰。此濕熱病之類症。乃寒濕也。故傷人之陽氣。或濕熱症治不如法。但與清熱。失於化濕。亦有此變。第口渴而兼身冷脈細汗泄舌白諸候。固屬陰症。宜溫。還須察其二便。如溲赤且短。便熱極臭。仍是濕熱蘊伏之陽證。雖有虛寒假象。不宜溫補也。

十九濕熱症四五日忽大汗出。手足冷。脈細如絲。或絕。口渴莖痛。起坐自如。神清語亮。乃汗出過多。衛外之陽暫亡。濕熱之邪仍結。一時表裏不通。脈故伏。非陽脫也。宜五苓散去朮加滑石酒炒川連生地耆皮等味。

此條脈症絕似亡陽之候。以口渴莖痛。知其邪結。辨症最精。

王士雄曰。此症衛陽暫亡。必由誤表所致。而濕熱仍結。陰液已傷。故以四苓加滑石導濕下行。川連生地清火救陰。耆皮固其衛氣。用法頗見周密。

璜按大汗傷其心液。故手足冷。脈細如絲。熱邪仍結。故口渴莖痛。元氣猶得保持。故起坐自如。神清語亮。汗出過多。固多此症。而誤服寒涼冰閉者。亦有此候。觀王孟英治潘翼廷案。用六一散攪淡鹽湯去滓。調下紫雪丹。以解其冰閉之邪。是何等手法。

二十濕熱症初起壯熱口渴。脘悶懊憹。眼欲閉。時讝語。濁邪蒙閉上焦。宜涌泄。用枳殼桔梗淡豆豉生山枝。無汗者加葛根。

此濕穢之邪。蒙蔽上焦。故懊憹脘悶。眼欲閉。肺氣不舒也。時讝語。邪鬱心胞也。經曰。高者越之。用枝豉湯涌泄。以引胃脘之陽。開心胸之表。邪從吐散矣。

章虛谷曰。舌苔薄而清者。邪未膠結。可吐散。舌苔厚而有根。濁邪瘀結。須兼用辛開苦降。如吐之邪結不得出。反氣逆而變他證矣。

王士雄曰。此釋甚是。病在上焦。濁邪未結故可越之。若已結在中焦。豈可引吐。不但濕熱症吐法宜慎。卽痰飲症宜於取吐者。亦有辨別要訣。趙串軒串雅云。宜吐之症必須看痰色。吐在壁上。須其痰乾之後。有光亮如蝸牛之涎者。無論痰在何經。皆可吐也。若痰乾無光亮之色。切忌用吐。此驗痰穢。彼驗舌苔。用吐者識之。

璜按以葛根桔梗治濕熱脘悶。眼閉讝語。未合，蓋脘悶多痰。眼閉讝語。既爲濕熱上衝。蒙閉上焦。似不宜以葛根桔梗再引其上逆。宜改用蘆根菖蒲滑石杏仁薄荷爲妥。

二十一濕熱症經水適來。壯熱口渴。讝語神昏。胸腹痛。或舌無苔。脈滑數。宜大劑犀角紫草。茜根貫衆連翹鮮菖蒲銀花等味。

熱入血室。不獨婦女。男子亦有之。不第涼血。并須解毒。仲景謂陽明病下血讝語。此爲熱入血室。卽指男子而言。

二十二濕熱症七八日口不渴聲不出。與飲食亦不却。默默不語。神識昏迷。進辛香涼泄。芳香逐穢俱不效。此邪入手厥陰。主客渾受。宜仿吳又可三甲散，醉地鱉虫醋炒。鱉甲土炒。穿山甲柴胡桃仁泥等味。

此濕熱侵入手厥陰。絡脈凝瘀之症。包絡與心爲近。心主阻遏。靈氣不通。所以神不清而昏迷默默也。破滯通瘀。斯絡脈通而邪得解。

璜按濕熱症誤治。變爲此候者頗多。葉氏以爲濕邪蒙蔽。故神呆。用溫運開濕之法。此節主行瘀通絡。以治神識昏迷。乃爲病久氣血渾亂者而設。不知與飲食不郃。則神機猶在若明若昧之間。不必濕邪。虛症亦有之。余曾遇此症。診其脈甚虛。舌淡紅無苔。投以養營湯而愈。乃知治病未可拘執一法也。西洋醫每譏中國醫學無定論。噫惟無定論。乃所以爲我國活潑潑地之醫學。

三甲散即鱉甲　龜甲　穿山甲　蟬退　白殭蚕　牡蠣　當歸　白芍　甘草　䗪蟲　九味。方見溫熱經緯方論。

二十三濕熱症口渴苔黃起刺。脈弦緩。囊縮舌鞕。譫語。昏不知人。兩手搐搦。津枯邪滯。宜鮮生地蘆根生首烏鮮稻根等味。脈有力大便不通。大黃亦可加入。

胃津劫奪。熱邪內據。非潤下以泄邪。則不能達。故仿承氣之例。以甘涼易苦寒。正恐胃氣受傷。胃津不復也。

瓚按昏譫搐搦。津枯黃莿。痙厥大端畢具。加以囊縮舌輭。已成十不救一之症。僅用生地首烏蘆根稻根。藥力輕微。何濟於事。此證須以溫病條辨護胃承氣湯和安宮牛黃丸。或紫雪丹服之。爲死裏救生之計。即用竹葉石膏湯加生地菖蒲蘆根。於法亦合。

二十四濕熱症發痙撮空。神昏笑妄。舌苔乾黃起莿。或轉黑色。大便不通者。熱邪閉結胃腑。宜用承氣湯主之。

撮空一症。昔賢謂非大實即大虛。虛則神明渙散。將有脫絕之虞。實則神明被逆。故多撩亂之象。今舌苔黃莿乾澀。大便閉而不通。其爲熱邪內結陽明。腑熱顯然矣。徒事清熱泄邪。止能散絡中流走之熱。不能除胃中蘊結之邪。故假承氣以通地道。然舌不乾黃起莿者。不可下也。

王士雄曰。溫熱原有可下之症。惟濕未化燥。腑實未結者不可下。下之則利不止。如已燥結。亟宜下奪。否則垢濁熏蒸。神明蔽塞。腐腸爍液。莫可挽回。較彼傷寒之下不嫌遲。去死更速也。

又按董廢翁云。外感之邪。不得從元府透達。則必向裏而走空隙。而十二臟腑中。惟胃爲水穀之海。其下有口。最虛而善受。故諸邪皆能入之。邪入則胃實矣。胃實則津液乾矣。津液乾則死矣。彼肆用風燥之劑刼液。夭人生命者。正坐不知此義耳。凡治感症。須先審其胃汁之盛衰。如邪漸化熱。卽當濡潤胃腑。俾得流通。則熱有出路。津自不傷。斯爲盡善。

二十五濕熱症壯熱口渴。自汗身重。胸痞。脈洪大而長者。此太陰之濕。與陽明之熱相合。以白虎加蒼朮湯。

熱渴自汗。陽明之熱也。胸痞身重。太陰之濕兼見矣。脈洪大而長。知濕熱滯於陽明之經。故用蒼朮白虎湯以淸熱散濕。然乃熱多濕少之候。白虎湯仲景用以淸陽明無形之燥熱也。胃津枯涸者。加人參以生津。名白虎加人參湯。身中素有痺氣者。加桂枝以通絡。名桂枝白虎湯。而其實意在淸胃熱也。是以後人治暑熱傷氣。身熱而渴者。亦用白虎加人參湯。熱渴汗泄。肢節煩疼者。亦用白虎加桂枝湯。胸痞身重兼見。則於白虎湯加入蒼朮。以理太陰之濕。寒熱往來。則於白虎湯加入柴胡。以散半表半裏之邪。凡此皆熱盛陽明。他症兼見。故用白虎清熱。而仍隨證加減。苟非熱渴汗泄。脈洪大者。白虎便不可投。

王士雄曰。熱渴汗泄。兩手脈虛者。宜甘藥以養肺胃之津。

汪云若大汗脈虛。身涼不熱。口潤不渴。則爲亡陽脫症。非參附回陽。不能挽救。洄溪醫論謂陽未亡。則以涼藥止汗。陽已亡則以熱藥止汗。此中轉變。介在幾微。

璜按白虎湯用處盡多。隨症加減。俱效。痞滿加厚朴。血虛加生地。精虛加枸杞。有痰加半夏。推之下利發熱舌黃。可合白頭翁湯。營陰虧損。舌絳熱渴。可合犀角地黃湯。大汗脈虛。不熱不渴。可合生脈飲。倘大汗小便短而熱。舌苔黃絳。可加生地元參。雖厥冷亦不禁用。西洋醫謂石羔無功用。不宜入藥。未免太過。

二十六濕熱症。濕熱傷氣。四肢困倦。精神減少。身熱氣高。心煩。溺黃口渴。自汗脈虛者。東垣用清暑益氣湯主治。

王士雄曰。此證此脈。自宜清暑益氣。但東垣此方。雖有清暑之名。而無清暑之實。余每治此等症。輒用西洋參石斛麥冬黃連竹葉荷梗知母甘草。粳米西瓜翠衣等。以清暑熱而益元氣。無不應手取效。東垣之方。藥味夾雜。不堪採用。

二十七濕熱症按法治之。諸症悉退。惟目瞑則驚悸夢惕。餘邪內留。膽氣未舒。宜酒浸郁李仁。薑汁炒棗仁。猪膽皮等味。

滑可去著。郁李仁性最滑膩。古人知驚悸由肝逆滯而不下。始終目不瞑者。用之以下肝逆而去滯。此證借用。良由濕熱之邪留於膽中。膽爲清虛之府。藏而不瀉。是以病去而內留之邪不去。寐則陽氣行於陰。膽熱內擾。肝魂不安。用郁李仁以泄邪。而以酒行之。酒氣獨歸膽也。棗仁之酸。入肝安神。而以薑汁製。安神又兼散邪也。

王士雄曰。薑性太溫。宜酌加涼品。黃連山栀竹茹桑葉皆可佐也。

璜按熱病後心血略虛。餘邪煩擾。以致腦筋不寧。故見目瞑則驚悸夢惕等症。擬方用生地潤血。黃連山枝子以清餘熱。整塊硃砂白茯神首烏藤以寧睡止悸。而鎮驚惕。屢效。

二十八濕熱症曾開泄下奪。惡候皆平。神思不清。倦語不思食。溺數。唇齒乾。胃氣不輸。肺氣不布。元神大虧。宜人參，麥冬，石斛，木瓜，生甘草，生穀芽，鮮蓮子等味。

開泄下奪。惡候皆平。正亦大傷。故見症多氣虛之象。理合清補元氣。若用膩滯陰藥。去生便遠。

王士雄曰。此肺胃氣液兩虛之證。故宜清補。不但陰膩不可用。且與脾虛之宜於守補溫運者亦異。

璜按章虛谷醫門棒喝。載薛生白濕熱症。僅三十五條而無瀉痢各症。王士雄溫熱經緯。謂其於友人顧聽泉處。見鈔本濕熱條辨。係得於吳人陳秋垞贊府者。共計四十六條。因全列之。俾後學得窺全豹。用意亦善。究之瀉痢雖有由於濕熱者。然寒濕及虛瀉虛痢。亦屬不少。章氏原本不載。或者因其病候不同。特爲删去。亦無一定。究之。瀉痢須另立一門。眉目較淸。按之近時科學。病原菌既不相同。自未便混同立論。玆特於濕熱篇次序。略爲删訂。而以瀉痢各條。分別附後。僭踰之罪。自知不免。然於本書之重要處。均一一採入。王氏有知。應亦首肯。

瀉痢

暑月乘凉飲冷。陽氣爲陰寒所逼。皮膚蒸熱。凜凜畏寒。頭痛頭重。自汗煩渴。或腹痛吐瀉者。宜香薷厚朴藊豆等味。

原注云此由避暑而感受寒濕之邪。雖病於暑月。而實非暑病。昔人不曰暑月傷寒濕。而曰陰暑。貽誤匪輕。今特正之。其用香薷之辛溫以散陰邪。而發越陽氣。厚朴之苦溫。除濕邪而行滯氣。扁豆甘淡。行水和中。倘無惡寒頭痛之表症。卽無取香薷之辛溫走竄矣。無腹痛吐利之裏症。亦無取厚朴扁名之疏滯和中矣。故熱渴甚者。加黃連以淸暑。名四味香薷飲。減去扁豆。名黃連香薷飲。濕盛於裏。腹膨泄瀉者。去黃連加茯苓甘草。名五物香薷飲。若中虛氣怯。汗出多者。加入參芪白术桔皮木瓜。名十味香薷飲。然香薷之用。總爲寒濕外襲而設。不可用以治不挾寒溫之暑熱也。

璜按此症審症用藥。俱未妥當。香薷爲傷暑表實者而設。傷暑之用香薷。猶傷寒之用麻黃也。均屬發汗之劑。今原文既云自汗。則香薷殊不宜用。扁豆最能滯邪。有熱則宜去之。徐靈胎批葉案中曾有言及。今條文既云皮膚蒸熱。又用藊豆。似不合宜。厚朴溫中。性能燥液。條文云自汗煩渴。已爲傷液之確據。再用厚朴何爲。即注解亦混雜不清。不足爲法。既云無惡寒頭痛之表症。無取香薷之辛竄。無腹痛吐利之裏症。亦無取厚樸扁豆之疏滯和中。所言極是。條文僅此三味。表裏症既有不合。將以何方爲加減法乎。乃云熱渴者可加黃連。黃連厚樸以治濕熱則可。以治熱渴。則黃連化燥。厚朴傷液。不益助其熱。益增其渴乎。十味香薷飲。用藥夾雜。與東垣之清暑益氣湯。同不合用。此等症余每用沙參甘菊銀花生白芍黃連花粉竹葉川朴花桑葉出入爲方。往往奏效。

濕熱內滯太陰。鬱久而爲滯下。其證胸痞。腹痛。下墜窘迫。膿血稠黏。裏結後重。脈耎數者。宜厚朴黃芩神粬廣皮木香檳榔柴胡煨葛根銀花炭荆芥炭等味。

古之所謂滯下。卽今之所謂痢疾也。由濕熱之邪。內伏太陰。阻遏氣機　以致太陰失健運。少陽失疏達。熱鬱濕蒸。傳導失其常度　蒸爲敗濁瘀血。下致肛門。故後重。氣壅不化。仍數至圊而不能便。傷氣則下白。傷血則下赤。氣血並傷赤白兼下。濕熱盛極。痢成五色。故用厚朴除濕而行滯氣。檳榔下逆而破結氣。黃芩淸庚金之熱。木香神麯疏中氣之滯。葛根升下陷之胃氣。柴胡升土中之本氣。熱侵血分而便血。以銀花荆芥。入營淸熱。若熱盛於裏。當用黃連以淸熱。大實而痛。宜增大黃以逐邪。昔張潔古製芍藥湯以治血痢。方用歸芍大黃木香芩連檳榔桂心甘草等味。而以芍藥名湯者。蓋謂下血必調藏血之臟。故用之爲君。不特欲其土中瀉木。抑亦賴以養肝和陰也。

然芍藥味酸性斂。終非濕熱內蘊者所宜服。倘遇痢久中虛。而宜用芍藥甘草之化土者。恐難任芩連大黃之苦寒。木香檳榔之破氣。若其下痢初作。濕熱正盛者。白芍酸斂滯邪。斷不可投。此雖昔人已試之成方。不敢引爲後學之楷式也。

璜按此節不但理論不合。卽用藥亦未妥。惟以施諸瘧痢交作。及瘧疾陷下作痢者。必無不效。蓋瘧痢交作者。余嘗以小柴胡湯加花粉。每每治愈。若先瘧後痢。非治其瘧痢。必無愈期。市醫見痢治痢。纏綿不愈。病人更醫而求治於余。愈者不少。故此等方可爲瘧痢並治之主方。而斷不可爲濕熱下痢之的方。原文及注解所云濕滯太陰少陽。均屬理想之談。蓋痢疾必由腸有破裂而起。其所下之赤白。乃膿血也。血已化膿則下白。血未全化膿則下赤。以外科潰瘍證之自明。卽五色痢古云五液俱下。亦非。蓋痢下赤白。乃其常也。若穢糞則有黃有黑有青。故五色痢謂之赤白痢夾糞穢而下。則可。謂之五液俱下。則不可。若云五液。則無病者糞色本黃。便閉者。糞色多黑。亦將謂之液乎。且此節不但理論不合。卽用藥亦未妥。旣云濕熱內滯。自當淸濕熱以去滯。方合。乃用柴胡葛根之升提。將提濕熱於何處乎。王士雄謂其必引濁氣上衝而嘔惡。非過論也。至以芍藥爲性歛尤謬。芍藥味苦。並不滯邪。細嚼之。毫無酸味。下痢腹痛者最宜。仲景黃芩湯爲治痢祖方。用之屢效。未可訾議也。總之此症東西醫論病原最爲切實。其一爲痢桿菌所變壞之潰瘍。其一爲阿尾巴所侵蝕之潰瘍。近世細菌學家類能區別。東西學者多從之。

痢久傷陽。脈虛滑脫者。眞人養臟湯。加甘草當歸白芍。

脾陽虛者當補而兼溫。然方中用木香。必其腹痛未止。故兼疏滯氣。用歸芍必其陰分虧殘。故兼和營陰。但痢雖脾疾。久必傳腎。以腎爲胃關。司下焦而開竅於二陰也。況火爲土母。欲溫土中之陽。必補命門之火。若虛寒甚而滑脫者。當加附子。以補陽。不得雜入陰藥矣。

王士雄曰。觀此條。似非一瓢手筆。而注則斷非本人自注。葉香岩云夏月炎熱。其氣俱浮於外。故爲蕃莠之月。遇食寒冷。鬱其暑熱不得外達。食物厚味。爲內伏之火。鍛鍊成積。傷於血分則爲紅。傷於氣分則爲白。氣滯不行。鬱熱迫於肛門。則後重。滯於大腸則腹痛。故仲景用下藥通之。河間丹溪用調血和氣而愈。此理甚明。何得誤認爲寒而用熱藥。余歷證四十餘年。治痢以疏理推蕩清火而愈者。不計其數。觀其服熱藥而死者甚多。同志之士。愼勿爲景岳之書所誤以殺人也。聶久吾云。痢疾投補太早。錮寒邪熱在內。久而正氣虛。邪氣盛。欲補而澀之。則助邪。欲清而攻之。則愈滑。多致不救。徐洄溪云。夏秋之間。總由濕熱積滯。與傷寒三陰之利不同。後人竟用溫補。殺人無算。觸目傷懷。尤拙吾云。痢與泄瀉。其病不同。其治亦異。泄瀉多由寒濕。寒則宜溫。濕則宜燥也。痢多成於濕熱。熱則宜清。濕則宜利也。雖泄瀉有熱證。畢竟寒多於熱。痢疾亦有寒症。畢竟熱多於寒。是以泄瀉經久。必傷於陽。而膽腫喘滿之變生。痢疾經久。必損於陰。而虛煩痿廢之疾作。痢病兜澀太早。濕熱流注。多成痛痺。泄瀉疏利過當。中氣不復。多作脾勞。此余所親歷。非臆說也。或問熱則清而寒則溫。是矣。均是濕也。或從利。或從燥。何歟。曰寒濕者寒從濕生。故宜苦溫燥其中。濕熱者濕從熱化。故宜甘淡利其下。蓋燥性多熱。利藥多寒。便利則熱亦自去。中溫則寒與俱消。寒濕必本中虛。不可更行清利。濕熱鬱多成毒。不宜益以溫燥也。合諸論觀之。可見痢久傷陽之症。乃絕無而僅有者。然則真人養臟湯。須慎重而審用矣。猶謂其雜用陰藥。豈未聞下多亡陰之語乎。須知陽脫者亦由陰先亡而陽無依。如盞油乾則火滅也。

璜按痢久傷陽。間亦有之。但其人必有虛寒之症可憑。余嘗治一周姓。脈細如絲。唇舌俱白。神倦欲寐。手足近冷。痢下紅赤。竟用真武湯得效。從知實審症施治。未可執也。

痢久傷陰。虛坐努責者宜用熟地炭炒當歸炒白芍炙甘草廣皮之屬。

裏結欲便。坐久仍不得便者。謂之虛坐努責。凡裏結屬火居多。火性傳送至速。鬱於大腸。窘廹欲便。而便仍不舒。故痢疾門中每用黃芩清火。甚者用大黃逐熱。若痢久血虛。血不足則生熱。亦急廹欲便。但坐久而不得便耳。此熱由血虛所生。故治以補血爲主。裏結與後重不同。裏結者急廹欲便。後重者肛門重墜。裏結有虛實之分。實爲火邪有餘。虛爲營陰不足。後重有虛實之異。實爲邪實下壅。虛由氣虛下陷。是以治裏結者有淸熱養陰之異。後重者有行氣升補之殊。虛實之辨。不可不明。

王士雄曰。審屬痢久而氣虛下陷者。始可參用升柴。若初利不挾風邪。久痢不因氣陷者。升柴不可妄用。故喻氏逆流挽舟之說。堯封斥爲僞法也。

璜按久痢傷陽者少。傷陰者頗多。余用圓角道人法。以六味地黃丸加銀花黃連車前子生白芍等。煎湯治之。多效。

按痢疾病因。據外國科學家發明。謂有桿菌痢與阿米巴痢兩種。桿菌痢由一種細菌所致。阿米巴痢則爲一種寄生動物原蟲爲害也。其傳染途徑。係由口而入腸。蒼蠅菜蔬。卽其媒介。

就二者別其輕重。桿菌痢毒性輕。阿米巴痢孳生甚速。且能進入血流。以至肝肺胸膜腦內。誘起各該器官之續發性傳染。有時肝生膿腫。腸之潰瘍甚廣濶。或竟穿破腸壁而致死亡。

按近世細菌學發明。桿菌及阿米巴菌。爲痢之原因。已爲世界所公認。然桿菌痢與腸窒扶斯菌。既極相類。則必兼有其他之證候。方能確定。且攷其治法。令患者先服蓖麻油半兩。再繼以硫酸鈉三十厘。再施以血清和生理鹽水注射。稍後可給以橘子汁。與蛋調牛乳。小心調養。卽能復原。較諸血清注射。及大量藥劑。遠勝多多。且藥物之收效不着。有時反碍於治療甚大。至阿米巴原出。則謂由口而入。常能在人類之大腸內發見。而不至病。對於種族年齡無關。不過男子較女人爲多。約爲三與一之比。凡腸內檢有阿米巴囊者。百人中僅有十人患痢。其餘九十人可無病狀發見。然卽此不患痢疾之人。其大便中所排出之阿米巴。亦可傳染他人。此之謂接觸帶菌人。凡患此症至數月之久者。一視其腸之內壁。必發見滿佈大小不一之潰瘍。其中亦有小白色之瘢痕甚夥。蓋卽已經愈合之潰瘍也。但有時此種潰瘍甚廣闊。或竟使腸穿破而至死亡。

璜按此等菌爲日人志賀所檢出。但既確定爲阿米巴作痢。何以檢查一百人大便有此蟲者。只十人患痢。是僅十分之一。其不患痢者。尙居大多數。謂爲痢疾菌。尙非確定。况據西說。謂此種阿米巴亦能穴居於牙齒週圍之牙齦內。而致齒槽溢膿。則此微生虫之具有化膿性。彰彰明甚。痢疾殆因腸壁有損壞。故此物得以爲患。否則不應百人中僅十人成痢也。附此以備參考。

阿米巴痢病狀。此症發作。約有半數屬於慢性痢。往往腹瀉與便秘相間。或有時僅腹內覺痛。而其大便內並未見有粘液與血。然則名之曰痢疾。似有未當。但就常規而言。患者之大便中。必有甚多粘液排出。且其中常可覔見能致多種疾患之阿米巴囊。

此症之一部分。成爲急性痢者。其病狀常有惡心。腹痛與肚痛殊甚。二十四小時內。大便約十五至五十次。且含有粘液而帶血。便時極爲難受。並腹內絞痛異常。胃口喪失。消瘦特甚。每致極度虛脫。而常速致命。雖然此種患者亦甚多轉成慢性。以致大便頻數腹瀉。時愈時發。

璜按依前節所言。則阿米巴未必能成痢。並有瀉與便閉相間之病情。依此節言。則病狀殆與我國方書所言之噤口痢無異。其轉慢性者。每大便作瀉。時愈時發。我國謂之由痢轉瀉爲虛邪。用補法佐以治痢。往往獲效。

此症之死亡率。在未加療治之急性痢。約百分之三十至四十。然若謹慎治療。調理得當。則其死亡數不及百分之十。

阿米巴痢之通常併發病。爲肝生膿腫。此種膿腫。往往甚難辨識因其常能患至數月之久。而不見有異也。通常其主要之病狀。爲肝之功用受擾。白血球增多。患受腫而捫。痛。並有熱度。

阿米巴痢之結局。全視病者之能否持久爲斷。其治療須用特效法與補助法。所謂特效法者。卽用厄米汀注射皮下以入至十日爲一治療期。而每一治療期之用量。最多爲十釐。通常用法爲三分之一厘至二分之一厘。每日注射二次。或三次。但在厄米汀注射期內。須小心觀察病人。同時並須施補助療法。

蓋即注意於榮養休息。及熱水浴按摩術。多飲開水等。待過後三數星期。並當按照常規。於每星期注射完畢。以確定其已否將阿米巴完全消滅。

璜按上篇桿菌痢之治法。既云收效不著。有時反礙於治法。此篇阿米巴痢之特效法。又云須三數星期。方能確定其已否將阿米巴完全消滅。則此厄米汀雖爲特效藥。其必須多延期間。顯然可證。時賢張錫純用白頭翁加地榆銀花。送鴉蛋子五十粒。余遵用之。每每速效。

暑濕內襲。腹痛吐利。胸痞脈緩者。濕濁內阻太陰。宜縮脾飲。此暑濕濁邪。傷太陰之氣。以致土用不宣。太陰告困。故以芳香滌穢。辛燥化濕爲治也。

王士雄曰。雖曰暑濕內襲。其實乃暑微濕盛之證。故用藥如此。

璜按暑必兼濕。故古人治傷暑症。多兼化濕。孟英謂濕多於暑。已示人以治濕熱症。舉一反三之治法矣。蓋濕多於熱。固宜芳香滌穢。熱多於濕。清熱方中佐以滌穢。不惟治暑濕爲然也。縮脾飲方用砂仁　烏梅　草菓仁　炙甘草　乾葛　白扁豆　爲粗末。每服四錢。水一碗煎八分。水澄冷服。以解煩。或欲溫欲熱任意服。乃治脾陽爲　所滯者之主方。君以砂仁草菓。運脾陽而化濕。臣以甘草扁豆。甘淡以扶脾。佐以乾葛烏梅。一以鼓舞胃氣。助其宣化之權。一以收歛胃津。俾溫運化濕。不至傷液。制方具有法度。第熱多於濕者。此等方尙須愼用。

暑月飲冷過多。寒濕內留。水穀不分。上吐下瀉。肢冷脈伏者。宜大順散。

暑月過於貪涼。寒濕外襲者。有香薷飲。寒濕內侵者。有大順散。夫吐瀉肢冷脉伏。是脾胃之陽。爲寒濕所蒙。不得升越。故宜溫熱之劑。調脾胃。利氣散寒。然廣皮茯苓。似不可少。此卽仲景治陰邪內侵之霍亂。而用理中湯之旨乎

王士雄曰。此條明言暑月飲冷過多。寒濕內留。水穀不分之吐利。宜大順散治之。是治暑月之寒濕病。非治暑也。讀者不可草率致誤。若肢冷脈伏。而有苔黃。煩渴。溲赤便穢之兼證。卽爲暑熱致病。誤投此劑。禍不旋踵。

瓚按此條病狀。並非暑症。着眼在寒濕二字。蓋因於寒。非因於暑也。就令

暑月伏陰在內。間有此症。此等方斷不可訓。原文明言上吐下瀉。肢冷脈伏。爲問甘草助吐。杏仁滑腸。用此二味。有何意義。况寒濕至肢冷脈伏。已爲急症。此時陰霾蔽天。心之行血。已失常度。而有停止氣絕之慮。急用薑附。溫胃陽以助心之運血。猶恐不及。乃用甘草以增其嘔逆。用杏仁以泄其肺氣。不至絕其根株不止。即中有些少之薑桂。何能爲力。此等症當從真武四逆輩以施治。大順散方意不佳。不足法也。

大順散方　甘草三十斤乾薑杏仁去皮尖肉桂四斤先將甘草同白砂炒及八分黃熟。次入乾薑仝炒。薑裂。次入杏仁仝炒。候不作聲爲度。篩去砂。後入肉桂一處擣爲散。每服二錢。水煎溫服。如煩躁井華水調下。不拘時沸湯調亦可。方論　徐洄溪曰此治暑月內傷飲冷證。非治暑也。又甘草多於諸藥八倍。亦非法。此等證百不得一。偶用之耳。而製藥四十二斤。又止用二錢。其意何。居其方本不足取。而世之庸醫。竟以此治燥火暑病。殺人無算。可勝悼哉。

璜按方下注云每服二錢。水煎服。如躁煩井華水服。是服此藥後。已變爲大熱躁煩矣。夫肢冷脈伏。有中寒者。有熱深厥深者。乃每次僅服二錢。遂變大熱煩躁。又再以薑桂助其熱。不能審症於幾先。至病變後。乃欲用井華水制之。究之。井華水之凉。烏能制薑桂之熱耶。汪曰楨先生。謂其進退失據。諒哉。

陽痛下痢。胸痞煩燥口渴。脈數大。按之豁然空者。宜冷香飲子。此不但濕邪傷脾。抑且寒邪傷腎。煩燥熱渴。極似陽邪爲病。惟數大之脈。按之豁然而空。知其躁渴等證。爲虛陽外越。而非熱邪內擾。故以此方冷服。俾下咽之後。冷氣既消。熱性乃發。庶藥氣病氣。無扞格之虞也。

王士雄曰。此證亦當詳審。如果虛陽外越。則其渴也必不嗜飲。其舌色必淡白。或紅潤而無乾黃黑燥之苔。其便溺必澹白而非穢赤。苟不細察。貽誤必多。

璜按此條胸痞煩燥口渴。明係濕熱爲痢。且屬熱多於濕之證。僅以診脈按之豁然而空。指爲陽虛外越。殊未切當。蓋腸痛下痢。膿血必多。下血多則脈之豁然而空。亦意中事。安得僅據此等脈。遂謂虛陽外越。診法之疏。令人難解。孟英補出審證方法。何等精細。學者最當隅反。冷香飲子方 附子 陳皮 草菓各一錢 炙甘草一錢五分 生薑五片。水一鐘煎滾即濾。井水頓冷服。

方解 此方用附子煖腎。陳皮行氣。草菓以化濕寒。薑草以和胃氣。以治中寒濕盛。亦有用處。若施諸腸痛下痢。胸痞煩燥口渴。脈數大而豁然空。助熱添病。枯津爍陰。則變症必速。黼堂不阿好也。方可以治寒濕症。而斷不可以治腸痛下痢之症。蓋腸痛下痢。而至於脈數而大。數爲熱。大爲病進。已屬邪實正虛。按之豁然中空。乃係下痢頻迸。血液衰耗使然。清腸解熱。育陰養液。則痢自止。仲景白頭翁湯加阿膠甘草。即其法也。若用冷香飲子。不至腐腸爛胃不止。王孟英謂痢疾門中。可用此方之症。甚屬罕見。萬一誤投。噬臍奚及。最爲卓識。

濕溫後論

昔喻氏云。濕溫一症，卽藏疫癘在內。一人受之則爲濕溫。一方受之則爲疫癘。石頑云。時疫之邪。皆從濕土鬱蒸而發。土爲受盛之區。平時汙穢之物。無所不容。適當邪氣蒸騰。不異瘴癘之毒。或發於山川原陸。或發於河井溝渠。人觸之者。皆從口鼻流入膜原。而至陽明之經。脈必右盛於左。蓋濕土之邪。以類相從。而犯於胃。所以右手脈盛也。陽明居太陽之裏。少陽之外。爲三陽經之中道。故初感一二日間。邪犯膜原。但覺背微惡寒。頭額暈脹。胸膈痞滿。手指痠麻。此爲時疫之報使。與傷寒一感便發熱頭痛不同。至三日後邪乘表虛而外發。則有昏熱頭汗。或咽腫發斑之患。邪乘裏虛而內陷。或夾飲食。則有嘔逆痞滿。嘈雜失血。自利吐蚘之患。若其人平素津枯。兼有停滯。則有讝語發狂言。舌苔黃黑。大便不通之患。若胃中濁氣上熏。肺爲熱壅。無以淸肅下行。則有頭面赤熱。足膝逆冷。至夜發熱之患。若喘嘰冷汗。煩擾瘈瘲等症。皆因誤治所致也。蓋傷寒之邪。自表傳裏。溫熱之邪。自裏達表。疫癘之邪。自陽明中道。隨表裏虛實而發。不循經絡傳次也。以邪既伏中道。不能一發便盡。故有得汗熱除。二三日復熱如前者。有得下裏和。二三日復見表熱者。有表和復見裏症者。總由邪氣內伏。故屢奪屢發。不可歸咎於調理失宜。復傷風寒飲食也。外解無如香豉葱白連翹薄荷之屬。內清無如滑石銀花芩連菉豆。胸膈痞滿。則宜香附厚朴。石菖蒲貝母。嘔吐呃逆。則宜竹茹枇杷葉芩連。衂血下血。則宜犀角丹皮。發斑咽痛。則宜犀角牛蒡。兼吹錫類散。煩渴多汗。則宜知母石膏。愈後食復勞復。則宜枳實梔豉竹茹。皆爲合劑。而香豉人中黃。尤爲時疫之專藥。以其總解溫熱時行外內熱毒也。當知其證雖有內外之殊。一皆火毒爲患。絕無辛溫發散之例。每見窮鄉僻壤。無醫藥之處。熱極恣飲涼水。多有浹然汗出而解者。此非宜寒涼不宜辛熱之明驗乎。故一切風燥辛熱。皆不可犯。每見粗工用羌獨柴前蒼芷芎防之類。引火上逆。亢熱彌甚。以風燥之藥。性皆上升橫散。如爐冶得鼓鑄之力也。用朴半檳榔木香青皮等耗氣之藥。胸膈愈加痞滿。揠苗助長之道也。有下證已具。遲疑不敢攻下。屢用芩連不應。此與揚湯止沸不殊也。至於發狂讝語。舌苔焦黑。大便自利。證實脈虛。不可攻者。及煩熱痞悶。冷汗喘乏。四肢冷。六脈虛微。不受補者。皆難圖治。時疫變症多端。未能一一曲盡。聊陳大略如此。

瘧

瘧爲大症。病因最多。方書有正瘧、癉瘧、牝瘧、暑瘧、風瘧、痰瘧、食瘧、瘴瘧、虛瘧、瘧勞、間日瘧、三日瘧之別。究竟名目過多。臨症時反易炫惑。據近世科學家發明。若安歐非蚊。則以爲田蚊微生物入人血內。發爲此症。萬派德氏更詳爲解釋。羅司氏更合數醫研究。得其確據。萬派氏又由意大利携此蚊至倫敦噬人。被噬者卽發瘧症。歐西學者益據此爲發生瘧症之病原。瘧發之氣候。以夏秋爲最多。據中東歐歷代醫學家所考驗。殆無異詞。雖冬春亦間有之。然流行不甚。且多係舊疾復發者。攷歐西學說。於此症計分三種。一瘴熱症。二瘧熱症。三壯熱症。雖屬簡要。究其實尚有未盡之旨也。茲特以正瘧濕瘧歸諸瘴瘧。以風瘧溫瘧肺瘧歸諸瘧熱。癉瘧暑瘧。歸諸壯熱。夾痰夾食爲一類。寒瘧虛瘧勞瘧瘧母爲一類。少陰瘧厥陰瘧爲一類。庶眉目既清。症之輕重自易明瞭。茲特逐條互勘於後。

正瘧

正瘧者應時而作。或寒熱並重。或寒多於熱。或熱多於寒。瘧論謂衞氣與邪相并則病作。與邪相離則病休。并於陰則寒 并於陽則熱。離於陰則寒已。離於陽則熱已。據西說謂此病可從病人之血球中。覓得應時發育生長之原蟲。此蟲可分三類。第一種原蟲。自侵入紅血球後。四十八小時內發育成熟。將該血球分裂破壞。而顯陣發之寒顫。高熱出汗等病狀。是謂隔日瘧。第二種原蟲須七十二小時方能發育成熟。故待第三日始發作。是謂隔二日瘧。第三種原蟲。較上述二種尤爲惡烈。成熟於二十四至四十八十時之間。卽吾人所稱之惡熱瘧是也。夫以原蟲之發育成熟。爲瘧之發作時期。顯微鏡之發明。已有確定。吾人固無可異議。然其所以惡寒發熱之故。尚未能說出其所以然。則內經并陽并陰之說。殊有研究之價值。蓋吾人經氣。計分三陰三陽。

萬病無所不包。瘡瘍血毒也。病之重者尙發寒熱。瘧之原蟲。在血生長。未有病血而不及氣者。故知其所以寒顫。或寒熱高熱偏重者。經氣爲之也。其所以發汗而寒熱已者。吾人去病自然之良能也。

瘧脈自弦。弦數者多熱。弦遲者多寒。蓋瘧之病原在血。營衞二氣因之受病。幷陰幷陽。正在少陽半表半裏之界。故不但初病脈弦。卽久病正虛。脈不鼓指。而弦象亦隱然在內。偏陰則多寒。偏陽則多熱。皆自少陽而造其偏。從知小柴胡湯之能愈瘧者。乃從少陽經氣着手而得效也。用鷄那霜亦能愈瘧者。乃從病原蟲療治而得效也。

瘴瘧

瘴瘧者由於天氣炎熱。燥濕不常。山嵐鬱蒸。化而爲毒。人感之者卽時昏悶。一身沈重。或寒甚熱微。或寒微熱甚。重則發躁狂妄。口不能言。亦有叠日間日而發者。皆由血瘀於心。涎聚於脾。卽所謂惡性瘧也。此等症雷少逸於初起先用宣竅導痰法探吐其痰。然後辨其輕重。輕者用芳香化濁法加草菓梹榔。重者邵步青借用凉膈散治之亦效。

宣窍导痰法　治痰涎蔽塞。卒然昏倒之主方。

远志一錢去心　石菖蒲五分　天竺黄二錢　杏仁三錢　瓜蔞三錢　殭蚕炒三錢

皂角炭五分　水煎服

此治昏暈卒倒。导痰宣窍之要方也。方中天竺远菖。宣其窍而解其语。杏仁蔞實导其痰且潤其腸。殭蚕以解風痰。皂角以通竅道。凡風邪中於臟腑。及痙發昏倒者。此方皆能治之。

芳香化濁法　治霉濕穢濁。阻塞氣道。清不升而濁不降者

藿香葉一錢佩蘭葉一錢廣陳皮一錢五分製半夏一錢五分大腹皮一錢厚樸八分姜汁炒加

鮮荷葉三錢爲引

此法因穢濁霉濕而立也。君藿蘭之芳香以化其濁。臣陳夏之溫燥以化其濕。佐腹皮寛其胸腹。厚樸暢其脾胃。上下氣機。一經寛暢。則濕濁不致滯留。使荷葉之輕清透達。俾清升而濁自降。

涼膈散 見汪訒菴醫方集解

濕瘧

太陰濕瘧。傷及脾陽。冷熱不運。舌白脘悶。身痛惡寒而不甚熱。脈象滯緩而不甚弦。手足沈重。嘔逆脹滿。近世此症頗多。治法宜溫運宣透。但陰虧熱勢較熾者。辛燥之品尤宜酌用。若胃陽虛脾濕盛者。非溫養胃陽。太陰濕動。則脹滿日增。誤用堵截。濕邪無出路。往往成臌。此症用前芳香化濁法。亦可取效。熱多者加黃芩花粉。濕重者加乾姜白蔻。每每得效。

風瘧

雷少逸曰。經云夏暑汗不出者。秋成風瘧。金鑑謂風瘧先傷於寒。後傷於風。據此二說。是證之因。亦由長夏先受陰暑。至秋感風而發。然有暑無風惟病暑。有風無暑惟病風。必風暑合邪。始成瘧病。而見證究與暑瘧有別。蓋風瘧爲病。寒少熱多。不似暑瘧惡寒壯熱。或着衣則煩。去衣則凜。風瘧則頭疼自汗。不似暑瘧肌膚無汗。必待汗出淋漓。而熱始退。風瘧之脈弦而兼浮。不似暑瘧脈象純弦。或洪或數軟。治法初宜辛涼輕劑。連翹、滑石、薄荷、桑葉、甘菊。熱重者加石膏、羚羊角。倘日久不解。漸入血分。反渴不多飲。唇舌絳赤。必用血藥佐以氣藥。令其由血出氣而解。宜青蒿、丹皮、犀角、竹葉、木通、元參、生地、淡竹葉、連翹之類。

璜按風瘧服雞那霜。亦能有效。

溫瘧

雷少逸云經謂溫瘧由冬令感受風寒。伏藏於骨髓之中。交夏陽氣大泄。腠理不緻。或有所用力。伏邪與汗並出。此邪藏於腎。自內達外。如是者陰虛而陽盛。陽盛則熱矣。衰則其氣復入。入則陽虛。陽虛生外寒矣。又謂先傷於風。後傷於寒。故先熱而後寒也。亦以時作。名曰溫瘧。溫瘧之症。先熱後寒。其脈陽浮陰弱。或汗多。或汗少。口渴喜涼。宜清涼透邪法治之。如汗者去枝豉。加麥冬花粉。如舌苔化爲焦黑。宜清熱保津法治之。

清涼透邪法　治溫病無汗。溫瘧渴飲。冬溫之邪內陷。

鮮蘆根五錢石膏六錢連翹三錢竹葉一錢五分淡豆豉三錢菉豆衣三錢水煎服

此治溫病無汗之主方。其伏氣雖不因風寒所觸而發。然亦有有汗無汗之分。無汗者宜透邪。有汗者宜保津。一定之法。凡清涼之劑。涼而不透者居多。惟此法清涼且透。蘆根中空。透藥也。石膏氣輕。透藥也。連翹之性升浮。竹葉之味輕浮。淡豆豉之宣解。菉豆衣之輕清。皆透藥也。伏邪得透。汗出微微。溫熱自然透解耳。

清熱保津法　治溫熱有汗。風熱化火。熱病傷津溫透。舌苔變黑。

連翹三錢天花粉二錢鮮石斛三錢鮮生地四錢麥冬四錢人參葉八分水煎服

此治溫熱有汗之主方。汗多者因於裏熱薰蒸。恐其傷津損液。故用連翹花粉清其上中之熱。鮮斛生地。保其中下之陰。麥冬退熱除煩。參葉生津降火。

肺瘧

吳鞠通云舌白渴飲。咳嗽頻仍。寒從背起。此名肺瘧。乃瘧之至淺者。肺瘧雖云易解。稍緩則深。最忌用治瘧印板小柴胡湯。以肺去少陽半表半裏之界尙遠也。宜杏仁湯以清宣肺氣。

杏仁湯方　杏仁三錢黃芩一錢五分連喬一錢五分滑石三錢桑葉一錢五分茯苓五錢白蔻皮八分梨皮三錢水三杯煎二杯日再服

癉瘧

金匱云。陰氣孤絕。陽邪獨發。則熱而少氣煩寃。手足熱而欲嘔。名曰癉瘧。若但熱不寒者。邪氣內藏於心。外舍分肉之間。令人消爍肌肉。

嘉言曰仲景云弦數者風發也。以飲食消息止之。謂弦數之脈。熱盛生風。必侮土而傳熱於胃。坐耗津液。陽愈偏而不返。倘不以飲食消息。急止其移胃之熱。必上熏心肺。所以云邪氣內藏於心。外舍分肉之間。令人消爍肌肉。飲食消息。即梨汁蔗漿生津止渴之屬。正內經風淫於內。治以甘寒之旨也。

璜按此症熱重者。以白虎湯加梨漿蔗汁。熱較輕者。用葉氏銀花天花知母連喬水煎。和梨汁蔗漿服。取效甚速。

暑瘧

暑瘧爲病。惡寒壯熱。口渴引飲。脈來弦象。或洪或軟。或著衣則煩。去衣則凜。肌膚無汗。必待汗出淋漓而熱始退。宜清營捍瘧法治之。渴甚者麥冬花粉佐之。

清營捍瘧法　治暑瘧惡寒壯熱。口渴引飲。

連翹一錢五分　竹葉一錢五分　扁豆衣二錢　青蒿一錢五分　木賊草一錢　黃芩一錢　青皮一錢五分

加西瓜翠衣一片爲引

此治暑瘧之法也。暑氣內舍於營。故君以翹竹清心。却其上焦之熱。臣以扁花解暑。青蒿祛瘧。佐以木賊發汗於外。黃芩清熱於內。古云瘧不離乎少陽。故使以青皮。引諸藥達少陽之經。瓜翠引伏暑避肌膚之表。

夾痰夾食

夾痰夾食。瘧疾恒有之候。溼熱瘧暑瘧夾痰尤多。凡瘧症有夾痰者。其舌苔必白膩。胸膈必痞悶。當辨其爲何症。隨宜加以萊菔子瓜蔞貝母之屬。以雷少逸之明。而仍分別門類。何其陋也。食瘧亦因瘧而夾食。非食之能成瘧也。於當用藥中。佐以消食之品爲合。

寒瘧

寒瘧者但寒無熱。或寒長熱短之謂。此症眞陽素虛之體爲多。古人有用露姜飲者。有用白术生姜者。養正逐寒。每每見效。然璜三十年前曾治一楊氏。舌絳而乾。但寒無熱。無汗。用玄參 竹葉、連翹、青蒿梗、甘菊花、天花粉、薄荷之屬。竟然得效。可知治病以審症活法變通爲主。未可執一也。

虛瘧

有體虛而患瘧者。有瘧久而致虛者 體虛患瘧。其症寒熱交作。自汗倦臥。四肢乏力。飲食不進。舌唇淡白。脈象虛弱。宜補中益氣湯治之。久瘧體虛者。其症唇舌俱白。體瘦身黃。行動無力而喘。寒灑灑而熱烘烘。脈神濡弱。宜六君子合小柴胡湯。虛寒甚者不必治瘧。但補正而熱自除。體腫肢冷作瀉者。眞武湯治之。方見傷寒

勞瘧

患瘧原因。據歐西學說爲由微生物入血。致壞血管之白血輪。故瘧發作一二三回。其面色立轉黃白。卽其據也。若纏綿日久。氣血俱虛。乾咳盜汗。未有不成勞者。以人參養營湯秦艽鱉甲湯治之。更月因愈而復作。遇勞卽發。或寒或熱。晝夜無常。或氣虛食少多。或血虛午後微寒發熱。至晚發汗乃解。誤爲瘧治。妄行堵截剝散。亦成瘵疾。審其氣虛者。以補中益氣湯治之。血虛者以當歸建中湯治之。氣血俱虛者。八珍湯加柴胡黃芩治之。方俱見醫方集解。

瘧母

久瘧致成痞塊。謂之瘧母。其原因由瘧之微生物。破壞紅血輪。致血薄化成餘剩。而蓄泄於脾。乃脾腫大而堅結也。舊說言瘀血則是。言食積痰涎則非。脾位在左。故其痞結亦在左。當歸建中湯或六君子湯加桃仁紅花。鱉甲牡蠣靑皮蓬莪等。往往獲效。金匱鱉甲煎丸亦佳。

少陰瘧　厥陰瘧

少陰瘧厥陰瘧。舊說以三日瘧爲三陰瘧。厥少二陰。卽該於三陰瘧內。其實乃別有一種原蟲在血內。須三日乃孳生一次。故發爲此病也。亦須分寒熱二症。寒重者或寒熱俱輕者。陳修園用近效白朮湯有效。其偏於熱重而舌絳者。非益陰無以解熱。近人用玄參、龜版、炒鼈甲、知母、黃柏、青蒿、地骨皮、花粉、甘菊之屬。出入爲方。往往獲效。

此外更有瘧發則齒痛。瘧止則齒痛亦止者。方書少見。乃胃與少陰俱病。以牙齦爲胃所屬。齒爲腎之餘故也。仿景岳玉女煎治之屢效。方用玄參、生地、知母、粉甘草、生石膏、淮牛膝水煎服。又有患瘧而吐蛔者。卽風木化虫之症。更有瘧將起卽泄瀉數次。乃發寒熱者。方書不載。亦可名之爲厥陰瘧。以肝主疏泄故也。俱用仲景烏梅丸治之。均可獲愈。

伏暑晚發

內經四時調神論曰。逆夏氣則傷心。秋爲痎瘧。奉生者少。冬至重病。此卽伏暑晚發之明文也。人身氣體。不能出四時支配之外。故氣候病獨多。夏秋暑邪內伏。深入重圍。根深蒂固。故其化爲似瘧之症。必多延日期。調理得法。方能向愈。此等伏邪。屆霜降後冬至前。或瘧痢交作。或熱重於寒。其受病深而且重。不似瘧之分清。故曰冬至重病。且其症脈必滯。舌必滯。脘痞氣塞。渴悶煩寃。每到午後則甚。入暮更劇。熱至天明。得汗則諸恙稍緩。日日如是。必得二三候外。方得全解。倘調理非法。不治者甚多。不比風寒之邪。得汗則解。溫熱之氣。投涼則安。考諸葉案指南。及雷氏時病論。其闡發病情。與東西醫腸窒扶斯之病候絕肖。依璜生平所閱歷。此等症夏秋冬三時皆有。但夏秋爲多。故前人伏邪諸說。後人不無非議。究之無論伏邪非伏邪。能以濕熱病治法。察其外候如何而施治。總屬愈者多而不愈者少。雷氏初起用清宣溫化法。其方即連翹、杏仁、瓜蔞、陳皮、茯苓、半夏、佩蘭等味。分開濕滯以除脘悶。仍不外宣化濕熱。使從肌表透出之治法。倘溫運或傷其液。其舌苔漸黃漸燥。漸黑漸焦。雷氏於本方加洋參、麥冬、生地、元參、治之。依璜愚見。猶嫌太膩。蓋此時熱邪尚盛。黃燥黑焦。陽明之熱。己爍及少陰。自應以流動生津之品。豁痰解熱潤腸。如玄參知母蘆根花粉冬瓜子蔞仁石膏梨汁蔗漿之屬。舌不絳者去玄參加萊菔汁。養其津卽以潤其腸。淸其熱卽以下其穢。倘大便一通。熱降津回。舌之黃燥黑焦。自然退却。此屢試屢驗之法。雷氏此方。猶嫌手段太少。恐不足以勝病也。究之。此等症還照薛生白濕熱篇治法。已無餘蘊。解從開濕化痰生津。自然頭頭是道。近賢陳蓮舫主用甘寒。猶是未達一間也。

秋燥

論秋燥者首推嘉言。次則沈目南吳鞠通。嘉言論燥氣行於秋分以後。謂初秋尚熱。則燥而熱。深秋旣涼。則燥而涼。幷引大易水流濕火就燥之義。乃論燥之復氣也。沈目南謂燥屬涼。謂之次寒。乃論燥之勝氣也。吳鞠通論燥則謂有勝氣復氣。正化對化。從本從標之說。可謂定論。林羲桐則謂燥爲陽明秋金之化。有外因內因二病。因乎外者天氣肅而燥勝。或風熱致傷氣分。則津液不騰。宜甘潤以滋肺胃。佐以氣味辛通。因乎內者精血奪而燥生。或服餌偏助陽火。則化源日涸。宜柔膩以養肝腎。尤宜血肉塡補。葉氏則以上燥治氣。下燥治血。二語概括之。性理大全又有燥爲次寒之說。良以秋分以後。涼風颯颯。火令無權。金氣本寒。其化以燥也。深秋燥令氣行。人身之肺氣應之。故其爲每先犯肺。喻氏以諸氣膹鬱。諸痿喘嘔。皆屬肺燥。以清燥救肺湯主之。燥氣化火。爲乾欬喉或作痛。舊法用瓊玉膏。尙嫌太膩。宜借用吳鞠通桑菊飲。加玄參射干爲妥。若初感燥氣在表。頭微痛畏寒。咳嗽無汗鼻塞。舌苔白薄。雷氏主用苦溫平燥法。如咳逆胸疼。痰中帶血。是肺絡被燥火所刼。仍宜以桑菊飲加丹參丹皮竹茹治之。倘燥傷脾胃之陰。爲熱壅食不下。以金匱麥門冬湯主之。胃脘有死血。乾燥枯槁。食入卽痛。反胃便秘。丹溪韭汁牛乳飲治之。胃熱善消水穀。丹溪消渴方或甘露飲治之。如燥乘大腸。爲大便燥結。一切風秘血燥。概以潤燥淸津湯主之。俗醫一遇秋後發熱。便稱秋燥。失之遠矣。

此外更有燥火致痙之症。乃由溫熱燒爍。刼液動風。不必由秋燥而發。凡四時雜感。熱熾津枯多有之。小兒陰液未充。尤易染此症。必鼻竅無涕。目乾無淚。面色枯憔。神昏痙厥。勢甚危急。速用犀羚白虎湯加紫雪丹救之。或竹葉石膏湯去半夏加羚羊角竹瀝竹黃鬱金菖蒲連翹。及清心牛黃丸。安宮牛黃丸等。往往獲效。

清燥救肺湯　方義見溫病條辨溫熱經緯

桑菊飲　見溫病條辨

苦溫平燥法　治燥氣侵表。頭微痛。惡寒無汗。鼻塞咳嗽。

杏仁三錢　陳皮一錢五分　蘇葉一錢　桔梗一錢　荊芥穗一錢五分　桂枝一錢　白芍一錢　前胡一錢五分

水煎溫服。方解見時病論。

韭汁牛乳飲　韭汁牛乳有痰加姜汁

消渴方　黃連　花粉　生地汁　藕汁　牛乳

甘露飲　方見修園時方歌括

潤燥生津湯　當歸　白芍　熟地　天冬　麥冬　瓜蔞　桃仁　紅花

瓚按何氏說。凡治燥病先辨涼溫。王孟英曰以五氣論。則燥爲涼邪。陰凝則燥。乃其本氣。但秋承夏後。火之餘餤未息。火既就之　陰竭則燥。是其標氣。治分溫潤涼潤二法。良以初秋尙熱。則燥而熱。深秋旣涼。則燥而涼。治法涼燥初起。宜用辛潤以開達氣機。如杏仁牛旁葱白豆豉前胡甘菊。卽其法也。寒重者加以溫潤。如蔻仁橘紅樸花蜜砂壳之屬。燥在上焦。挾痰壅塞。咳嗽胸悶。宜加通潤以宣膈氣。如遠志蘇子紫苑百部之屬。在中焦脘悶嘔惡。噯腐吞酸。宜消降以通胃氣。如萊菔子生蘿蔔汁蜜枳實鮮佛手之屬。在下焦裏氣不暢。大便躁結者。宜辛滑以通暢下氣。如炒姜皮生薤白郁李仁甜杏仁春砂仁之屬。服數劑後。氣機一開。大便自解。汗亦自出。旣不傷津。又能滑降。躁鬱來濕者宜之。卽或涼躁之氣搏遏濕熱。昏迷神識。淸竅爲蒙。急宜辛開淡滲。如石菖蒲連喬心生薏仁燈心草川乙金牛旁子粉白芷白芥子細辛瓜蔞之屬。此方辛開上達。首推細辛。以其辛潤而細。善能開達。用量多則二三分。少則一分。其次芥子辛潤而圓。善能流走。牛旁辛潤而香。善能開透。又次白芷翹心。氣香味辛。質又極滑。瓜蔞鬱金。甘滑豁痰。又善助其滑降。總上諸藥。開表通裏。兩擅其長。歷驗不爽。再加蘆笋冬瓜子尤妙。良以氣機一展。神識自清。若燥已化熱。及新感溫燥。則宜辛涼甘潤。以清燥熱而達氣機。辛潤如薄荷葱白桑芽連翹炒牛旁青蒿滁菊銀花之類。甘潤如茅根蘆笋瓜蔞皮梨皮蔗皮梨汁蔗汁竹瀝柿霜西瓜皮綠豆衣生荸薺汁生藕汁之類。於辛潤之劑。酌加三四品清潤豁痰以解其熱。熱解則津液流行。氣機通暢。亦自汗出而解。陰虛便結者。辛潤劑中酌加生地玄參麻仁白蜜淡海蜇之類。有伏暑酌加冬瓜皮子。滑石淡竹葉甘菊花車前子等之淡滑清滲。生山枝青蒿子霜桑葉鮮竹葉鮮瓜絡蘿蔔纓之輕苦微燥。清靈流利。以解蘊伏之暑濕。其濁熱粘膩。依附腸胃。渣滓凝結不通者。則攻下一法。又不可緩施。或用苦泄如枳實汁酒浸生軍汁之類。或用鹹潤如風化硝元明粉之類。或用滑降如瀉葉蔞皮鮮圓皂仁郁李仁之類。但下宜適中。不可太過。且上焦邪氣開通。天氣下降。地氣自隨之以運行。不必用峻下法也。其有燥熱傷陰。邪閉心宮。舌絳無苔。神昏譫妄。或昏迷不語者。雖宜清潤開透。但用藥最要通靈如犀角尖生地連翹心銀花鮮石菖蒲蘆笋梨汁竹瀝和薑汁少許之類。涼藥熱飲、取其流通。此治新感秋燥。初中末用藥之大法也。

冬温

葉天士曰。冬令應寒、氣候反溫。當藏反泄。卽能致病。名曰冬溫。此爲新感冒也。病屬輕症、其有引動伏氣而發者。內經謂之陰氣先傷。陽邪獨發。乃冬令溫燥之重症也。故治冬溫者。必先辨其冬溫兼寒。或冬溫伏暑。以清界限。

由於新感而發者。是謂冬溫兼寒。其證頭痛有汗。咳嗽口渴。不惡寒反惡熱。或咽痛。或胸疼。陽脈浮滑有力者。此溫邪入肺之候。其由於伏暑者。一起卽頭痛壯熱。咳嗽煩渴。或無汗惡風。或自汗惡熱。始雖咽痛。繼卽下利。甚則目赤唇紅咳血。便膿肢厥胸悶。神昏讝語。或不語如尸厥。手足瘈瘲。狀若驚癇。胸腹灼熱。大便燥結。溲短赤澀。舌多鮮紅深紅。甚則紫紅乾紅。起刺開裂。或夾黑點。或夾灰黑。

冬溫多在肺腎。以肺近咽喉。腎氣亦上通於咽喉故也。其爲病每見咳嗽喉痛齒痛。耳下腫痛等症。重者爲喉痺喉癰。甚至潰爛。且兼便閉溺赤等症。

治法　冬溫兼寒者。俞根初主以葱豉桔梗湯加括蔞皮二錢至三錢。川貝母三錢至五錢。辛涼宣肺以解表。表解則寒除。脇痛咳血者。桑丹瀉白湯加地錦五錢。竹瀝梨汁各一兩。瀉火清金以保肺。余則用吳氏桑菊飲。加瓜蔞白滁菊。喉痛者以鷄舌黃五錢仝煎服。每每神效。喉痛者竹葉石膏湯去半夏。加製月石四分至五分。青箬葉三錢至五錢。大青葉四錢至五錢。玄參三錢至四錢。外吹加味氷硼散。辛甘鹹潤。以肅清肺胃。余則用玉女煎熟地改生地去牛膝加白菊花金銀花杜牛膝治之。見效亦速。

冬溫兼伏暑者。病較秋燥伏暑。尤爲晚發而深重。初起無汗惡風者。先與辛透邪。七味葱白湯。陰虛者加減蕤蕤湯。使其陰氣外溢。漐漐微汗以解表。表解則伏暑自潰。咽痛下利口乾舌燥者。伏暑內陷少陰心腎也。猪膚湯加鷄子白兩枚。鮮茅根一兩。茄楠香汁四茶匙。甘鹹救陰以清熱。余則仍用前玉女煎加減法。再入黃芩二錢。天花粉三錢並服。奏功亦易。

神識昏蒙。譫語或不語者。伏暑內陷手厥陰包絡也。若痰迷清竅。玳瑁鬱金湯以開透之。瘀塞心孔。犀地清絡飲以開透之。痰瘀互結清竅。犀羚三汁飲以開透之。痙厥並臻。狀各驚癇者。伏暑內陷足厥陰肝藏也。羚角鈎藤湯加紫雪。熄風開竅以急救之。第服以上開竅諸方。而神識不回者。往往不治。目赤唇紅。咳血便膿者。白頭翁湯加竹茹地錦各五錢。大青葉滁菊花各三錢。尤爲周到。男子遺精夢泄。女子帶多血崩者。伏暑下陷衝任也。滋任益陰煎。加醋炒白芍四錢。東白薇五錢。陳阿膠三錢。清童便一杯冲。清滋衝任以封固之。甚則衝咳衝呃衝厥者。伏暑挾衝氣上逆也。新加玉女煎。清肝鎮衝以降納之。衝平氣納。絡用清肝益腎湯以滋潛之。若胸腹灼熱便秘溺赤者。伏暑裏結胃腸也。養營承氣湯潤燥泄熱以微下之。陰液枯者。張氏濟川煎去升麻加雪羹。煎湯代水。增液潤腸以滑降之。此皆爲陰虛多火者而設。若肥人多濕。可仿前濕熱病治法。總之冬溫變症甚速。宜詳參諸濕熱症治法。庶觸處洞然。自有條理耳。

方藥

葱豉桔梗湯 辛涼透汗法

生葱白三枚至五枚 苦桔梗一錢 焦山枝二錢 淡豆豉三錢 蘇薄荷一錢 青連翹二錢 生甘草六分 鮮竹葉三十片

方解 何秀山曰肘後葱豉湯。本爲發汗之通劑 配合劉河間桔梗湯。君以荷翹桔竹之辛涼。佐以枝草之苦甘。合成輕揚清散之良方。善治風熱等初起病證。歷驗不爽。惟劉氏原方尚有黃芩一味。而此不用者。畏其苦寒化燥。涸其汗源也。若風熱證則可酌加。

俞氏加減法 咽阻喉痛者加紫金錠兩粒。磨冲大青葉三錢。如胸痞、原方去甘草加枳殼二錢 白蔻末八分冲。發疹加蟬衣十二隻。皂角刺五分。大力子三錢。咳甚痰多。加苦杏仁三錢 廣橘紅錢半 鼻衄加生側柏四錢。生柔根四錢。

如熱盛化火。加條芩二錢綠豆清二兩。煎藥。火旺化燥。加生石膏八錢。知母四錢。

桑丹瀉白湯 清肝保肺法

霜桑葉三錢 生桑皮四錢 淡竹茹二錢 清炙草六分 粉皮錢半 地骨皮五錢 川貝母三錢 生粳米三錢 金橘餔一枚 大蜜棗一枚

何秀山曰肝火爍肺。咳則脇痛不能轉側。甚則咳血。或痰中夾有血絲血珠。最易釀成肺癆。名曰木扣金鳴。故以桑丹辛涼泄肝爲君。臣以桑皮地骨。瀉肺中之伏火。竹茹川貝。滌肺中之粘痰。佐以炙草粳米。溫潤甘淡。緩肝急以和胃氣。使以橘棗微辛甘潤。暢肺氣以養肺液。此爲淸肝和肺。蠲痰調中之良方。然惟火鬱生熱。液鬱爲痰。因而治節不行。上壅爲咳喘腫滿者。治爲相宜。若由風寒而致者切忌。誤服多成癆嗽。學者愼之。

桑菊飲方見溫病條辨竹葉石膏方見傷寒玉女煎見後

七味葱白湯 養血發汗法

鮮葱白二枚 生葛根一錢 細生地錢半 淡豆豉二錢 麥冬一錢 生薑一片 百勞水四碗

煎藥 以長流水盛桶中。以竹杆揚之數百。名百勞水。

何秀山曰葱白香豉湯。藥味雖輕。治傷寒寒疫三日以內。頭痛如破。及溫病初起煩熱。其功最著。配以地麥葛根。養血解肌。百勞水輕宣流利。即治虛人風熱伏氣發溫。及產後感冒。靡不隨手獲效。真血虛發汗之良劑。凡奪血液枯者。用純表藥。全然無汗。得此陰氣外溢則汗出。

玳瑁鬱金湯　清宣包絡痰火法

生玳瑁一錢研碎 生山梔三錢 細木通一錢 淡竹瀝二鐘冲 廣鬱金一錢 連翹二錢帶心 粉丹皮二錢 生薑汁二滴冲 生菖蒲汁二小匙冲 紫金片開水烊冲 先用野菰根二兩 生捲心竹葉四十片 燈心五六分 用水六盌煎成四盌。取清湯分作二次煎藥。

方解 熱邪內陷包絡。鬱蒸津液而爲痰。迷漫心孔。上干腦髓。即堵其神明出入之竅。其人即妄言妄見。疑鬼疑神。神識昏蒙。咯痰不爽。俗名痰蒙。西法謂之熱衝腦髓。故以介類通靈之玳瑁。幽香通竅之鬱金爲君。一則泄熱解毒之功。同於犀角。一則達鬱涼心之力。勝於黃連。臣以帶心翹之辛涼。直達包絡以通竅。丹皮之辛竄苦清絡熱以散火。引以山梔木通。使上焦之鬱火。屈曲下行。從下焦小便而出。佐以薑瀝石菖蒲汁辛潤流利。善滌絡痰。使以紫金片芳香開竅。助全方諸藥以通靈。妙在野菰根功同蘆笋。而涼利之力。捷於蘆荀。配入竹葉燈心。輕清透絡。使內陷包絡之邪熱。及迷漫心孔上干腦髓之痰火。一舉而肅清之。此爲開竅透絡。滌痰清火之良方。服一劑或二劑後。如神明狂亂不安。胸悶氣急。壯熱煩渴。此內陷包絡之邪熱。欲達而不能遽達也。急用三汁寧絡飲。徐徐灌下令盡。良久漸覺寒戰。繼即睡熱。汗出津津而神清。若二時許不應須再作一服。歷試輒效。

三汁寧絡飲附方 開竅透絡兼解火毒法　何秀山驗方白頭活地龍四條水洗淨、入砂盆內。研如水泥。濾取清汁。更用龍腦西黃辰砂各一分。研勻生薑汁半小匙 鮮薄荷汁二小匙 用水半杯入腦黃辰砂三味。

璜按此宣竅通絡。解熱提神之妙方也。神者心與腦之所自出。痰熱閉塞竅道

•心與腦受病。則神氣爲之不清。本方用三汁之辛潤活絡者以宣竅。用龍腦西黃辰砂之芳香提神者以通竅。俾痰熱一清。神明自復。何氏製此方。自謂靈驗異常。得辛潤芳香宣竅之效也。方下注云如嫌西黃價昂。用九製胆星八分代之亦驗。

犀地清絡飲　清宣包絡瘀熱法

犀角汁四匙冲　粉丹皮二錢　青連翹錢半帶心　淡竹瀝二盅和匀

鮮生地八錢　生赤芍錢半　原桃仁去皮九粒　生薑汁二滴冲

先用鮮茅根一兩。燈芯五分。煎湯代水。鮮菖蒲汁煎湯冲。

方義　此卽千金犀角地黃湯。加入豁痰清瘀。解熱宣竅之良法也。熱陷神昏。在溫熱病中。往往由腸間痰瘀。挾熱衝腦而致。與仲景書所言邪入於腑則不識人者有別。陸九芝僅据仲景此言。以闢葉氏邪入心胞之說。乃由臨症太少。未經閱歷之過也。夫熱陷神昏。非痰迷心竅。卽瘀塞血管。無不與腦神經有直接之關係。兪根初特取用輕清通靈之品。開竅透絡以安神經。以犀角地黃。能上升頂巔。以清腦熱而涼血散瘀。主以千金犀角地黃湯。涼通腦系爲君。臣以帶心翹。透包絡以清心。桃仁入心經以活血。且絡瘀者必有黏痰。故又佐薑瀝菖蒲三汁。辛潤以滌痰涎。而石菖蒲更有開心孔之功。妙在使茅根之交春透發。以涼血而清熱。燈心之質輕味淡。以清心而降火。合之爲輕清透絡。安腦泄熱之良劑。倘佐以紫雪丹。或安宮牛黃丸。厥功尤歷歷可紀。

犀羚三汁飲　清宣包絡痰瘀法

犀角尖一錢　帶心翹二錢　東白薇三錢　皂角刺三分　羚角片錢半　廣鬱金三錢　天竺黃三錢　粉丹皮錢半　先用犀羚二角鮮茅根五十枚　燈心五分活水蘆筍一兩煎湯代水。臨服調入至寶丹四丸和勻化下。

何秀山曰，邪陷包絡。挾痰瘀互結清竅。症必痙厥並發。終日昏睡不醒。或錯語呻吟。或獨語如見鬼。白睛多見紅絲。舌雖純紅。兼罩痰涎　明明痰瘀積熱。直衝腦髓。故神經爲之昏蒙。最爲危急之候。故以犀羚涼血熄風。

至寶芳香開竅爲君。臣以帶心翹。宣包絡之氣鬱。鬱丹通包絡之血鬱。白薇專治血厥。竺黃苦開痰厥。尤在佐角莿三汁。輕宣辛竄。直達病所。以消痰瘀。使以蘆筍茅根。輕淸透絡。庶幾痰開瘀散。積熱一淸。腦神經亦可復其常度。此爲開竅淸神豁痰通瘀之第一良方。但病勢危篤至此。亦十中救一而已。

羚角鈎藤湯　涼熄肝風法

羚角片錢半先煎　霜桑葉二錢　京川貝四錢　鮮生地二錢　雙鈎藤三錢後入

滁菊花三錢　茯神木三錢　生白芍三錢　生甘草八分　淡竹茹五錢鮮刮

與羚羊先煎代水。

璜按涼肝熄風之法。葉天士最擅其長。俞根初製此方。乃取葉天士治肝風而化裁之也。肝風上攻頂巔。每見頭暈目眩。耳鳴心悸。手足顫振。甚則躁擾瘈瘲。狂亂痙厥。方用羚藤桑菊。熄風定痙爲君。臣以川貝茯神。解肝鬱而定心悸。肝風由於血燥。最易刼傷津液。佐以芍甘生地苦甘化陰。滋血液以緩肝急。使以竹茹。和胃熱。育胃陰即以通肝絡。此爲涼肝熄風。養液舒筋之良法。凡病屬肝風。挾火上逆者。仿用此方。均可變通以神其用。若夫孕婦子癇。產後驚風。得此方間或有效。但不若沈堯封女科。效力尤篤也。倘肝風鴟張。液燥便秘。尤當酌用鹹潤下法。急瀉肝火。庶可轉危爲安。用此等方。尤恐力量太少。不足勝病也。

滋任益陰煎　清肝滋任法

龜版四錢　春砂仁三分搗　大熟地四錢　猪脊髓一條洗淨　生川柏六分

白知母二錢鹽炒　炙甘草六分　白果十粒鹽炒

何秀山曰，衝任隸於腎。主精室亦主胞胎。凡肝陽下逼任脈。男子遺精。婦女帶多。以及胎漏小產等症。雖多屬任陰不固。實由於衝陽不潛。故以龜板滋潛肝陽。熟地滋養任陰爲君。臣以知柏直清肝腎。治衝任之源。以封髓佐以脊髓炙草。塡髓和中。使以白菓斂精止帶。方從大補陰丸及封髓丹套出。遂爲清肝滋任。封固精髓之良方。

新加玉女煎　清肝鎭衝法

生石膏六錢研　紫石英四錢研　淮牛膝錢半　大熟地六錢切絲　靈磁石四錢研
東白薇四錢　石决明五錢杵　麥門冬三錢　知母二錢秋石一分化水炒　靑鹽陳皮一錢

先用熟地絲泡取淸湯。先煮三石百餘沸。代水煎藥。

璜按景岳製玉女煎。以白虎湯加熟地淮膝等類。蓋爲肝腎陰虛。兼胃有實熱者而設。俞根初仿廣濟療風癇鎭攝浮陽之意。加入紫石英靈磁石生石決明靑鹽以淸肝鎭衝。以白薇除浮熱。麥冬涼肺胃。合入白虎湯大淸大降。凡肝逆上衝之屬於熱者。皆能治之。眞能開後人治病之無數法門也。夫衝爲血室。上屬陽明胃腑。下隸厥陰肝臟。平人則飲食入胃。散精於肝。化而爲血。從肝絡下輸衝脈。倘熱爍陰傷。肝陽不藏。挾腑火上逆直衝心肝。心中疼熱。甚則爲氣咳呃逆暈厥。故名衝咳衝呃衝厥。純是胃熱爍津。肝陽不藏。以成此亢逆之病狀。自非大淸大降。用石藥以鎭肝。用地麥養胃液以滋肝陰。幷仿洪範潤下作鹹之意。用秋石水炒知母　鹹寒以達下而清熱。用青鹽陳皮以疏中而去滯。不足以降胃逆而潛肝陽。用方極有巧思。

清肝益腎湯又名龜柏地黃湯

生龜版四錢杵　生白芍三錢　砂仁三分杵　大熟地五錢　生川栢六分醋炒
丹皮錢半　山萸肉一錢　淮山藥三錢　辰茯神三錢　青鹽陳皮八分

何秀山云，肝陽有餘者。必須介類以潛之。酸苦以泄之。故以龜板醋栢。介潛酸泄爲君。肝陰不足者。必得腎水以滋之。辛涼以疏之。故臣以熟地萸肉酸甘化陰。丹芍辛潤疏肝。一則滋其絡血之枯。俾陽亢者潛伏。一則遂其條暢之性。俾絡鬱者亦舒。但肝强者必弱。腎虧者心多虛。故又佐以山藥培補脾陰。茯神交濟心腎。使以青鹽陳皮。鹹降辛潤。疏暢胃氣以運藥。此爲清肝益腎。潛陽育陰之良方。然必胃氣尙强。能運藥力者。始爲相宜。若胃氣已弱。必先養胃健中。復其胃氣爲首要。此方切勿輕投。

養營承氣湯　潤燥兼下結熱法

鮮生地一兩　生白芍二錢　小枳實錢半　真川朴五分　油當歸三錢
白知母三錢　生錦紋一錢

璜按此方用四物湯去川芎之辛竄。合小承氣湯之攻下。加入知母以潤燥通便。而除結熱。吳又可製此方法。無甚深意。然爲液枯熱結而便秘者。卻亦有用處。妙在重用生地及知母。滋液潤腸。而以枳實川樸行氣開降。以大黃下燥糞以解結熱。俾熱降而陰液自回。吳鞠通重用生地玄參麥冬。合調胃承氣。名曰增液承氣湯。較此方滋液潤腸。以通燥糞而解結熱。力量尤大。

增液潤腸兼調氣法　張氏濟川煎

淡蓯蓉四錢　淮牛膝一錢　升麻五分蜜炙　油當歸三錢　福澤瀉錢半　枳殼七分蜜炙

璜按張景岳製此方。爲病淺虛損。大便不通。不利於硝黃等劑者而設。蓋仿通幽湯之意。去大黃桃仁而加減之也。凡腸燥液枯之因於虛者。以此方去澤瀉加麻仁郁李仁。以通大便。最爲穩安。蓋血燥者其腸必枯。蓯蓉當歸牛膝。養血卽以潤腸。升麻枳壳。一升一降。開泄卽以通便。製方頗有法度。惟滑降之力不足。若加麻仁郁李仁。則力量尤充。用者審之。

參校門人姓氏一覽表

姓名	次章	籍貫	住址
李在寬	敬敷	龍溪	廈門市廈禾路門牌四百零五號健民藥局
陳影鶴		同安	廈門馬巷三恒內
李禮臣	子敬	同安	同安縣東門外街泰興堂藥房內
許廷慈	兀公	廈門	廈門港澳水社門牌第四十八號
劉義曾	鐵庵	廈門	廈門聯溪保頂井仔巷門牌卄三號
邱立塔		晉江	廈門港演武場廈門大學校內
黃爾昌		同安	廈門禾山庵兜社杏春園醫藥局
傅賡聲		安溪	廈門市山仔頂門牌第十九號
林錫熙	績臣	廈門	廈門市中華路育和醫藥局
潘翀鶴		惠安	廈門市大元路太和醫藥局
吳鍾廉		同安	廈門禾山梧滄社恒豐冰糖廠
陳昶方	竹亭	同安	廈門角尾路門牌二百五十號
黃淑順	佩貞	廈門	廈門中山公園南路慈仁醫藥局
郭斐成	伯章	南安	廈門城內民國路門牌一百二十號
施玉燕	懷貞	安溪	廈門市妙香路門牌十七號二樓
陳佩瑤	淑善	廈門	廈門中山公園南路慈仁醫藥局

參校門人姓氏一覽表

福建私立廈門國醫專門學校

史悠經	字敬亭號少春	廈門	廈門大中保草埔尾門牌三十五號史存耕堂
張子貞	雪痕	晉江	廈門市中山路中華書局
林秋瑞	春疇	南安	泉州西門外石坑鄉
廖碧谿	字爲德號玉磐	安溪	廈門市廈禾路門牌一五四號
汪洋	應龍	廈門	廈門城內甕王門牌五十七號
林學琛	獻亭	廈門	廈門城內牆仔頂門牌四十五號
吳慶福	茗泉	同安	廈門開元路八十二號退補齋醫藥局
鄭耀經		龍溪	廈門大同路裕興參行
孫博學	文廣	同安	廈門開元路五十號廣回春醫藥局
楊太齡		龍溪	石碼后街生生居藥局

余小梅	登榜	廈門	廈門思明南路三七一號天水醫葯局
陳清溪	映雲	同安	廈門大中保菜媽街門牌四十七號萬源紙郊
黃奕昌	優夫	同安	廈門禾山寨上社保元醫藥局
曾秀華	緞卿	廈門	廈門道平路門牌十號
郭天南	藍田	廈門	廈門港中埔頭門牌三十七號
陳德深	長恩	漳平	漳平永福圩衛生藥房
吳倉慶		同安	廈門禾山梧滄社延德堂醫藥局
蔡奕川		晉江	晉江金井區坑西鄉
張志民		龍溪	漳州南門蓉坂社
劉騰蛟	翼翔	南安	南安碼頭區劉林鄉

姓名	次章	籍貫	住址
黃瑤卿	延香	同安	同安銅魚館保元醫藥局
蔡仲默		晉江	晉江金井區玉山鄉
林康年		廈門	廈門大同路五十六號
黃逸鶴	應南	龍巖	龍巖城內中興街信利號內
洪文王	紹南	同安	廈門馬巷東坑鄉
朱清祿	纓壽	同安	同安馬巷狀元街
王筠梅		同安	廈門蓮河珩厝鄉建安醫藥局
林玉琨	友農	莆田	莆田城內驛前春芳醫藥局
洪文富	子海	莆田	莆田城內桃巷洪宅

姓名	次章	籍貫	住址
翁清吉	鍾英	安溪	廈門港太平橋街古天醫藥局
翁廼恭	克讓	安溪	廈門港太平橋街古天醫藥局
劉俊瑛	冰冷	龍溪	漳州西門街天生藥房
魏志堅		金門	金門縣後浦東門境
王子中	濟人	晉江	晉江金井區盅田村
黃慶石	金載	連江	廈門市橫竹路南豐參行
林有華	奕朱	閩侯	廈門市中山路萬記藥局
陳惜珍		海澄	浮宮大街振榮號
陳雨秋		龍溪	漳州東街天一貽號記

參校門人姓氏一覽表

福建私立廈門國醫專門學校

黃南壽	廷獻	廈門	廈門福茂宮門牌六十一號三樓
林景炯		廈門	廈門聯溪保霞溪路門牌一九一號
鄭偉銘	泰精	廈門	廈門中山路門牌十六號
林大木	慶祥	安溪	廈門太平路林安春醫藥局
劉榮祺		龍巖	龍巖上井頭成記紙棧
顏西林	紫峯	金門	金門後浦大街存德醫葯局
張琢成		龍巖	龍巖西門外門牌十九號
陳漢相	國材	海澄	海澄縣第六區新垵鄉明愼醫藥局
施錦德	甘霖	晉江	晉江金井區溜江鄉瑞和醫藥局
吳序斗		南安	廈門禾山寨上社禮拜堂前
吳碧霞		晉江	泉州新門外浮橋竹脚尾門牌二號
葉振成	東崑	臺灣	臺南市東町四丁目九三番

國立中央圖書館出版品預行編目資料

四時感症講義／吳錫璜著作．——一版．——臺北
市：新文豐，民80印刷
面；　公分
ISBN 957-17-0401-8（平裝）

1.中國醫藥　2.內科

413.3　80000291

中華民國八十年二月一版二刷

四時感症講義

平裝一冊基價三・一元正

著作者　吳錫璜
發行人　高本釗
發行及印刷所　新文豐出版股份有限公司
公司：臺北市雙園街九十六號
電話：三〇六〇七五七・三〇八八六二四
門市部：台北市羅斯福路一段二十號八樓
電話：三四一五二九三・三四一五二九四
台北郵政三六四三信箱
登記證：局版臺業字第〇六四九號
郵政劃撥：〇一〇〇四四二六號
傳眞：三九二八五一六・三〇二三八七〇
ISBN 957-17-0401-6